CIM-10 / ICD-10

CHEZ LE MÊME ÉDITEUR

DSM-IV. Manuel diagnostique et statistique des troubles mentaux, par l'American Psychiatric Association. Traduction française coordonnée par J.-D. Guelfi et coll., 1996, 1 200 pages.

MINI-DSM-IV. Critères diagnostiques, par l'American Psychiatric Association. Traduction française coordonnée par J.-D. Guelfi et coll. 1996, 384 pages.

DSM-IV. Soins primaires, par L'American Psychiatric Association, 1998, 272 pages.

DSM-IV. Diagnostics différentiels, par M.B. First, A. Frances, H.A. Pincus, 1999, 256 pages.

DSM-IV. Cas cliniques, par A. Frances, R. Ross, 1997, 416 pages.

CIM-10/IDC-10. Classification internationale des troubles mentaux et des troubles du comportement. Critères diagnostiques pour la recherche. Organisation Mondiale de la Santé. Traduction de l'anglais C.P. PULL. 1994, 248 pages.

Classification multi-axiale des troubles psychiatriques chez l'enfant et l'adolescent, par L'Organisation Mondiale de la Santé et D. Marcelli. 2001, 304 pages.

CIM-10 / ICD-10

ORGANISATION MONDIALE DE LA SANTÉ

Classification Internationale des Maladies. Dixième révision.

Chapitre V (F) : Troubles Mentaux et Troubles du Comportement

Descriptions Cliniques et Directives pour le Diagnostic

Traduction de l'anglais coordonnée par :

C.B. PULL

OMS
Genève

Masson
Paris Milan Barcelone

Traduction autorisée de l'ouvrage publié en langue anglaise sous le titre :

The ICD-10 Classification of Mental and Behavioural disorders : Diagnostic criteria for research

par World Health Organization © 1993

The Director-General of the World Health Organization has granted a licence to Masson to publish an edition in French. The publisher and the Service de Neuro-Psychiatrie of the Centre Hospitalier de Luxembourg are jointly responsible for the French edition.

ISBN : 2-225-84021-0

MASSON S.A. 120, bd Saint-Germain, 75280 Paris Cedex 06

CIM 10 / ICD 10

Chapitre V (F) :
Troubles Mentaux et Troubles du Comportement

Descriptions Cliniques et Directives pour le Diagnostic

COORDINATION GÉNÉRALE DE LA TRADUCTION FRANÇAISE

C.B. PULL *(Luxembourg)*

DIRECTION DE L'ÉQUIPE DE TRADUCTION

C. BURSZTEJN *(Strasbourg)*
G. CHAILLET *(Luxembourg)*
M. A. CROCQ *(Rouffach)*
J. M. DANION *(Strasbourg)*
M. DUGAS *(Paris)*
J. D. GUELFI *(Paris)*
M. C. PULL *(Luxembourg)*

ÉQUIPE DE TRADUCTION

L. BARRELET *(Genève)*, C. BURSZTEJN *(Strasbourg)*, G. CHAILLET *(Luxembourg)*,
O. CHAMBON *(Lyon)*, M. A. CROCQ *(Rouffach)*, J. M. DANION *(Strasbourg)*,
M. DUGAS *(Paris)*, P. GORWOOD *(Paris)*, J. D. GUELFI *(Paris)*,
J. P. LEPINE *(Paris)*, S. PERETTI *(Strasbourg)*, M. C. PULL *(Luxembourg)*,
C. B. PULL *(Luxembourg)*, L. STANER *(Bruxelles)*

avec la collaboration de

G. BOUSSIDAN *(Strasbourg)*, M. BOUVARD *(Paris)*, B. CHAPUIS *(Strasbourg)*,
V. GAILLAC *(Paris)*, C. GERARD *(Paris)*, C. GORET *(Bruxelles)*, M. F. LE HEUZEY *(Paris)*,
P. KOWAL *(Paris)*, W. MARKSON *(Strasbourg)*, L. NOEL *(Louvain)*, B. PIRET *(Strasbourg)*,
R. POIRIER *(Liège)*, N. QUEMADA *(Paris)*, M. L. SEROR *(Paris)*, M. A. ZIMMERMANN *(Strasbourg)*

L'équipe de traduction exprime ses plus vifs remerciements au Pr PICHOT
qui a accepté de revoir la traduction française de cet ouvrage

Préface à l'édition anglaise

Au début des années 1960, la division « Santé Mentale » de l'Organisation Mondiale de la Santé (OMS) a proposé un programme ayant pour objectif d'améliorer le diagnostic et la classification des troubles mentaux. Elle a organisé de nombreuses réunions pour faire le point sur l'état des connaissances, et invité des représentants de multiples disciplines et écoles du monde entier à participer activement à ce projet. Elle a proposé et coordonné des études visant à mettre en évidence les caractéristiques essentielles des classifications et les facteurs déterminant les concordances des diagnostics. Elle a élaboré divers procédés pour faciliter les évaluations en commun (p. ex. des entretiens enregistrés sur bandes vidéo), et d'autres méthodes présentant un intérêt pour la recherche dans ce domaine. Suite à ces travaux, de nombreuses propositions ont été faites pour améliorer la classification des troubles mentaux de la Huitième Révision de la Classification Internationale des Maladies. L'OMS a notamment élaboré un glossaire pour préciser le contenu de chaque catégorie de trouble mental, et a mis en place un réseau d'experts et de centres afin de poursuivre les travaux relatifs aux problèmes soulevés par les classifications psychiatriques (1,2).

Au cours des années 1970, il y eut un regain d'intérêt pour les classifications psychiatriques, suite, en particulier, à l'accroissement des contacts internationaux, à la réalisation de plusieurs études multicentriques internationales, et à la découverte de nouveaux traitements. Pour améliorer la fidélité inter-juges du diagnostic, certaines organisations psychiatriques nationales ont préconisé l'utilisation de critères diagnostiques spécifiques. En particulier, l'Association Américaine de Psychiatrie a développé des critères diagnostiques opérationnels pour la Troisième Révision de son Manuel Diagnostique et Statistique des Troubles Mentaux.

En 1978, l'OMS et l'ADAMHA (Alcohol, Drug Abuse and Mental Health Administration) ont développé un programme de longue durée ayant pour objectif d'améliorer la classification et le diagnostic des troubles mentaux et des problèmes liés à l'alcool et aux drogues (3). Dans un premier temps, des chercheurs de traditions psychiatriques et de cultures différentes ont été invités à faire le point sur l'état des connaissances et à proposer des projets de recherche. Au cours d'une importante conférence internationale sur la classification et le diagnostic (Copenhague, 1982), ces propositions ont été examinées et des lignes directrices ont été établies pour les travaux ultérieurs(4).

Plusieurs projets importants ont été élaborés à la suite des recommandations de la conférence de Copenhague. L'un de ces projets, réalisé en collaboration avec des centres de 17 pays, a eu pour but la mise au point d'un instrument diagnostique pouvant être utilisé dans les études épidémiologiques effectuées dans la population générale (le Composite International Diagnostic Interview) (5). Un autre projet important a été le développement d'un instrument d'évaluation destiné à des cliniciens (les Schedules for Clinical Assessment in Neuropsychiatry) (6). Un troisième projet a eu pour objectif le développement d'un instrument d'évaluation des Troubles de la Personnalité (le International Personality Disorders Examination) (7).

Enfin, l'OMS a élaboré plusieurs lexiques comportant des définitions claires des termes utilisés (8). Ces instruments et lexiques ont eu des répercussions sur le développement des définitions proposées dans la Dixième Révision de la Classification Internationale des Maladies et des Problèmes de Santé Connexes (9), définitions qui, à leur tour, ont conduit à remanier les instruments et lexiques. La traduction des critères diagnostiques en items et en algorithmes diagnostiques a permis de mettre en évidence certaines contradictions et d'éliminer certaines ambiguïtés dans les critères initiaux, et les précisions apportées à la classification elle-même ont permis d'affiner les instruments diagnostiques.

Grâce à ces travaux, il a été possible d'élaborer des critères diagnostiques précis pour les troubles inclus dans le Chapitre V(F) de la CIM-10, et de proposer des instruments d'évaluation permettant de recueillir les données nécessaires pour faire un diagnostic répondant à ces critères.

Il avait été recommandé à Copenhague d'étudier l'influence des traditions psychiatriques sur la construction de la CIM-10. Plusieurs publications importantes ont déjà paru sur ce sujet, dont, en particulier, une série d'articles consacrés aux origines des classifications dans la psychiatrie contemporaine (10).

L'élaboration et la publication des Descriptions Cliniques et Directives pour le Diagnostic représentent l'aboutissement d'un travail considérable réalisé, au cours des dernières années, par de nombreux experts dans de nombreuses régions du monde. Les épreuves successives ont été élaborées et révisées à partir de consultations approfondies avec de nombreux spécialistes, groupes d'experts et associations nationales et internationales de psychiatrie. La version de 1987 a fait l'objet d'études sur le terrain, réalisées dans plus de 40 pays; ces études représentent l'enquête la plus importante jamais réalisée dans le domaine du diagnostic psychiatrique (11, 12). Les résultats de ces études ont été utilisés dans l'élaboration définitive des Directives Diagnostiques.

Les Descriptions Cliniques et Directives pour le Diagnostic constituent la première publication du Chapitre V(F) de la Dixième Révision de la Classification Internationale des Maladies. Les autres textes comporteront un ensemble de Critères Diagnostiques pour la Recherche, une adaptation destinée aux médecins généralistes, une présentation multiaxiale, et une comparaison entre la CIM-10, la CIM-9 et la CIM-8.

L'utilisation de ce manuel est décrite dans l'introduction. Le chapitre introductif est suivi de commentaires explicatifs relatifs à des points particulièrement controversés. Le chapitre final donne la liste des principaux experts et organisations ayant contribué au développement de la CIM-10. De nombreux experts individuels et organismes ont collaboré à l'élaboration de la CIM-10. Les principales traditions et écoles de psychiatrie sont représentées. La classification a ainsi un caractère international unique. Elle a été traduite dans de nombreuses langues. Le minutieux travail effectué pour assurer l'équivalence des termes traduits dans les différentes langues a conduit à rendre le texte original plus clair, plus simple, et plus logique.

Une classification constitue une façon d'appréhender le monde à un moment donné. Les progrès scientifiques et l'utilisation pratique des Directives Cliniques vont certainement conduire à des révisions et à des mises au point. Puissent ces modifications se faire dans une atmosphère aussi cordiale et constructive que celle qui a présidé à l'élaboration du présent texte.

Norman SARTORIUS
Directeur, Division de la Santé Mentale
Organisation Mondiale de la Santé

Bibliographie

1. KRAMER M. *et al.* — The ICD-9 classification of mental disorders: a review of its developments and contents. *Acta psychiatrica scandinavica*, 1979, *59*, 241-262.
2. SARTORIUS N. — Classification: an international perspective. *Psychiatric annals*, 1976, *6*, 22-35.
3. JABLENSKY A. *et al.* — Diagnosis and classification of mental disorders and alcohol and drug related problems: a research agenda for the 1980s. *Psychological medicine*, 1983, *13*, 907-921.
4. *Mental disorders, alcohol and drug-related problems: international perspectives on their diagnosis and classification.* Amsterdam, Excerpta Medica, 1985 (International Congress Series, n° 669).
5. ROBINS L. *et al.* — The composite international diagnostic interview. *Archives of general psychiatry*, 1989, *45*, 1069-1077.
6. WING J.K. *et al.* — SCAN: schedules for clinical assessment in neuropsychiatry. *Archives of general psychiatry*, 1990, *47*, 589-593.
7. LORANGER A.W. *et al.* — The WHO/ADAMHA international pilot study of personality disorders: background and purpose. *Journal of personality disorders*, 1991, *5* (3), 296-306.
8. *Lexicon of psychiatric and mental health terms.* Vol. 1. Geneva, World Health Organization, 1989.
9. *Classification Internationale des Maladies et des Problèmes de Santé Connexes, Dixième Révision.* Vol. 1 : Table analytique. Vol. 2 : Manuel d'utilisation. Vol. 3 : Index. Genève, Organisation Mondiale de la Santé, 1992.
10. SARTORIUS N. *et al* (ed). — *Sources and traditions in classification in psychiatry.* Toronto. Hogrefe and Huber, 1990.
11. SARTORIUS N. *et al* (eds). — Psychiatric classification in an international perspective. Supplement 1 to *British journal of psychiatry*, 1988, *152*.
12. SARTORIUS N. *et al.* — *Progress towards achieving a common language in psychiatry.* Results from the ICD-10 clinical field trials of mental and behavioural disorders. In press (Archives of general psychiatry).

Préface à l'édition française

Le chapitre V (F), intitulé Troubles Mentaux et Troubles du Comportement, de la Dixième Révision de la Classification Internationale des Maladies, s'écarte de la Neuvième Révision sur de nombreux points.

Sur le plan du contenu, la CIM-10 adopte une terminologie qui diverge très souvent par rapport aux habitudes traditionnelles. L'utilisation d'une lettre à la place d'un chiffre pour caractériser la première position du code a permis d'introduire un nombre important de catégories nouvelles. Le Chapitre V (F) comporte désormais 100 positions à 3 caractères. Certaines de ces positions ne sont pas occupées actuellement, ce qui permettra d'insérer ultérieurement de nouvelles catégories, sans qu'il soit nécessaire de modifier l'ensemble du Chapitre. Les différentes catégories sont regroupées en 10 sections, numérotées de F0 à F9, dans lesquelles les troubles sont réunis en fonction de leurs caractéristiques cliniques essentielles. L'intitulé de chacune de ces sections permet facilement aux utilisateurs de savoir comment il convient de classer un trouble particulier, y compris quand il s'agit d'un trouble dont la terminologie, la définition et les limites ont été modifiées par rapport à la CIM-9. A titre d'exemple, la Section F4 réunit l'ensemble des troubles liés, sur le plan historique, au concept de névrose, alors même que le terme de névrose n'a pas été retenu dans la CIM-10 et que les névroses classiques ont éclaté en une multitude de catégories nouvelles.

Sur le plan formel, la CIM-10 présente, comme originalité principale, la présentation du Chapitre V (F) sous plusieurs versions différentes, parfaitement compatibles entre elles, mais différentes en ce qui concerne l'ampleur des informations fournies pour décrire chaque trouble. En particulier, la nomenclature, c.-à-d. le code et l'intitulé des différentes catégories et sous-catégories, est rigoureusement identique dans les différentes versions. Par ailleurs, les informations données dans les versions abrégées sont reprises telles quelles dans les versions plus détaillées. Chaque version répond à un but précis et est destinée à des utilisateurs déterminés. Les auteurs de la CIM-10 ont en effet considéré qu'il était peu pratique, voire impossible, de proposer une seule et même version à des cliniciens et des chercheurs, des enseignants et des praticiens, travaillant dans des situations et des conditions très différentes, dans des pays industrialisés ou des pays en voie de développement, et souhaitant utiliser la CIM-10 pour des raisons extrêmement diverses.

Le Chapitre V (F) constitue ainsi une «famille de documents», comportant 5 versions différentes, de complexité croissante :

1. Une version simplifiée pouvant être utilisée dans le cadre des soins de santé primaire, c.-à-d. destinée essentiellement aux médecins généralistes.

2. Un «Glossaire abrégé», reproduit dans les volumes de base de la CIM-10, semblable, dans son format et son étendue, à celui de la CIM-9, et présenté comme document de référence que l'on pourra consulter rapidement pour connaître la signification des termes et des codes. Cette version est destinée en particulier aux tâches administratives, de secrétariat et d'archivage.

3. Une version intitulée «Descriptions Cliniques et Directives pour le Diagnostic» (ou «livre bleu»), dans laquelle les informations du glossaire sont précisées, complétées, détaillées et accompagnées d'indications précises concernant le diagnostic positif et le diagnostic différentiel. Cette version est destinée à la pratique clinique quotidienne et à l'enseignement.

4. Un ensemble de «Critères Diagnostiques pour la Recherche» (ou «livre vert»), comportant, pour chaque trouble, des critères d'inclusion et d'exclusion rigoureux et en grande partie quantifiés, répondant au procédé proposé initialement par l'École de Saint-Louis, et repris ensuite dans le DSM-III et dans le DSM-III-R. Ainsi que l'indique leur appellation, ces critères sont destinés avant tout à la recherche. Ils ont pour but de permettre l'obtention d'échantillons homogènes sur le plan clinique, et de faciliter ainsi les comparaisons des résultats obtenus par des équipes différentes.

5. Une version multi-axiale ou «à aspects multiples» qui permet de tenir compte de certaines caractéristiques importantes associées (p. ex. les affections physiques, les problèmes sociaux et psychologiques ou le handicap social), ainsi que l'évolution et la gravité des troubles.

La Classification a fait l'objet de plusieurs études sur le terrain réalisées dans plus de 40 pays différents, dont la France et d'autres pays francophones. D'après les résultats de ces études, la Classification est, dans l'ensemble, facile à utiliser, par les cliniciens comme par les chercheurs, et répond, dans une large mesure, aux besoins des uns et des autres.

Dans l'élaboration de la CIM-10, des efforts considérables ont été faits pour favoriser une convergence entre le Classification Internationale des Maladies et les principales classifications nationales : Classification de l'INSERM, DSM-IV et bien d'autres. De nombreuses réunions d'experts internationaux ont été organisées pour discuter des principes généraux et des aspects particuliers des systèmes nosologiques et pour tenter d'adopter des positions communes. Il a été ainsi possible, en particulier, d'aboutir à un rapprochement entre la CIM-10 et le DSM-IV, et entre la CIM-10 et la Classification Française des Troubles Mentaux. A titre d'exemple, le clinicien français sera sans doute sensible à l'importance que la CIM-10 accorde aux troubles psychotiques aigus et transitoires.

Pour permettre une évaluation standardisée des principaux troubles décrits dans le Chapitre V (F) de la CIM-10, l'OMS a développé trois entretiens structurés. Ces instruments, destinés essentiellement à la recherche, ont pour but d'améliorer la fidélité inter-juges du diagnostic psychiatrique. Bien qu'ils diffèrent entre eux sur plusieurs points, les trois instruments ont de nombreuses caractéristiques communes :

1. Ils permettent de faire un diagnostic selon la CIM-10 et selon certaines classifications nationales.

2. Ils ont été développés pour être utilisés dans des régions, des cultures et des situations très variées.

3. Ils ont été traduits dans de nombreuses langues.

4. Leur utilisation nécessite une formation intensive, dans des centres spécialement créés à cet effet par l'OMS.

5. Les données peuvent être analysées par un programme d'ordinateur, selon les critères et les algorithmes proposés pour chaque trouble.

6. La fidélité inter-juges et la faisabilité des trois instruments ont été étudiées par des études sur le terrain effectuées dans de nombreux pays et de multiples cultures.

Le Composite International Diagnostic Interview ou CIDI est un instrument diagnostique dont l'utilisation n'est pas réservée à des cliniciens. Il peut également être employé par des non-cliniciens, ne possédant aucune expérience dans le domaine de la psychiatrie. L'interviewer doit se limiter à poser une série de questions préétablies et à noter les réponses du sujet. Dans de nombreux cas, une réponse positive à une question oblige à «préciser» (probe) les conditions dans lesquelles un symptôme s'est manifesté. La construction du CIDI et les conditions de son administration en font un instrument particulièrement intéressant pour les enquêtes épidémiologiques, mais il peut également être utilisé dans d'autres études ainsi que dans la pratique clinique courante.

Les Schedules for Clinical Assessment in Neuropsychiatry ou SCAN constituent un ensemble d'instruments diagnostiques développés par J. Wing en collaboration avec l'OMS. Le SCAN comprend en particulier la 10e révision du PSE (Present State Examination) et une nouvelle version du programme de diagnostic par ordinateur CATEGO. A l'inverse du CIDI, le SCAN doit être utilisé par des cliniciens expérimentés. Le clinicien est, certes, invité à poser une série de questions préétablies, mais il est autorisé à en poser d'autres, et il doit faire intervenir son propre jugement dans la cotation. Instrument diagnostique très précis, le SCAN est destiné en priorité à la recherche clinique et à l'enseignement.

Le International Personality Disorder Examination ou IPDE est un instrument diagnostique réservé à l'évaluation des troubles de la personnalité. Pour chacun des critères diagnostiques proposés, le IPDE propose plusieurs questions devant permettre à l'évaluateur de conclure à la présence ou à l'absence de comportements ou de traits caractérisant le fonctionnement au long cours du sujet depuis le début de l'âge adulte.

La traduction française de cet ouvrage et des instruments diagnostiques qui l'accompagnent, a été réalisée par une équipe réunissant des experts bilingues de plusieurs pays francophones. Les traducteurs ont choisi de façon systématique de rester le plus près possible du texte anglais. Ce texte est ainsi une traduction et non une adaptation en langue française du Chapitre V (F) de la CIM-10.

C.B. PULL

Remerciements

De nombreux experts et organismes ont participé à l'élaboration de la classification des Troubles Mentaux et Troubles du Comportement de la CIM-10 et à la rédaction des textes qui l'accompagnent. Les études sur le terrain des épreuves de la CIM-10 ont à elles seules impliqué des chercheurs et des cliniciens de près de 40 pays. Pour des raisons évidentes, il est impossible de présenter une liste complète de tous ceux qui ont participé à ce travail. Les noms cités par la suite ne concernent que des experts ou des organismes qui ont assumé un rôle de coordination dans la production des documents composant la famille de classifications et de directives de la CIM-10.

Les épreuves initiales de la classification et des directives ont été élaborées par les experts dont le nom est suivi d'une astérisque dans la liste des principaux investigateurs (cf. pages 278-290). Le Dr A. Jablensky, alors Senior Medical Officer au Bureau Central de la Division de la Santé Mentale de l'OMS, a assuré la coordination de cette partie du travail et a ainsi fourni une contribution essentielle à ce niveau. Ces propositions ont été rassemblées et adressées pour commentaires aux experts de l'OMS et à de nombreux autres spécialistes. Par la suite, une version révisée a été élaborée en vue d'études sur le terrain. Ces dernières ont été réalisées sur la base d'un protocole rédigé en collaboration avec les Drs. J. Burke, J.E. Cooper et J. Mezzich et ont impliqué de nombreux centres. Le travail des différents centres a été coordonné par des Centres de Coordination qui ont également accepté de traduire la CIM-10 dans les langues de leurs pays respectifs.

Le Dr N. Sartorius a assumé la responsabilité de l'ensemble des travaux relatifs à la classification des troubles mentaux et des troubles du comportement de la CIM-10 et des documents qui la complètent.

Tout au long des études sur le terrain, le Dr J.E. Cooper a été le principal consultant du projet; ses conseils et suggestions ont guidé l'équipe de coordination de l'OMS. Le Dr J. van Drimmelen a participé à l'élaboration des propositions de développement de la CIM-10 depuis le début. Mme J. Wilson s'est occupée avec conscience et efficacité des innombrables tâches administratives inhérentes à la réalisation des études sur le terrain ainsi qu'à d'autres activités liées à ces projets. Mr A. L'Hours a assuré la coordination entre le développement de l'ensemble de la CIM-10 et le Chapitre présenté ici. M. G. Gemert a mis au point l'index.

D'autres consultants, en particulier les Drs A. Bertelsen, H. Dilling, J. Lopez-Ibor, C. Pull, D. Regier, M. Rutter et N. Wig ont également été impliqués étroitement dans ce travail. Ils ont coordonné les études sur le terrain et, par ailleurs, donné des conseils et des avis concernant des points relevant de leur domaine de compétence et les traditions psychiatriques de certains pays.

Certains organismes ont joué un rôle essentiel dans l'élaboration de la CIM-10 : la USA Alcohol, Drug Abuse and Mental Health Administration, qui a contribué généreusement à la réalisation des activités préparatoires et a assuré une collaboration efficace et constructive entre les groupes travaillant à l'élaboration de la CIM-10 et ceux travaillant à la quatrième révision du Manuel Statistique et Diagnostique des Troubles

Mentaux (DSM-IV) de l'Association Américaine de Psychiatrie ; le Comité Consultatif de l'OMS pour la CIM-10, présidé par le Dr E. Strömgren ; l'Association Mondiale de Psychiatrie, présidée par le Dr C. Stefanis, et sa Section de Classification ont centralisé les commentaires de nombreux psychiatres parmi les sociétés membres et ont fourni des conseils extrêmement utiles tant pour les études sur le terrain que pour la mise au point des propositions définitives. D'autres organisations non gouvernementales en relation officielle ou de travail, telles que la Fédération Mondiale de Santé Mentale, L'Association Mondiale de Réadaptation Psychosociale, l'Association Mondiale de Psychiatrie Sociale, la Fédération Mondiale de Neurologie, l'Union Internationale des Sociétés de Psychologie et bien d'autres ont également contribué à ce travail. Il en a été de même des centres de collaboration pour la recherche et l'enseignement de L'OMS, présents dans près de 40 pays.

Les gouvernements de certains pays membres de l'OMS, en particulier les USA, les Pays-Bas, l'Allemagne, l'Espagne et la Belgique, ont fourni une aide directe au développement de la classification des Troubles Mentaux et Troubles du Comportement, d'une part à travers leurs contributions habituelles à l'OMS et de l'autre par des contributions et des aides financières aux centres qui ont participé à ce travail.

Les propositions de la CIM-10 représentent ainsi, au vrai sens du terme, le produit d'une collaboration entre de très nombreux individus et organismes dans de multiples pays. Elles ont été établies dans l'espoir de constituer une aide importante au travail de tous ceux qui prennent en charge des malades mentaux et leurs familles à travers le monde.

Une classification n'est jamais parfaite : des perfectionnements et des simplifications supplémentaires seront possibles grâce au développement de nos connaissances et à l'expérience accumulée au fur et à mesure avec la classification. Le travail consistant à réunir et à analyser les commentaires et les résultats des études empiriques relatifs à la CIM-10 incombera en grande partie aux centres collaborant avec l'OMS au développement de la classification. Leurs adresses sont indiquées ci-dessous, car l'OMS souhaite qu'ils continuent à collaborer au développement des classifications et à d'autres instruments et à assister l'Organisation dans cette tâche avec la même générosité que par le passé.

Les résultats des études sur le terrain ont fait l'objet de nombreuses publications. La liste complète de ces publications et des tirés à part peuvent être obtenus auprès de la Division de la Santé Mentale, Organisation Mondiale de la Santé, 1211 Genève 27, Suisse.

Coordinateurs et Centres de Coordination des Études sur le Terrain.

Dr A. Bertelsen, Institute of Psychiatric Demography, Psychiatric Hospital, University of Aarhus, Risskov, Denmark.

Dr D. Caetano, Department of Psychiatry, State University of Campinas, Campinas, Brasil.

Dr S. Channabasavanna, National Institute of Mental Health and Neurosciences, Bangalore, India.

Dr H. Dilling, Psychiatric Clinic of the Medical School, Lübeck, Germany.

Dr M. Gelder, Department of Psychiatry, Oxford University Hospital, Warneford Hospital, Headington, England.

Dr D. Kemali, University of Naples, First Faculty of Medicine and Surgery, Institute of Medical Psychology and Psychiatry, Naples, Italy.

Dr J.J. Lopes-Ibor Jr, Lopez-Ibor Clinic, Pierto de Hierro, Madrid, Spain.
Dr G. Mellsop, The Wellington Clinical School, Wellington Hospital, Wellington, New Zealand.
Dr Y. Nakane, Department of Neuropsychiatry, Nagasaki University, School of Medicine, Nagasaki, Japan.
Dr A. Okasha, Department of Psychiatry, Ain-Shams University, Cairo, Egypt.
Dr C. Pull, Department of Neuropsychiatry, Centre Hospitalier de Luxembourg, Luxembourg, Luxembourg.
Dr D. Regier, Director, Division of Clinical Research, National Institute of Mental Health, Rockville, MD, USA.
Dr S. Tzirkin, All Union Research Centre of Mental Health, Institute of Psychiatry, Academy of Medical Sciences, Moscow, Russian Federation.
Dr Xu Tao-Yuan, Department of Psychiatry, Shanghai Psychiatric Hospital, Shanghai, China.

Autres coordinateurs

Dr J.E. Cooper, Department of Psychiatry, Queen's Medical Centre, Nottingham, England.
Dr R. Takahashi, Department of Psychiatry, Tokyo Medical and Dental University, Tokyo, Japan.
Dr N. Wig, Regional Adviser for Mental Health, World Health Organization, Regional Office for the Eastern Mediterranean, Alexandria, Egypt.
Dr Yang De-sen, Hunan Medical College, Changsha, Hunan, China.

Table des matières

Préface à l'édition anglaise VII

Préface à l'édition française XI

Remerciements XIV

Introduction 1

Commentaires explicatifs relatifs à certaines catégories du Chapitre V(F) de la CIM-10 7

Liste des catégories 18

Descriptions Cliniques et Directives pour le Diagnostic 37

Annexe. Autres affections classées dans la CIM-10 souvent associées à des troubles mentaux et à des troubles du comportement . . . 260

Liste des principaux investigateurs 278

Index 292

Introduction

Le Chapitre V(F) : Troubles Mentaux et Troubles du Comportement (y compris les Troubles du Développement Psychologique) est présenté sous différentes versions répondant à des objectifs variés. La version décrite ici est destinée à la clinique, à la pratique quotidienne et à l'enseignement. Elle est intitulée «Descriptions Cliniques et Directives pour le Diagnostic».

Ont été en outre mis au point : 1) une version destinée aux chercheurs, appelée «Critères Diagnostiques pour la Recherche (CDR)», qui doit être utilisée en conjonction avec les Descriptions Cliniques et Directives pour le Diagnostic; 2) un glossaire abrégé figurant dans le chapitre V(F) de la CIM-10, destiné à l'encodage et à la compatibilité avec les autres classifications (l'emploi de celui-ci par les professionnels de la santé n'est pas recommandé); 3) des versions plus courtes et plus simples destinées à la pratique de médecine générale; 4) une version multiaxiale. Les Descriptions Cliniques et Directives pour le Diagnostic constituent la version de référence, à partir de laquelle les autres versions ont été développées. Des efforts considérables ont été faits pour éviter tout problème d'incompatibilité entre les différentes versions.

Description

Les utilisateurs de la CIM-10 sont invités à lire attentivement cette introduction générale, ainsi que les introductions supplémentaires et les commentaires figurant dans certaines sections. Les troubles psychotiques aigus et transitoires (F23), et les troubles de l'humeur ou affectifs (F3) posent des problèmes de description et de classification particulièrement difficiles. Un soin tout particulier a été apporté à l'explication des modalités-mêmes d'approche de ces troubles dans la classification.

Chaque trouble comporte d'abord une description de caractéristiques cliniques essentielles puis celle de caractéristiques associées, importantes mais moins spécifiques. Les «Directives pour le Diagnostic» précisent ensuite le nombre de symptômes habituellement requis pour un diagnostic de certitude et l'importance relative de chaque symptôme. La formulation des Directives permet une certaine flexibilité dans les décisions diagnostiques; elle tient compte de la diversité des situations rencontrées dans la pratique clinique courante et de la nécessité de faire parfois des diagnostics provisoires quand le tableau clinique n'est pas suffisamment explicite ou quand certaines informations font défaut. Dans certains cas, des descriptions cliniques et des directives générales sont données pour un groupe de troubles, et des précisions supplémentaires sont ensuite fournies pour chaque trouble spécifique.

Le diagnostic est considéré comme «certain» quand un trouble répond sans ambiguïté aux Directives pour le Diagnostic. Quand un trouble ne répond que partiellement aux Directives, il est néanmoins le plus souvent utile d'enregistrer un diagnostic. Dans ce cas, les cliniciens et les autres utilisateurs de la CIM-10 peuvent faire, s'ils le souhaitent, un diagnostic «provisoire» (quand des informations supplémentaires peuvent être obtenues), ou «probable» (quand il est impossible d'obtenir des informations supplémentaires). Les Directives concernant la durée des symptômes constituent des indications approximatives et non pas des conditions strictes requises pour le diagnostic; il appartient aux cliniciens de décider si un diagnostic est approprié, même quand la durée des symptômes est légèrement supérieure ou inférieure à celle proposée dans les Directives.

Les Directives pour le Diagnostic présentent de plus un intérêt manifeste pour l'enseignement. Elles constituent en effet un aide-mémoire pratique de nombreux points cliniques décrits de façon plus détaillée dans les manuels de psychiatrie. Elles peuvent également être utilisées dans les projets de recherche ne nécessitant pas le recours aux Critères Diagnostiques pour la Recherche, plus précis et donc très sélectifs.

Les Descriptions et les Directives ne comportent aucune référence théorique et ne prétendent pas résumer l'ensemble des connaissances actuelles. Elles résultent d'un consensus entre conseillers et consultants de nombreux pays pour définir et délimiter les catégories de troubles mentaux.

Principales différences entre le Chapitre V(F) de la CIM-10 et celui de la CIM-9

Principes généraux de la CIM-10

La CIM-10 est beaucoup plus vaste que la CIM-9. Alors que la CIM-9 avait un code numérique (001-999), la CIM-10 utilise un code alphanumérique, comportant une lettre, suivie de deux chiffres (AOO-Z99). De ce fait, le nombre de catégories disponibles a été considérablement accru. Des précisions supplémentaires peuvent être notées à l'aide d'un quatrième et d'un cinquième caractère.

Dans la CIM-9, le Chapitre V comportait 30 catégories à 3 caractères (290-319). Dans la CIM-10, le Chapitre V(F) en comporte 100. Certaines catégories ne sont pas utilisées pour l'instant, ce qui permettra par la suite d'introduire des changements sans modifier la structure générale du système.

La CIM-10 constitue le noyau central d'une «famille» de classifications relatives à la santé et aux maladies. Certains éléments de cette famille sont identifiés par un cinquième, voire un sixième caractère du code. Si besoin, ces catégories peuvent également être réunies en des groupes plus larges utilisables, p. ex., dans les soins de santé primaire ou en médecine générale. La «famille» comprend une présentation multiaxiale de la CIM-10 et une version adaptée à la clinique et à la recherche en pédopsychiatrie. Elle inclut également des classifications concernant des informations non comprises dans la CIM-10, mais ayant des implications importantes pour la santé, p. ex. la classification des déficiences, incapacités et handicaps, la classification des procédures utilisées en médecine, et la classification des motifs de recours aux services de santé.

Névrose et psychose

La distinction traditionnelle entre névrose et psychose utilisée dans la CIM-9 (alors que, de façon délibérée, aucun effort n'avait été fait pour définir ces concepts), a été abandonnée dans la CIM-10. Le terme «névrotique» continue toutefois à être utilisé dans certains cas, notamment dans l'intitulé de la section F4 (Troubles névrotiques, troubles liés à des facteurs de stress et troubles somatoformes). La plupart des troubles considérés classiquement comme «névrotiques» peuvent être retrouvés dans la section F4; les autres troubles «névrotiques» ont été rassemblés dans la section F5. Quant au concept de «dépression névrotique», il n'a pas été retenu dans la CIM-10. Les troubles ne sont plus regroupés en fonction de la dichotomie névrose-psychose, mais sur la base de certains thèmes communs importants ou de certaines caractéristiques descriptives communes, ce qui facilite l'utilisation de la classification. Ainsi, la cyclothymie (F34.0) est décrite dans la section F3 (Troubles de l'humeur ou affectifs), plutôt que dans la section F6 (Troubles de la personnalité et du comportement chez l'adulte). De même, tous les troubles liés à un abus de substances psycho-actives sont réunis dans la section F1, quelle que soit leur gravité.

Le terme «psychotique» continue à être utilisé, comme terme descriptif commode, p. ex. dans l'intitulé de la catégorie F23 (Troubles psychotiques aigus et transitoires). Il ne comporte aucune référence théorique à des mécanismes psychopathologiques, en particulier psychodynamiques. Il est utilisé simplement pour indiquer la présence d'hallucinations, d'idées délirantes ou de comportements manifestement anormaux (p. ex. une agitation ou une hyperactivité très importante, un ralentissement psychomoteur net, ou un comportement catatonique).

Autres différences entre la CIM-9 et la CIM-10

Les troubles imputables à une cause organique ont été réunis dans la section F0, ce qui permet de les identifier plus facilement que dans la CIM-9.

La classification des troubles mentaux et des troubles du comportement liés à l'utilisation de substances psycho-actives (F1) est particulièrement facile à utiliser. Le troisième caractère du code identifie la substance utilisée. Le quatrième et le cinquième caractères permettent de préciser les syndromes psychopathologiques, p. ex. une intoxication aiguë ou un état résiduel, liés à chaque substance psycho-active.

Le groupe des Schizophrénies, États schizotypiques et Troubles délirants (F2) a été élargi par l'introduction de nouvelles catégories telles que la schizophrénie indifférenciée, la dépression post-schizophrénique et le trouble schizotypique. L'importance accordée aux Psychoses aiguës et transitoires, très fréquentes dans la plupart des pays en voie de développement, a été considérablement étendue dans la CIM-10 par rapport à celle qu'elle avait dans la CIM-9.

La classification des troubles affectifs a été entièrement réorganisée. Dans la CIM-10, les troubles de l'humeur ont été réunis dans une même section (F3). Certains concepts classiques comme ceux de dépression névrotique ou de dépression endogène ont été éliminés, et les troubles qu'ils recouvraient ont été classés parmi différents types (p. ex. la dysthymie) ou degrés de sévérité de dépression.

Les syndromes comportementaux et les troubles mentaux associés à des dysfonctionnements physiologiques ou à des facteurs hormonaux (p. ex. les troubles de l'alimentation, les troubles du sommeil non organiques et les dysfonctionnements sexuels) ont été réunis dans la section F5. Ces troubles sont fréquemment observés en psychiatrie de liaison; leur classification est plus détaillée que dans la CIM-9.

A côté des troubles traditionnels de la personnalité, la section F6 introduit plusieurs autres troubles du comportement chez l'adulte (p. ex. le jeu pathologique, la tendance pathologique à allumer des feux ou à commettre des vols). Les troubles de la préférence sexuelle sont nettement différenciés des troubles de l'identité sexuelle. L'homosexualité, en elle-même, n'est plus considérée comme une catégorie.

Les différences entre CIM-9 et CIM-10 concernant le Retard mental (F7) et la classification des Troubles spécifiques de l'enfance et de l'adolescence (Sections F8 et F9) sont commentées p. 15-16.

Problèmes de terminologie

Trouble

Bien qu'il pose problème, le terme «trouble» est utilisé systématiquement dans la classification. Le recours à d'autres termes, tels que celui d'«affection» ou de «maladie» aurait en effet soulevé des problèmes encore plus importants. Le terme de «trouble» n'est pas un terme précis : dans la CIM-10, il indique simplement la présence d'un ensemble de symptômes et de comportements cliniquement identifiables, associés, dans la plupart des cas, à un sentiment de détresse et à une perturbation du fonctionnement personnel. Selon la définition donnée ici, une conduite sociale déviante ou conflictuelle, non accompagnée d'une perturbation du fonctionnement personnel, ne doit pas être considérée comme un trouble mental.

Psychogène et psychosomatique

Le terme «psychogène» n'est pas utilisé dans l'intitulé des catégories de la CIM-10. Il possède, en effet, des significations différentes selon la langue et les traditions psychiatriques. Dans la CIM-10, il continue à être utilisé dans certains cas, pour permettre au clinicien d'indiquer que des événements ou des difficultés ont manifestement contribué à la survenue du trouble.

Le terme «psychosomatique» a été éliminé pour des raison similaires; par ailleurs, l'utilisation de ce terme pourrait laisser croire que seules les affections appelées «psychosomatiques» sont influencées par des facteurs psychologiques. Dans la CIM-10, les troubles appelés «psychosomatiques» dans d'autres classifications sont classés sous F45 (Troubles somatoformes), F50 (Troubles de l'alimentation), F52 (Dysfonctionnement sexuel), ou F54 (Facteurs psychologiques ou comportementaux associés à des maladies ou à des troubles classés ailleurs). La catégorie F54 (catégorie 316 dans la CIM-9) doit être utilisée pour noter l'association de troubles somatiques (notés ailleurs dans la CIM-10) et de facteurs émotionnels supposés impliqués dans leur survenue. A titre d'exemple, un diagnostic d'asthme ou d'eczéma psychogène serait noté à l'aide du code F54 et du code de l'affection somatique.

Déficience, incapacité, handicap et termes apparentés

Les termes de déficience, d'incapacité, et de handicap sont utilisés selon les recommandations figurant dans la Classification Internationale des Déficiences, Incapacités et Handicaps (OMS, Genève, 1980). Ces termes sont parfois utilisés dans un sens plus large, pour tenir compte de certaines traditions cliniques. Les relations entre la Démence et la déficience, l'incapacité et le handicap sont précisées p. 7-8.

Recommandations spécifiques

F8 et F9 Enfants et adolescents

Les sections F8 (Troubles du développement psychologique) et F9 (Troubles du comportement et troubles émotionnels apparaissant habituellement durant l'enfance ou à l'adolescence) réunissent les troubles qui sont spécifiques à l'enfance ou à l'adolescence. D' autres troubles, p. ex. les troubles de l'alimentation (F50), du sommeil (F51) ou de l'identité sexuelle (F64), peuvent survenir à tout âge, y compris chez les enfants et les adolescents. Certaines phobies de l'enfant soulèvent des problèmes particuliers; voir à ce sujet la description de F93.1 (Trouble anxieux et phobique de l'enfance).

Diagnostics multiples

Il est recommandé aux cliniciens de suivre la règle générale qui consiste à relever autant de diagnostics qu'il paraît nécessaire pour rendre compte de la totalité du tableau clinique. Quand plusieurs diagnostics sont notés, il est habituellement préférable de donner la priorité à l'un d'entre eux, qui constituera alors le «diagnostic principal», et de considérer les autres comme «auxiliaires» ou «supplémentaires». L*a priori*té doit être accordée au diagnostic qui correspond le plus aux objectifs poursuivis par celui qui le pose. En clinique, il s'agit souvent du trouble qui a amené le sujet à consulter ou à prendre contact avec un service de santé mentale. Dans de nombreux cas, il s'agit du trouble qui a motivé une hospitalisation, ou une prise en charge ambulatoire ou en hôpital de jour. Ailleurs, il s'agit du diagnostic longitudinal ou «life-time», ce dernier pouvant d'ailleurs être différent de celui qui a justifié la dernière consultation (p. ex. survenue d'un épisode anxieux aigu chez un patient présentant une schizophrénie chronique). Quand le clinicien ne parvient pas à préciser dans quel ordre il convient de noter plusieurs diagnostics, ou quand il ne sait pas comment ses observations seront utilisées, il peut simplement noter les diagnostics dans l'ordre de leur apparition dans la classification.

Diagnostics figurant dans d'autres chapitres de la CIM-10

L'utilisation des autres chapitres de la CIM-10, parallèlement au Chapitre V (F), est fortement recommandée. Les chapitres présentant un intérêt particulier pour les services de santé mentale sont cités dans l'Annexe de ce manuel.

Commentaires explicatifs relatifs à certaines catégories du Chapitre V(F) de la CIM-10

Au cours de l'élaboration du chapitre V(F) de la CIM-10, certaines catégories ont suscité un intérêt particulier et fait l'objet de discussions approfondies avant de conduire à un degré de consensus acceptable. Les points particulièrement importants seront brièvement commentés.

La démence (F01-F03) et ses relations avec la déficience, l'incapacité, et le handicap.

L'altération des fonctions cognitives constitue un élément essentiel du diagnostic de démence; toutefois, les répercussions de cette altération sur le fonctionnement social, p. ex. au niveau de la famille ou du travail, ne sont pas utilisées comme directives ou critères pour le diagnostic. Cette position répond à un principe général, adopté pour l'ensemble des troubles du Chapitre V(F) de la CIM-10, à chaque fois qu'il existe des variations importantes, selon la culture, la religion ou la nationalité, en termes de travail et de rôles sociaux, disponibles ou considérés comme appropriés. Le diagnostic doit être fait sur la base d'autres informations. La gravité des répercussions sur le travail, la famille ou les loisirs constituent toutefois souvent une indication utile pour préciser la gravité du trouble.

Il convient de préciser ici la relation entre les symptômes et les critères diagnostiques, et la Classification Internationale des Déficiences, Incapacités, et Handicaps *. D'après ce système, la *déficience* («perte ou altération... d'une structure ou d'une fonction») se caractérise sur le plan psychologique par une altération de certaines fonctions mentales telles que la mémoire, l'attention et les émotions. De nombreux types de déficience psychologique ont toujours été considérés comme des symptômes psychiatriques. A un degré moindre, certains types d'*incapacité* (« réduction ou perte... des capacités à accomplir une activité selon des modalités considérées comme normales») ont également été considérés traditionnellement comme des symptômes psychiatriques. L'incapacité concerne en particulier les activités habituelles et le plus souvent indispensables de la vie quotidienne comme l'hygiène, l'habillage, l'alimentation et le contrôle sphinctérien. L'altération de ces activités est souvent la conséquence directe d'une déficience psychologique, et elle n'est guère influencée par des facteurs culturels. Il est de ce fait

* *Classification Internationale des Déficiences, Incapacités et Handicaps (Désavantages)*, Organisation Mondiale de la Santé, 1980.

justifié d'utiliser les incapacités personnelles dans les Directives et Critères pour le diagnostic, en particulier dans la démence.

En revanche, le *handicap* («difficulté...qui empêche ou limite l'accomplissement d'un rôle normal... pour un individu») représente le retentissement des déficiences et des incapacités sur la vie en société; il peut être nettement influencé par des facteurs culturels. De ce fait, le handicap social ne doit pas être utilisé comme élément essentiel du diagnostic.

La durée des symptômes requis pour un diagnostic de Schizophrénie (F20.-)

États prodromiques

La survenue de symptômes schizophréniques typiques est parfois précédée, notamment chez le sujet jeune, d'une période de plusieurs semaines ou mois caractérisée par la présence de symptômes prodromiques non spécifiques (p. ex. un évitement de la compagnie d'autrui, un absentéisme professionnel, une irritabilité, une hypersensibilité). Ces symptômes ne sont caractéristiques d'aucun trouble particulier, mais ils ne sont pas non plus typiques de l'état normal du sujet. Ils induisent souvent un désarroi familial et une incapacité pour le patient, aussi graves que ceux provoqués par les symptômes pathologiques manifestes (p. ex. les idées délirantes ou les hallucinations) qui surviennent à un stade ultérieur. Rétrospectivement, de tels états prodromiques semblent constituer un élément important au cours du développement du trouble, mais on ne dispose que de peu d'informations systématiques pour savoir si de tels symptômes prodromiques sont fréquents dans d'autres troubles psychiatriques, et pour savoir si des états similaires peuvent survenir ou disparaître parfois chez des individus qui ne vont jamais présenter un trouble psychiatrique manifeste.

S'il était possible de mettre en évidence et de décrire fidèlement un syndrome prodromique typique et spécifique de la schizophrénie, et de montrer que ce syndrome est rare chez les sujets présentant un autre trouble psychiatrique ou pas de trouble du tout, il serait alors justifié de l'inclure parmi les critères de la schizophrénie. D'après la CIM-10, les données actuelles sont insuffisantes pour justifier l'inclusion d'un état prodromique parmi les critères diagnostiques. Un autre problème, non encore résolu jusqu'ici, concerne la différenciation entre de tels syndromes prodromiques et les personnalités schizoïdes et paranoïaques.

Différenciation entre Troubles psychotiques aigus et transitoires (F23.-) et Schizophrénie (F20.-)

Dans la CIM-10, le diagnostic de schizophrénie repose sur la présence d'idées délirantes et d'hallucinations typiques ainsi que sur d'autres symptômes décrits pages 78-80, persistant pendant au moins un mois.

Selon des traditions cliniques fermement établies dans certains pays, reposant sur des études descriptives (mais pas sur des données épidémiologiques), la démence précoce de Kraepelin et les schizophrénies de Bleuler seraient fondamentalement différentes des psychoses aiguës, qui surviennent brusquement, ont une durée brève, limitée à quelques semaines voire à quelques jours seulement, et un pronostic favorable. Des termes tels que bouffée délirante, psychose psychogène, psychose schizophréniforme, psychose cycloïde et psychose réactionnelle brève traduisent ces opinions et traditions, très répandues et souvent divergentes. On ne sait pas encore si des symptômes schizophréniques transitoires mais typiques peuvent être présents au cours de ces psychoses, et si la survenue de ces dernières est habituellement ou toujours associée à un stress psychologique aigu (en particulier, la bouffée délirante a été décrite initialement comme survenant en l'absence d'un facteur psychologique déclenchant manifeste).

Dans l'état actuel de nos connaissances concernant la schizophrénie et les troubles psychotiques aigus, la CIM-10 recommande un temps d'observation suffisant pour étudier la survenue et l'évolution des symptômes avant de faire un diagnostic de schizophrénie. Selon de nombreuses études cliniques et de nombreux experts, ces psychoses aiguës surviennent le plus souvent en l'espace de quelques jours ou au plus d'une ou deux semaines, et guérissent souvent sous traitement ou sans traitement en deux à trois semaines. Il semble ainsi adéquat d'exiger la présence de symptômes schizophréniques nets et typiques pendant au moins un mois avant de porter un diagnostic de schizophrénie.

Quand le tableau clinique aigu ne comporte pas de symptômes schizophréniques typiques, le diagnostic différentiel avec la schizophrénie ne se pose pas, et la persistance des symptômes psychotiques au-delà d'un mois ne doit pas faire modifier le diagnostic; quand les symptômes psychotiques non schizophréniques persistent pendant au moins trois mois, on doit modifier le diagnostic pour celui de trouble délirant persistant (voir plus loin).

Une durée d'un mois est également proposée pour les psychoses aiguës symptomatiques, p. ex. la psychose amphétaminique. Les symptômes surviennent et se développent souvent de façon progressive, en une semaine à 10 jours et disparaissent ensuite au cours du sevrage, en 8 à 10 jours. Ce n'est que quand ils persistent au-delà d'un mois que l'on doit évoquer un diagnostic de schizophrénie.

L'adoption d'une durée de un mois de symptômes psychotiques typiques comme critère nécessaire pour le diagnostic de schizophrénie fait écarter l'hypothèse selon laquelle la schizophrénie a toujours une durée prolongée. Une durée de 6 mois a été adoptée dans plusieurs classifications nationales, mais, dans l'état actuel de nos connaissances, il ne semble pas utile de restreindre ainsi le diagnostic. Dans deux études collaboratives internationales importantes sur la schizophrénie et des troubles apparentés ** ***, la deuxième étant une étude épidémiologique, de nombreux patients avaient présenté des symptômes schizophréniques nets et typiques pendant une durée supérieure à 1 mois mais inférieure à 6 mois, et le trouble avait évolué très favorablement, sans nécessairement guérir complètement. De ce fait, la CIM-10 a préféré éviter toute hypothèse concernant la nature nécessairement chronique de la schizophrénie, et a opté pour un syndrome descriptif d'étiologies multiples (encore largement inconnues), et des modalités évolutives variables, dépendant d'un ensemble de facteurs génétiques, somatiques, sociaux et culturels.

** *The International Pilot Study of Schizophrenia*. Geneva, World Health Organization, 1973 (Offset Publication, No.2).

*** Sartorius N. *et al.* — Early manifestations and first contact incidence of schizophrenia in different cultures. A preliminary report on the initial evaluation phase of the WHO Collaborative Study on Determinants of Outcome of Severe Mental Disorders. *Psychological medecine*, 1986, *16*, 909-928.

On a également beaucoup discuté de la durée la plus appropriée à un diagnostic de Trouble délirant persistant (F22.-). Une durée de 3 mois a été retenue comme étant la plus satisfaisante; une durée de 6 mois aurait en effet nécessité l'introduction d'une catégorie intermédiaire entre les Troubles psychotiques aigus et transitoires (F23.-) et les Troubles délirants persistants. Dans l'ensemble, la relation entre les divers troubles en question ne repose pour l'instant que sur des informations partielles. La décision relativement simple adoptée ici accorde la priorité aux Troubles aigus et transitoires. Elle semble la plus appropriée, en particulier pour encourager la recherche dans ce domaine.

La description et la classification des Troubles psychotiques aigus et transitoires ne reposent pas sur des théories mais elles représentent des options. Ces dernières sont discutées, de même que d'autres considérations, dans l'introduction de la sous-section F23.- (pages 89 et 90).

Le terme «schizophréniforme» n'a pas été retenu dans la CIM-10. Il a été utilisé dans des acceptions différentes au cours des dernières décennies et il a été associé à diverses caractéristiques, p. ex. à une survenue aiguë, à une durée relativement brève, à la présence de symptômes ou de syndromes atypiques, et à un pronostic relativement favorable. Aucune de ces acceptions n'a réussi à s'imposer jusqu'ici, et, de ce fait, il n'a pas été possible de retenir ce terme comme concept diagnostique. De toutes les manières, il n'était pas nécessaire de retenir ce terme, étant donné que la CIM-10 décrit la catégorie F23 (Troubles psychotiques aigus et transitoires) et ses subdivisions, et exige une durée d'un mois de symptômes psychotiques pour le diagnostic de schizophrénie. Pour aider les cliniciens habitués à utiliser le terme de «schizophréniforme», ce dernier est proposé dans divers passages comme terme d'inclusion relatif à des troubles auxquels l'une ou l'autre de ces acceptions peut s'appliquer, p. ex. «Trouble ou psychose schizophréniforme, SAI» dans la catégorie «autres formes de schizophrénie» (F20.8) et «Trouble ou psychose schizophréniforme de courte durée» dans «Trouble psychotique aigu d'allure schizophrénique» (F23.2).

Schizophrénie simple (F20.6)

Cette catégorie a été maintenue parce qu'elle continue à être utilisée dans certains pays. Sa nature et ses relations avec la personnalité schizoïde et le trouble schizotypique restent incertaines et méritent d'être étudiées de façon plus approfondie. Les critères proposés pour sa différentiation soulignent les problèmes pratiques soulevés par la définition des limites respectives des troubles appartenant à ce groupe de troubles.

Trouble schizo-affectif (F25.-)

D'après les données actuellement disponibles, il y a autant de raisons d'inclure le trouble schizo-affectif dans la catégorie F2 (Schizophrénie, Trouble schizotypique et Troubles délirants) que dans la catégorie F3 (Troubles de l'humeur [affectifs]). La décision de l'inclure sous F2 a été influencée par les résultats de l'étude sur le terrain effectuée avec la version préliminaire de 1987, et par les réactions des sociétés membres de l'Association Mondiale de Psychiatrie; il existe, à l'évidence, des traditions cliniques établies en faveur du maintien de ce concept parmi les troubles appartenant au cadre de la schizophrénie et des troubles délirants. Il convient de noter à ce propos que la seule présence d'idées délirantes non congruentes à l'humeur dans un syndrome affectif ne suffit pas pour faire un diagnostic de trouble schizo-affectif. Au moins un symptôme typiquement schizophrénique doit être associé aux symptômes affectifs au cours d'un même épisode du trouble.

Troubles de l'humeur [affectifs] (F30-F39)

Les opinions concernant la classification des troubles de l'humeur divergeront tant que la subdivision des syndromes cliniques reposera uniquement sur des manifestations émotionnelles et comportementales et non sur des arguments physiologiques ou biochimiques. Tant que cette limitation persiste, un des choix principaux consiste à adopter soit une classification relativement simple, ne distinguant que plusieurs degrés de sévérité, soit une classification comportant des détails et des subdivisions supplémentaires.

La version préliminaire de 1987 proposait une classification simple des troubles de l'humeur, dans la mesure où elle ne distinguait que des épisodes dépressifs légers et sévères, ne différenciait pas l'hypomanie de la manie, et ne recommandait pas de spécifier la présence ou l'absence de certains concepts cliniques courants, tels que celui de syndrome «somatique» ou d'hallucinations ou d'idées délirantes «affectives». De nombreuses suggestions, faites par les cliniciens participant aux études sur le terrain, et des commentaires reçus indépendamment par d'autres cliniciens, ont toutefois montré qu'il existait un intérêt manifeste pour spécifier un nombre plus élevé de degrés de sévérité et pour tenir compte des caractéristiques qui viennent d'être citées. Par ailleurs, les résultats des analyses préliminaires des études sur le terrain ont montré que la catégorie «épisode dépressif léger» avait souvent une fidélité inter-juges assez faible.

Il a également été constaté que la position des cliniciens relative au nombre optimal de degrés de sévérité était fortement influencée par le type de patients qu'ils voient habituellement. En médecine générale, dans les consultations externes et dans les consultations de psychiatrie de liaison, les cliniciens doivent pouvoir décrire des patients présentant des états dépressifs légers mais cliniquement significatifs, alors que, dans les Services d'hospitalisation, ils sont surtout confrontés à des patients présentant des troubles sévères.

Des discussions approfondies avec de nombreux experts ont finalement conduit à la version présentée ici. Cette dernière offre la possibilité de spécifier différents aspects des troubles affectifs considérés comme utiles sur le plan clinique par de nombreux psychiatres à travers le monde, même si ces aspects sont encore loin de répondre à d'authentiques critères scientifiques. On peut espérer que l'inclusion de ces aspects suscitera des discussions et des recherches quant à leur intérêt réel.

On ne sait toujours pas comment définir exactement l'incongruence des idées délirantes à l'humeur et comment les intégrer dans les Troubles de l'humeur; il existe toutefois un nombre suffisant d'arguments et de demandes concernant la spécification de la nature congruente ou non congruente à l'humeur pour maintenir cette différenciation, au moins à titre d'option facultative.

Trouble dépressif récurrent bref

Depuis la parution de la CIM-9, de nombreuses données ont été publiées en faveur de l'inclusion d'une catégorie particulière servant à décrire des épisodes dépressifs brefs répondant aux critères de sévérité d'un épisode dépressif (F32.-) mais pas à celui de sa durée. Bien que la place nosologique de ces états récurrents reste incertaine, ils ont été inclus dans la CIM-10 pour susciter des études et pour obtenir des informations supplémentaires sur leur fréquence et leur évolution à long terme.

Agoraphobie et trouble panique

De nombreuses controverses se sont développées au cours des dernières années pour savoir quel était, de l'Agoraphobie ou du trouble panique, le trouble primaire. Les positions internationales et transculturelles dans ce domaine, et le nombre et le type d'informations actuellement disponibles, ne semblent pas justifier un renversement de l'opinion traditionnelle selon laquelle le trouble phobique constitue le trouble primaire, les attaques de panique constituant habituellement un indice de sévérité du trouble phobique.

Les troubles mixtes, anxieux et dépressifs

En médecine générale, et en particulier dans les pays en voie de développement, les cliniciens seront probablement souvent amenés à faire un diagnostic de trouble anxieux et dépressif mixte (F41.2), d'autres troubles mixtes (F41.3), d'un trouble mixte de l'adaptation (F43.2) et de trouble dissociatif [de conversion] mixte (F44.7). Ces catégories ont pour but de faciliter la description de troubles qui comportent des symptômes variés mais pour lesquels un diagnostic plus simple et plus traditionnel n'est pas possible; or, ils sont fréquents, à l'origine d'une souffrance importante, interfèrent avec le fonctionnement habituel et amènent fréquemment à consulter un médecin généraliste, un psychiatre ou d'autres médecins. Il sera peut-être difficile d'évaluer ces troubles avec une bonne fidélité inter-juges, mais il est important de les étudier et, si besoin, d'améliorer leur définition.

Les troubles dissociatifs et somatoformes, et leur relation avec l'hystérie

Le terme «hystérie» a de nombreuses significations différentes, et, pour cette raison, n'a pas été retenu pour désigner l'un quelconque des troubles décrits dans la CIM-10. Il a été remplacé par le terme «dissociatif», qui regroupe les troubles appelés «hystériques» dans le passé, que ceux-ci soient de type dissociatif ou de type conversif. En effet, les patients présentant un trouble dissociatif ou conversif ont souvent de nombreuses caractéristiques communes; par ailleurs, ils présentent souvent les deux variétés de symptômes, simultanément ou à des moments différents. Il semble également justifié de considérer que des mécanismes psychologiques identiques ou similaires sont à la base des deux types de symptômes.

Il semble exister un large consensus international sur l'utilité du regroupement, sous le terme «somatoforme», de certains troubles caractérisés essentiellement par des plaintes physiques ou somatiques. Les amnésies et les fugues non organiques sont toutefois classées avec les atteintes sensorielles et motrices dissociatives.

Si l'on admet que la Personnalité multiple (F44.81) ne se limite pas à un simple syndrome iatrogène ou spécifique à certaines cultures, il est sans doute indiqué de la classer parmi les troubles dissociatifs.

La neurasthénie

Bien que le concept de neurasthénie ne figure plus dans certains systèmes de classification, il a été retenu dans la CIM-10; il reste en effet couramment utilisé dans de nombreux pays. Des études réalisées par diverses équipes ont montré que de nombreux patients «neurasthéniques» présentaient en fait un trouble dépressif ou anxieux. Il existe toutefois des cas où le syndrome clinique ne répond à la description d'aucune autre catégorie, alors qu'il répond à l'ensemble des critères de la neurasthénie. On peut espérer que l'inclusion du concept dans la CIM-10 en tant que catégorie autonome favorisera la recherche dans ce domaine.

Troubles spécifiques à certaines cultures

Il est moins souvent question actuellement que par le passé de troubles tels que le latah, l'amok, le koro, et de nombreux autres troubles éventuellement liés à une culture spécifique. Ces troubles n'ont pas été inclus dans la CIM-10, car les données descriptives et épidémiologiques actuellement disponibles ne permettent pas de les différencier d'autres troubles. Il semble s'agir en fait de variantes locales de troubles anxieux, dépressifs, somatoformes ou de troubles de l'adaptation; on doit faire un diagnostic de l'un de ces troubles, et noter à part le trouble considéré comme spécifique à la culture. Quand ces patients essaient d'attirer l'attention d'autrui ou visent à obtenir un statut de malade, comme c'est le cas dans la catégorie F68.1 (production intentionnelle ou simulation de symptômes ou d'incapacités soit physiques, soit psychologiques), ce dernier diagnostic peut également être noté.

Troubles mentaux et comportementaux associés à la puerpéralité (F53.-)

L'inclusion de cette catégorie est inhabituelle et paradoxale dans la mesure où la CIM-10 recommande de réserver son utilisation à des cas où il n'est pas possible de procéder autrement. Elle a été retenue en raison de problèmes pratiques tout à fait réels existant dans de nombreux pays en voie de développement dans lesquels il est souvent impossible d'obtenir des renseignements précis. Même en l'absence d'informations suffisantes pour faire un diagnostic de trouble affectif, ou plus rarement de schizophrénie, il reste habituellement possible de préciser le degré, léger (F53.0) ou sévère (F53.1), des troubles mentaux et comportementaux associés à la puerpéralité; cette subdivision peut orienter utilement les décisions concernant l'estimation des besoins en soins et en personnel.

L'inclusion de cette catégorie ne signifie pas qu'il est impossible de classer une proportion significative de troubles de la puerpéralité parmi d'autres catégories, quand les informations adéquates peuvent être obtenues. De très nombreux experts dans ce domaine sont en fait d'avis que le tableau clinique de la psychose puerpérale ne peut pas être différencié de façon précise des troubles de l'humeur ou de la schizophrénie, ou qu'un tel tableau est trop exceptionnel pour être individualisé. Les psychiatres qui continuent malgré tout à partager l'opinion minoritaire selon laquelle la psychose puerpérale constitue un tableau clinique spécifique pourront utiliser cette catégorie, sans ignorer toutefois la position de la CIM-10 à ce sujet.

Troubles de la personnalité chez l'adulte (F60.-)

Dans toutes les classifications psychiatriques actuelles, cette section soulève des problèmes importants et variés, qui ne pourront être résolus qu'à partir d'études approfondies. Des divergences particulièrement gênantes entre observation et interprétation apparaissent dès que l'on essaie de préciser des Directives ou des Critères Diagnostiques détaillés; par ailleurs, dans l'état actuel de nos connaissances, il est pratiquement impossible de déterminer le nombre exact de critères qui doivent être présents pour un diagnostic de trouble de la personnalité. Les tentatives qui ont été faites ici pour spécifier des directives et des critères auront au moins l'avantage de montrer qu'il est nécessaire d'adopter une nouvelle approche pour décrire les troubles de la personnalité.

Malgré les réserves exprimées sur la question, la Personnalité borderline (F60.31) a été incluse dans la CIM-10, comme sous-catégorie de la Personnalité émotionnellement labile (F60.3), à nouveau dans l'espoir de favoriser la recherche dans ce domaine.

Autres troubles de la personnalité et du comportement chez l'adulte (F68)

Cette catégorie comprend deux troubles non inclus dans la CIM-9 : la majoration de symptômes physiques pour des raisons psychologiques (F68.0), et la production intentionnelle ou simulation de symptômes ou d'incapacités soit physiques, soit psychologiques (trouble factice) (F68.1). Ces troubles constituent en fait des troubles du comportement (adoption d'un comportement de malade); c'est pourquoi ils ont été classés avec les autres troubles du comportement chez l'adulte. Ils forment avec la Simulation proprement dite (Z76.5), qui a toujours été classée en dehors du Chapitre V dans la CIM, un ensemble de diagnostics différentiels qui doivent souvent être considérés simultanément. La différence essentielle entre les deux premiers troubles et la Simulation concerne le fait que, dans cette dernière, les motifs sont manifestes et habituellement limités à des situations impliquant un danger personnel, une peine de justice ou des sommes importantes d'argent.

Retard mental (F7)

Cette section est délibérément brève et simple. En effet, le retard mental ne pourra être évalué et classé correctement qu'à l'aide d'un système multiaxial détaillé, devant être élaboré indépendamment de la classification elle-même. Des efforts sont actuellement en cours pour élaborer un système utilisable à un niveau international.

Troubles survenant spécifiquement dans l'enfance

F80-F89 Troubles du développement psychologique

Certains troubles de l'enfance, classés parmi les psychoses dans la CIM-9, p. ex. l'autisme infantile et la psychose désintégrative, sont maintenant classés parmi les Troubles envahissants du développement (F84.-). Bien qu'il persiste certains doutes concernant la position nosologique du syndrome de Rett et du syndrome d'Asperger, de nombreuses données permettent actuellement de les individualiser. L'hyperactivité associée à un retard mental et à des mouvements stéréotypés (F84.4) a été incluse dans la classification, en dépit de la nature mixte du trouble. D'après certaines données, ce diagnostic serait en effet particulièrement utile sur le plan pratique.

F90-F98 Troubles du comportement et troubles émotionnels apparaissant habituellement durant l'enfance ou à l'adolescence

Les divergences internationales concernant l'étendue du concept de Trouble hyperkinétique sont bien connues depuis longtemps. Elles ont été discutées en détail entre les experts de l'OMS et d'autres spécialistes, dans des réunions organisées conjointement par l'OMS et l'ADAMHA. La définition du Trouble hyperkinétique est plus large dans la CIM-10 que dans la CIM-9. Par ailleurs, la nouvelle définition accorde une importance plus grande aux symptômes individuels. Comme elle repose sur des données empiriques récentes, elle devrait représenter une amélioration notable par rapport à la définition antérieure.

La catégorie F90.1 (Trouble hyperkinétique et Trouble des conduites) reste l'une des rares catégories réunissant plusieurs perturbations. Un diagnostic de F90.1 implique que les critères du Trouble hyperkinétique (F90.-) et ceux du Trouble des conduites (F91.-) sont présents simultanément. Cette exception à la règle générale gouvernant la CIM-10 semble justifiée par le fait que les troubles en question sont souvent associés et que cette association a une importance pour le pronostic. Dans les Critères Diagnostiques pour la Recherche, il est toutefois recommandé d'individualiser les dimensions hyperactivité, perturbation des émotions, et sévérité du trouble des conduites, parallèlement au diagnostic global.

Le Trouble oppositionnel avec provocation (F91.3) n'était pas inclus dans la CIM-9; il a été retenu dans la CIM-10 parce qu'il semble prédictif de certains troubles des conduites survenant ultérieurement. Il est toutefois recommandé de limiter son utilisation à des troubles survenant essentiellement chez les jeunes enfants.

Dans la CIM-10, la catégorie 313 de la CIM-9 (Troubles des émotions, spécifiques de l'enfance et de l'adolescence), a été subdivisée en deux catégories : les Troubles émotionnels débutant spécifiquement dans l'enfance (F93.-) et les Troubles du fonctionnement social débutant spécifiquement durant l'enfance ou à l'adolescence (F94.-). Cette subdivision permet de distinguer les troubles de l'enfant et ceux de l'adulte, dans le domaine de l'anxiété pathologique et de certains autres troubles des émotions. En effet, les troubles émotionnels de l'enfance ne sont souvent suivis d'aucun trouble similaire significatif à l'âge adulte, et les Troubles névrotiques débutent fréquemment à l'âge adulte. Dans la CIM-10, le critère essentiel pour le diagnostic différentiel concerne l'adéquation des émotions au stade de développement de l'enfant, la persistance anormale de ces émotions, et leur répercussion sur le fonctionnement. Les formes mineures de ces troubles chez l'enfant constituent ainsi une accentuation, certes significative, des manifestations normales du développement. Quand le contenu de l'état émotionnel est inhabituel, ou quand cet état survient à un âge inhabituel, il convient de faire un diagnostic de l'une des catégories décrites ailleurs dans la classification.

Malgré son appellation, la nouvelle catégorie F94.- (Troubles du fonctionnement social débutant spécifiquement durant l'enfance ou à l'adolescence) n'est pas en contradiction avec la règle générale de la CIM-10 selon laquelle le retentissement sur le fonctionnement social ne doit pas être utilisé comme critère diagnostique. En effet, les perturbations du fonctionnement social décrites dans la catégorie F94 sont peu nombreuses et elles sont limitées aux relations parents-enfants et aux relations avec les proches : de ce fait, elles ne présentent pas les connotations ou les variations culturelles qui sont typiques des relations impliquant le travail et la vie professionnelle (non retenues parmi les critères diagnostiques).

Certaines catégories, souvent utilisées par les pédopsychiatres, sont classées dans d'autres sections de la classification; il s'agit de catégories concernant des troubles qui se rencontrent voire débutent souvent à l'âge adulte, notamment des troubles de l'alimentation (F50.-), des troubles du sommeil non organiques (F51.-) et des troubles de l'identité sexuelle (F64.-). En revanche, les catégories F98.2 (Troubles de l'alimentation de la première et de la deuxième enfance) et F98.3 (Pica de la première et de la deuxième enfance) présentent des caractéristiques spécifiques à l'enfance et ont été classées à part.

Les utilisateurs des sections F8 et F9 doivent se familiariser également avec le Chapitre VI (Maladies du système nerveux) de la CIM-10. Ce chapitre comporte des syndromes caractérisés essentiellement par des manifestations somatiques, d'origine manifestement «organique», dont le syndrome de Kleine-Levin (G47.8) qui présente un intérêt particulier en pédopsychiatrie.

Trouble mental, sans précision (F99)

Sur le plan pratique, il était important de disposer d'une catégorie «Trouble mental, sans précision». Le choix de l'endroit le plus approprié pour cette catégorie était toutefois difficile car le Chapitre V(F) est subdivisé en dix sections décrivant chacune des troubles appartenant à un domaine spécifique. En l'absence d'une solution plus appropriée, il a été décidé d'utiliser le dernier numéro du code de la classification (F99).

Catégories proposées mais non retenues dans la version définitive de la CIM-10

Les consultations internationales et les revues de la littérature entreprises au cours de la rédaction du chapitre V(F) de la CIM-10 ont suscité de nombreuses propositions. Les décisions concernant l'acceptation ou le rejet de ces propositions ont été influencées par de nombreux facteurs : résultats des études sur le terrain, consultations avec les directeurs des centres officiels de l'OMS, réunions avec des organismes non gouvernementaux, conseils de comités d'experts de l'OMS, résultats des traductions de la classification, contraintes inhérentes à la structure globale de la CIM-10.

Il a été habituellement facile de rejeter les propositions idiosyncrasiques ou ne reposant pas sur des données établies, et d'accepter celles qui étaient étayées par des arguments solides. Certaines propositions, bien que justifiées, concernant des catégories isolées, n'ont pu être retenues parce qu'elles auraient entraîné des modifications dans d'autres parties de la classification. D'autres propositions, certes intéressantes, doivent faire l'objet d'investigations supplémentaires avant d'être incluses dans une classification internationale. Comme exemples de catégories incluses initialement mais non retenues en définitive, on peut citer « l'accentuation de certains traits de personnalité » et « l'utilisation dangereuse pour la santé de substances psycho-actives ». Il est toutefois souhaitable que ces catégories, ainsi que d'autres concepts nouveaux, continuent à faire l'objet d'études approfondies.

Liste des catégories

F00-F09
Troubles mentaux organiques, y compris les troubles symptomatiques

F00 Démence de la maladie d'Alzheimer

F00.0 Démence de la maladie d'Alzheimer, à début précoce
F00.1 Démence de la maladie d'Alzheimer, à début tardif
F00.2 Démence de la maladie d'Alzheimer, forme atypique ou mixte
F00.9 Démence de la maladie d'Alzheimer, sans précision

F01 Démence vasculaire

F01.0 Démence vasculaire à début aigu
F01.1 Démence par infarctus multiples
F01.2 Démence vasculaire sous-corticale
F01.3 Démence vasculaire mixte, corticale et sous-corticale
F01.8 Autres formes de démence vasculaire
F01.9 Démence vasculaire, sans précision

F02 Démence associée à d'autres maladies classées ailleurs

F02.0 Démence de la maladie de Pick
F02.1 Démence de la maladie de Creutzfeldt-Jakob
F02.2 Démence de la maladie de Huntington
F02.3 Démence de la maladie de Parkinson
F02.4 Démence de la maladie due au virus de l'immunodéficience humaine (VIH)
F02.8 Démence associée à d'autres maladies classées ailleurs

F03 Démence, sans précision

5e caractère du code pour spécifier la présence de symptômes supplémentaires au cours d'une démence classée sous F00-F03 :

.x0 sans symptômes supplémentaires
.x1 avec d'autres symptômes, essentiellement délirants
.x2 avec d'autres symptômes, essentiellement hallucinatoires
.x3 avec d'autres symptômes, essentiellement dépressifs
.x4 avec d'autres symptômes, mixtes

F04 Syndrome amnésique organique, non induit par l'alcool ou d'autres substances psycho-actives

F05 Delirium, non induit par l'alcool ou d'autres substances psycho-actives

F05.0 Delirium non surajouté à une démence
F05.1 Delirium surajouté à une démence
F05.8 Autre delirium
F05.9 Delirium, sans précision

F06 Autres troubles mentaux, dus à une lésion ou un dysfonctionnement cérébral, ou à une affection physique

F06.0 État hallucinatoire organique
F06.1 Trouble catatonique organique
FO6.2 Trouble délirant [d'allure schizophrénique] organique
F06.3 Troubles de l'humeur [affectifs] organiques
- .30 trouble maniaque organique
- .31 trouble bipolaire organique
- .32 trouble dépressif organique
- .33 trouble affectif mixte organique

F06.4 Trouble anxieux organique
F06.5 Trouble dissociatif organique
F06.6 Labilité émotionnelle organique [fatigue organique]
F06.7 Trouble cognitif léger
F06.8 Autres troubles mentaux spécifiés, dus à une lésion ou un dysfonctionnement cérébral, ou à une affection physique
F06.9 Trouble mental, du à une lésion ou un dysfonctionnement cérébral, ou à une affection physique, sans précision

F07 Troubles de la personnalité et du comportement dus à une maladie, une lésion, ou un dysfonctionnement cérébral

F07.0 Trouble organique de la personnalité
F07.1 Syndrome post-encéphalitique
F07.2 Syndrome post-commotionnel
F07.8 Autres Troubles de la personnalité et du comportement dus à une maladie, une lésion, ou un dysfonctionnement cérébral
F07.9 Trouble de la personnalité et du comportement dû à une maladie, une lésion, ou un dysfonctionnement cérébral, sans précision

F09 Trouble mental organique ou symptomatique, sans précision

F10-F19
Troubles mentaux et troubles du comportement liés à l'utilisation de substances psycho-actives

F10 Troubles mentaux et troubles du comportement liés à l'utilisation d'alcool

F11 Troubles mentaux et troubles du comportement liés à l'utilisation d'opiacés

F12 Troubles mentaux et troubles du comportement liés à l'utilisation de dérivés du cannabis

F13 Troubles mentaux et troubles du comportement liés à l'utilisation de sédatifs ou d'hypnotiques

F14 Troubles mentaux et troubles du comportement liés à l'utilisation de cocaïne

F15 Troubles mentaux et troubles du comportement liés à l'utilisation d'autres stimulants (y compris la caféine)

F16 Troubles mentaux et troubles du comportement liés à l'utilisation d'hallucinogènes

F17 Troubles mentaux et troubles du comportement liés à l'utilisation de tabac

F18 Troubles mentaux et troubles du comportement liés à l'utilisation de solvants volatils

F19 Troubles mentaux et troubles du comportement liés à l'utilisation de substances psycho-actives multiples et troubles liés à l'utilisation d'autres substances psycho-actives

Le 4e et le 5e caractère du code peuvent être utilisés pour spécifier le tableau clinique :

F1x.0 Intoxication aiguë
- .00 sans complications
- .01 avec traumatismes ou autres blessures physiques
- .02 avec d'autres complications médicales
- .03 avec delirium
- .04 avec distorsion des perceptions
- .05 avec coma
- .06 avec convulsions
- .07 intoxication pathologique

F1x.1 Utilisation nocive pour la santé

F1x.2 Syndrome de dépendance
- .20 actuellement abstinent
- .21 actuellement abstinent, mais dans un environnement protégé
- .22 suit actuellement un régime de maintenance ou de substitution, sous surveillance médicale
- .23 actuellement abstinent, mais prend des médicaments aversifs ou bloquants
- .24 utilise actuellement la drogue
- .25 utilisation continue
- .26 utilisation épisodique (dipsomanie)

F1x.3 Syndrome de sevrage
- .30 sans complications
- .31 avec convulsions

F1x.4 Syndrome de sevrage avec delirium
- .40 sans convulsions
- .41 avec convulsions

F1x.5 Trouble psychotique
- .50 d'allure schizophrénique
- .51 avec idées délirantes au premier plan
- .52 avec hallucinations au premier plan
- .53 avec symptômes polymorphes au premier plan
- .54 avec symptômes dépressifs au premier plan
- .55 avec symptômes maniaques au premier plan
- .56 mixte

F1x.6 Syndrome amnésique

F1x.7 Troubles résiduels et trouble psychotique de survenue tardive
- .70 « flashbacks »
- .71 trouble de la personnalité ou du comportement
- .72 trouble thymique résiduel
- .73 démence
- .74 autre déficit cognitif persistant
- .75 trouble psychotique à début tardif

F1x.8 Autres troubles mentaux ou troubles du comportement

F1x.9 Trouble mental ou trouble du comportement, sans précision

20-F29 Schizophrénie, trouble schizotypique et troubles délirants

F20 Schizophrénie

F20.0 Schizophrénie paranoïde
F20.1 Schizophrénie hébéphrénique
F20.2 Schizophrénie catatonique
F20.3 Schizophrénie indifférenciée
F20.4 Dépression post-schizophrénique
F20.5 Schizophrénie résiduelle
F20.6 Schizophrénie simple
F20.8 Autres formes de schizophrénie
F20.9 Schizophrénie, sans précision

On peut utiliser le 5e caractère du code pour préciser le type d'évolution :
F20.x0 continue
F20.x1 épisodique avec déficit progressif
F20.x2 épisodique avec déficit stable
F20.x3 épisodique rémittente
F20.x4 rémission incomplète
F20.x5 rémission complète
F20.x8 autre
F20.x9 évolution imprévisible, période d'observation trop brève

F21 Trouble schizotypique

F22 Troubles délirants persistants

F22.0 Trouble délirant
F22.8 Autres troubles délirants persistants
F22.9 Trouble délirant persistant, sans précision

F23 Troubles psychotiques aigus et transitoires

F23.0 Trouble psychotique aigu polymorphe, sans symptômes schizophréniques
F23.1 Trouble psychotique aigu polymorphe, avec symptômes schizophréniques
F23.2 Trouble psychotique aigu d'allure schizophrénique
F23.3 Autre trouble psychotique aigu, essentiellement délirant
F23.8 Autres troubles psychotiques aigus et transitoires
F23.9 Trouble psychotique aigu et transitoire, sans précision

On peut utiliser le 5e caractère du code pour noter la présence ou l'absence d'un facteur de stress aigu associé :

F23.x0 Sans facteur de stress aigu associé
F23.x1 Avec facteur de stress aigu associé

F24 Trouble délirant induit

F25 Troubles schizo-affectifs

F25.0 Trouble schizo-affectif, type maniaque
F25.1 Trouble schizo-affectif, type dépressif
F25.2 Trouble schizo-affectif, type mixte
F25.8 Autres troubles schizo-affectifs
F25.9 Trouble schizo-affectif, sans précision

F28 Autres troubles psychotiques non organiques

F29 Psychose non organique, sans précision

F30-F39
Troubles de l'humeur [affectifs]

F30 Épisode maniaque

F30.0 Hypomanie
F30.1 Manie sans symptômes psychotiques
F30.2 Manie avec symptômes psychotiques
F30.8 Autres épisodes maniaques
F30.9 Épisode maniaque, sans précision

F31 Trouble affectif bipolaire

F31.0 Trouble affectif bipolaire, épisode actuel hypomaniaque
F31.1 Trouble affectif bipolaire, épisode actuel maniaque sans symptômes psychotiques
F31.2 Trouble affectif bipolaire, épisode actuel maniaque avec symptômes psychotiques
F31.3 Trouble affectif bipolaire, épisode actuel de dépression légère ou moyenne
.30 sans syndrome somatique
.31 avec syndrome somatique
F31.4 Trouble affectif bipolaire, épisode actuel de dépression sévère, sans symptômes psychotiques
F31.5 Trouble affectif bipolaire, épisode actuel de dépression sévère, avec symptômes psychotiques
F31.6 Trouble affectif bipolaire, épisode actuel mixte
F31.7 Trouble affectif bipolaire, actuellement en rémission
F31.8 Autres troubles affectifs bipolaires
F31.9 Trouble affectif bipolaire, sans précision

F32 Épisodes dépressifs

F32.0 Épisode dépressif léger
.00 sans syndrome somatique
.01 avec syndrome somatique
F32.1 Épisode dépressif moyen
.10 sans syndrome somatique
.11 avec syndrome somatique
F32.2 Épisode dépressif sévère sans symptômes psychotiques
F32.3 Épisode dépressif sévère avec symptômes psychotiques
F32.8 Autres épisodes dépressifs
F32.9 Épisode dépressif, sans précision

F33 Trouble dépressif récurrent

F33.0 Trouble dépressif récurrent, épisode actuel léger
.00 sans syndrome somatique
.01 avec syndrome somatique
F33.1 Trouble dépressif récurrent, épisode actuel moyen
.10 sans syndrome somatique
.11 avec syndrome somatique
F33.2 Trouble dépressif récurrent, épisode actuel sévère sans symptômes psychotiques
F33.3 Trouble dépressif récurrent, épisode actuel sévère avec symptômes psychotiques
F33.4 Trouble dépressif récurrent, actuellement en rémission
F33.8 Autres troubles dépressifs récurrents
F33.9 Trouble dépressif récurrent, sans précision

F34 Troubles de l'humeur [affectifs] persistants

F34.0 Cyclothymie
F34.1 Dysthymie
F34.8 Autres troubles de l'humeur [affectifs] persistants
F34.9 Trouble de l'humeur [affectif] persistant, sans précision

F38 Autres troubles de l'humeur [affectifs]

F38.0 Autres troubles de l'humeur [affectifs] isolés
.00 épisode affectif mixte
F38.1 Autres troubles de l'humeur [affectifs] récurrents
.10 trouble dépressif récurrent bref
F38.8 Autres troubles de l'humeur [affectifs] spécifiés

F39 Trouble de l'humeur [affectif], sans précision

F40-F48
Troubles névrotiques, troubles liés à des facteurs de stress, et troubles somatoformes

F40 Troubles anxieux phobiques

F40.0 Agoraphobie
- .00 sans trouble panique
- .01 avec trouble panique

F40.1 Phobies sociales
F40.2 Phobies spécifiques (isolées)
F40.8 Autres troubles anxieux phobiques
F40.9 Trouble anxieux phobique, sans précision

F41 Autres troubles anxieux

F41.0 Trouble panique [anxiété épisodique paroxystique]
F41.1 Anxiété généralisée
F41.2 Trouble anxieux et dépressif mixte
F41.3 Autres troubles anxieux mixtes
F41.8 Autres troubles anxieux spécifiés
F41.9 Trouble anxieux, sans précision

F42 Trouble obsessionnel-compulsif

F42.0 Avec idées ou ruminations obsédantes au premier plan
F42.1 Avec comportements compulsifs [rituels obsessionnels] au premier plan
F42.2 Forme mixte, avec idées obsédantes et comportements compulsifs
F42.8 Autres troubles obsessionnels-compulsifs
F42.9 Trouble obsessionnel-compulsif, sans précision

F43 Réactions à un facteur de stress important, et troubles de l'adaptation

F43.0 Réaction aiguë à un facteur de stress
F43.1 État de stress post-traumatique
F43.2 Troubles de l'adaptation
- .20 réaction dépressive brève
- .21 réaction dépressive prolongée
- .22 réaction mixte, anxieuse et dépressive
- .23 avec prédominance d'une perturbation d'autres émotions
- .24 avec prédominance d'une perturbation des conduites
- .25 avec perturbation mixte des émotions et des conduites
- .28 avec prédominance d'autres symptômes spécifiés

F43.8 Autres réactions à un facteur de stress important
F43.9 Réaction à un facteur de stress important, sans précision

F44 Troubles dissociatifs [de conversion]

F44.0 Amnésie dissociative
F44.1 Fugue dissociative
F44.2 Stupeur dissociative
F44.3 États de transe et de possession
F44.4 Troubles moteurs dissociatifs
F44.5 Convulsions dissociatives
F44.6 Anesthésie dissociative et atteintes sensorielles
F44.7 Troubles dissociatifs [de conversion] mixtes
F44.8 Autres troubles dissociatifs [de conversion]
.80 syndrome de Ganser
.81 personnalité multiple
.82 troubles dissociatifs [de conversion] transitoires survenant dans l'enfance ou dans l'adolescence
.88 autres troubles dissociatifs [de conversion] spécifiés
F44.9 Trouble dissociatif [de conversion], sans précision

F45 Troubles somatoformes

F45.0 Somatisation
F45.1 Trouble somatoforme indifférencié
F45.2 Trouble hypocondriaque
F45.3 Dysfonctionnement neurovégétatif somatoforme
.30 cœur et système cardio-vasculaire
.31 œsophage et estomac
.32 système intestinal
.33 système respiratoire
.34 système uro-génital
.38 autre système ou organe
F45.4 Syndrome douloureux somatoforme persistant
F45.8 Autres troubles somatoformes
F45.9 Trouble somatoforme, sans précision

F48 Autres troubles névrotiques

F48.0 Neurasthénie
F48.1 Syndrome de dépersonnalisation - déréalisation
F48.8 Autres troubles névrotiques spécifiés
F48.9 Trouble névrotique, sans précision

F50-F59 Syndromes comportementaux associés à des perturbations physiologiques et à des facteurs physiques

F50 Troubles de l'alimentation

F50.0 Anorexie mentale
F50.1 Anorexie mentale atypique
F50.2 Boulimie (bulimia nervosa)
F50.3 Boulimie atypique
F50.4 Hyperphagie associée à d'autres perturbations physiologiques
F50.5 Vomissements associés à d'autres perturbations psychologiques
F50.8 Autres troubles de l'alimentation
F50.9 Trouble de l'alimentation, sans précision

F51 Troubles du sommeil non organiques

F51.0 Insomnie non organique
F51.1 Hypersomnie non organique
F51.2 Trouble du rythme veille-sommeil non organique
F51.3 Somnambulisme
F51.4 Terreurs nocturnes
F51.5 Cauchemars
F51.8 Autres troubles du sommeil non organiques
F51.9 Trouble du sommeil non organique, sans précision

F52 Dysfonctionnement sexuel, non dû à un trouble ou à une maladie organique

F52.0 Absence ou perte de désir sexuel
F52.1 Aversion sexuelle et manque de plaisir sexuel
.10 aversion sexuelle
.11 manque de plaisir sexuel
F52.2 Échec de la réponse génitale
F52.3 Dysfonctionnement orgasmique
F52.4 Éjaculation précoce
F52.5 Vaginisme non organique
F52.6 Dyspareunie non organique
F52.7 Activité sexuelle excessive
F52.8 Autres dysfonctionnements sexuels, non dus à un trouble ou à une maladie organique
F52.9 Dysfonctionnement sexuel non dû à un trouble ou à une maladie organique, sans précision

F53 Troubles mentaux et troubles du comportement associés à la puerpéralité, non classés ailleurs

F53.0 Troubles mentaux et troubles du comportement légers associés à la puerpéralité, non classés ailleurs
F53.1 Troubles mentaux et troubles du comportement sévères associés à la puerpéralité, non classés ailleurs
F53.8 Autres troubles mentaux et troubles du comportement associés à la puerpéralité, non classés ailleurs
F53.9 Trouble mental de la puerpéralité, sans précision

F54 Facteurs psychologiques ou comportementaux, associés à des maladies ou à des troubles classés ailleurs

F55 Abus de substances n'entraînant pas de dépendance

F55.0 Antidépresseurs
F55.1 Laxatifs
F55.2 Analgésiques
F55.3 Antiacides
F55.4 Vitamines
F55.5 Stéroïdes et hormones
F55.6 Préparations spécifiques à base de plantes et remèdes populaires
F55.8 Autres substances n'entraînant pas de dépendance
F55.9 Sans précision

F59 Syndromes comportementaux non spécifiés associés à des perturbations physiologiques ou à des facteurs physiques

F60-F69
Troubles de la personnalité et du comportement chez l'adulte *

F60 Troubles spécifiques de la personnalité

F60.0 Personnalité paranoïaque
F60.1 Personnalité schizoïde
F60.2 Personnalité dyssociale
F60.3 Personnalité émotionnellement labile
  .30 type impulsif
  .31 type borderline
F60.4 Personnalité histrionique
F60.5 Personnalité anankastique
F60.6 Personnalité anxieuse [évitante]
F60.7 Personnalité dépendante
F60.8 Autres troubles spécifiques de la personnalité
F60.9 Trouble de la personnalité, sans précision

F61 Troubles mixtes de la personnalité et autres troubles de la personnalité)

F61.0 Troubles mixtes de la personnalité
F61.1 Modifications gênantes de la personnalité, non classables en F60 ou F62

F62 Modifications durables de la personnalité non attribuables à une lésion ou à une maladie cérébrale

F62.0 Modification durable de la personnalité après une expérience de catastrophe
F62.1 Modification durable de la personnalité après une maladie psychiatrique
F62.8 Autres modifications durables de la personnalité
F62.9 Modification durable de la personnalité, sans précision

F63 Troubles des habitudes et des impulsions

F63.0 Jeu pathologique
F63.1 Tendance pathologique à allumer des feux [pyromanie]
F63.2 Tendance pathologique à commettre des vols [kleptomanie]
F63.3 Trichotillomanie
F63.8 Autres troubles des habitudes et des impulsions
F63.9 Trouble des habitudes et des impulsions, sans précision

---

*. Le 4e caractère du code ne figure pas dans la version abrégée du Chapitre V (F) qui est publiée dans les volumes de base de la CIM-10.

F64 Troubles de l'identité sexuelle

F64.0 Transsexualisme
F64.1 Transvestisme bivalent
F64.2 Trouble de l'identité sexuelle de l'enfance
F64.8 Autres troubles de l'identité sexuelle
F64.9 Trouble de l'identité sexuelle, sans précision

F65 Troubles de la préférence sexuelle

F65.0 Fétichisme
F65.1 Transvestisme fétichiste
F65.2 Exhibitionnisme
F65.3 Voyeurisme
F65.4 Pédophilie
F65.5 Sadomasochisme
F65.6 Troubles multiples de la préférence sexuelle
F65.8 Autres troubles de la préférence sexuelle
F65.9 Trouble de la préférence sexuelle, sans précision

F66 Problèmes psychologiques et comportementaux associés au développement sexuel et à l'orientation sexuelle

F66.0 Trouble de la maturation sexuelle
F66.1 Orientation sexuelle égo-dystonique
F66.2 Problème relationnel lié à l'orientation sexuelle
F66.8 Autres troubles du développement psychosexuel
F66.9 Trouble du développement psychosexuel, sans précision

L'orientation sexuelle peut être notée à l'aide du 5ème caractère du code :
.x0 hétérosexualité
.x1 homosexualité
.x2 bisexualité
.x8 autre, y compris prépubertaire

F68 Autres troubles de la personnalité et du comportement chez l'adulte

F68.0 Majoration de symptômes physiques pour des raisons psychologiques
F68.1 Production intentionnelle ou simulation de symptômes ou d'une incapacité, soit physiques soit psychologiques [trouble factice]
F68.8 Autres troubles spécifiés de la personnalité et du comportement chez l'adulte

F69 Trouble de la personnalité et du comportement chez l'adulte, sans précision

F70 - F79
Retard mental

F70 Retard mental léger

F71 Retard mental moyen

F72 Retard mental grave

F73 Retard mental profond

F78 Autres formes de retard mental

F79 Retard mental, sans précision

On peut utiliser le quatrième caractère du code pour préciser la gravité des troubles du comportement, quand ces derniers ne sont pas dus à un autre trouble associé :

- F7x.0 absence de troubles du comportement ou troubles du comportement non significatifs
- F7x.1 troubles du comportement significatifs nécessitant une surveillance ou un traitement
- F7x.8 autres troubles du comportement
- F7x.9 sans précision concernant les troubles du comportement

F80-F89
Troubles du développement psychologique

F80 Troubles spécifiques du développement de la parole et du langage

F80.0 Trouble spécifique de l'acquisition de l'articulation
F80.1 Trouble de l'acquisition du langage, de type expressif
F80.2 Trouble de l'acquisition du langage, de type réceptif
F80.3 Aphasie acquise avec épilepsie [syndrome de Landau-Kleffner]
F80.8 Autres troubles du développement de la parole et du langage
F80.9 Trouble du développement de la parole et du langage, sans précision

F81 Troubles spécifiques des acquisitions scolaires

F81.0 Trouble spécifique de la lecture
F81.1 Trouble spécifique de l'orthographe
F81.2 Trouble spécifique de l'arithmétique
F81.3 Trouble mixte des acquisitions scolaires
F81.8 Autres troubles des acquisitions scolaires
F81.9 Trouble des acquisitions scolaires, sans précision

F82 Trouble spécifique du développement moteur

F83 Troubles spécifiques mixtes du développement

F84 Troubles envahissants du développement

F84.0 Autisme infantile
F84.1 Autisme atypique
F84.2 Syndrome de Rett
F84.3 Autre trouble désintégratif de l'enfance
F84.4 Trouble hyperkinétique associé à un retard mental et à des mouvements stéréotypés
F84.5 Syndrome d'Asperger
F84.8 Autres troubles envahissants du développement
F84.9 Trouble envahissant du développement, sans précision

F88 Autres troubles du développement psychologique

F89 Trouble du développement psychologique, sans précision

F90-F98
Troubles du comportement et troubles émotionnels apparaissant habituellement durant l'enfance ou à l'adolescence

F90 Troubles hyperkinétiques

F90.0 Perturbation de l'activité et de l'attention
F90.1 Trouble hyperkinétique et trouble des conduites
F90.8 Autres troubles hyperkinétiques
F90.9 Trouble hyperkinétique, sans précision

F91 Troubles des conduites

F91.0 Trouble des conduites limité au milieu familial
F91.1 Trouble des conduites, type mal socialisé
F91.2 Trouble des conduites, type socialisé
F91.3 Trouble oppositionnel avec provocation
F91.8 Autres troubles des conduites
F91.9 Trouble des conduites, sans précision

F92 Troubles mixtes des conduites et des émotions

F92.0 Trouble des conduites avec dépression
F92.8 Autres troubles mixtes des conduites et des émotions
F92.9 Trouble mixte des conduites et des émotions, sans précision

F93 Troubles émotionnels débutant spécifiquement dans l'enfance

F93.0 Angoisse de séparation de l'enfance
F93.1 Trouble anxieux phobique de l'enfance
F93.2 Anxiété sociale de l'enfance
F93.3 Rivalité dans la fratrie
F93.8 Autres troubles émotionnels de l'enfance
F93.9 Trouble émotionnel de l'enfance, sans précision

F94 Troubles du fonctionnement social débutant spécifiquement durant l'enfance ou à l'adolescence

F94.0 Mutisme électif
F94.1 Trouble réactionnel de l'attachement de l'enfance
F94.2 Trouble de l'attachement de l'enfance, avec désinhibition
F94.8 Autres troubles du fonctionnement social de l'enfance
F94.9 Trouble du fonctionnement social de l'enfance, sans précision

F95 Tics

F95.0 Tic transitoire
F95.1 Tic moteur ou vocal chronique
F95.2 Forme associant tics vocaux et tics moteurs multiples [Syndrome de Gilles de la Tourette].
F95.8 Autres tics.
F95.9 Tic, sans précision

F98 Autres troubles du comportement et autres troubles émotionnels apparaissant habituellement durant l'enfance ou à l'adolescence

F98.0 Énurésie non organique
F98.1 Encoprésie non organique
F98.2 Trouble de l'alimentation de la première et de la deuxième enfance
F98.3 Pica de la première et de la deuxième enfance
F98.4 Mouvements stéréotypés
F98.5 Bégaiement
F98.6 Bredouillement [langage précipité]
F98.8 Autres troubles du comportement et autres troubles émotionnels spécifiés apparaissant habituellement durant l'enfance ou à l'adolescence
F98.9 Trouble du comportement et trouble émotionnel apparaissant habituellement durant l'enfance ou à l'adolescence, sans précision

F99
Trouble mental, sans précision

F99 Trouble mental, sans autre indication.

Descriptions Cliniques
et
Directives pour le Diagnostic

F00-F09
Troubles mentaux organiques, y compris les troubles symptomatiques

Plan général de cette section

F00 Démence de la maladie d'Alzheimer

F00.0 Démence de la maladie d'Alzheimer, à début précoce
F00.1 Démence de la maladie d'Alzheimer, à début tardif
F00.2 Démence de la maladie d'Alzheimer, forme atypique ou mixte
F00.9 Démence de la maladie d'Alzheimer, sans précision

F01 Démence vasculaire

F01.0 Démence vasculaire à début aigu
F01.1 Démence par infarctus multiples
F01.2 Démence vasculaire sous-corticale
F01.3 Démence vasculaire mixte, corticale et sous-corticale
F01.8 Autres formes de démence vasculaire
F01.9 Démence vasculaire, sans précision

F02 Démence associée à d'autres maladies classées ailleurs

F02.0 Démence de la maladie de Pick
F02.1 Démence de la maladie de Creutzfeldt-Jakob
F02.2 Démence de la maladie de Huntington
F02.3 Démence de la maladie de Parkinson
F02.4 Démence de la maladie due au virus de l'immunodéficience humaine (VIH)
F02.8 Démence associée à d'autres maladies classées ailleurs

F03 Démence, sans précision

5e caractère du code pour spécifier la présence de symptômes supplémentaires au cours d'une démence classée sous F00-F03 :

.x0 sans symptômes supplémentaires
.x1 avec d'autres symptômes, essentiellement délirants
.x2 avec d'autres symptômes, essentiellement hallucinatoires
.x3 avec d'autres symptômes, essentiellement dépressifs
.x4 avec d'autres symptômes, mixtes

F04 Syndrome amnésique organique, non induit par l'alcool ou d'autres substances psycho-actives

F05 Delirium, non induit par l'alcool ou d'autres substances psycho-actives

F05.0 Delirium non surajouté à une démence
F05.1 Delirium surajouté à une démence
F05.8 Autre delirium
F05.9 Delirium, sans précision

F06 Autres troubles mentaux, dus à une lésion ou un dysfonctionnement cérébral, ou à une affection physique

F06.0 État hallucinatoire organique
F06.1 Trouble catatonique organique
F06.2 Trouble délirant [d'allure schizophrénique] organique
F06.3 Troubles de l'humeur [affectifs] organiques
- .30 trouble maniaque organique
- .31 trouble bipolaire organique
- .32 trouble dépressif organique
- .33 trouble affectif mixte organique

F06.4 Trouble anxieux organique
F06.5 Trouble dissociatif organique
F06.6 Labilité émotionnelle organique [fatigue organique]
F06.7 Trouble cognitif léger
F06.8 Autres troubles mentaux spécifiés, dus à une lésion ou un dysfonctionnement cérébral, ou à une affection physique
F06.9 Trouble mental, du à une lésion ou un dysfonctionnement cérébral, ou à une affection physique, sans précision

F07 Troubles de la personnalité et du comportement dus à une maladie, une lésion, ou un dysfonctionnement cérébral

F07.0 Trouble organique de la personnalité
F07.1 Syndrome post-encéphalitique
F07.2 Syndrome post-commotionnel
F07.8 Autres Troubles de la personnalité et du comportement dus à une maladie, une lésion, ou un dysfonctionnement cérébral
F07.9 Trouble de la personnalité et du comportement du à une maladie, une lésion, ou un dysfonctionnement cérébral, sans précision

F09 Trouble mental organique ou symptomatique, sans précision

Introduction

Cette section réunit un ensemble de troubles mentaux ayant en commun une étiologie organique démontrable, à type de maladie ou de lésion cérébrales, ou d'atteinte entraînant un dysfonctionnement du cerveau. Le dysfonctionnement peut être *primaire* : c'est le cas des maladies, lésions ou atteintes qui touchent le cerveau de manière directe ou préférentielle. Il peut également être *secondaire* : c'est le cas des maladies et des troubles somatiques qui affectent le cerveau au même titre que les autres organes ou systèmes de l'organisme. Bien qu'appartenant logiquement à cet ensemble, les troubles cérébraux provoqués par l'alcool et les drogues sont classés en F1 ; il est en effet préférable, pour des raisons pratiques, de rassembler dans un seul chapitre tous les troubles liés à l'utilisation de substances psycho-actives.

Bien que leurs manifestations psychopathologiques soient nombreuses et variées, les affections incluses dans ce chapitre peuvent être regroupées en deux grands ensembles en fonction de leurs caractéristiques principales. Il s'agit, d'une part, de syndromes caractérisés par la présence constante, au premier plan, de perturbations des fonctions cognitives comme la mémoire, l'intelligence et la capacité d'apprendre, ou de perturbations du sensorium, p. ex. de troubles de la conscience et l'attention. Il s'agit, d'autre part, de syndromes dont les principales manifestations touchent la perception (hallucinations), le contenu de la pensée (idées délirantes), l'humeur et l'émotion (dépression, exaltation, anxiété), ou l'ensemble de la personnalité et du comportement, alors que l'altération des fonctions cognitives et du sensorium est peu importante ou difficile à établir. La place, dans cette section, de ce deuxième ensemble de troubles est moins évidente que celle du premier : en effet, de nombreux troubles inclus dans ce deuxième ensemble sont semblables sur le plan symptomatique à des affections classées ailleurs (notamment en F2, F3, F4, F6) connues pour survenir en l'absence d'une pathologie ou d'un dysfonctionnement cérébral majeur. Il existe toutefois de nombreux arguments en faveur d'un lien causal entre des maladies cérébrales ou somatiques et de tels syndromes, ce qui permet de les inclure dans cette section.

La plupart des troubles de cette section peuvent, en principe, survenir à tout âge, à l'exception peut-être de la première enfance. En pratique, ils débutent habituellement à l'âge adulte ou chez le sujet âgé. Certains d'entre eux ont, en l'état actuel de nos connaissances, une évolution irréversible et progressive, tandis que d'autres sont transitoires, ou répondent à un traitement actuellement disponible.

Le terme « organique » n'implique pas que les affections décrites dans les autres sections soient « non organiques », au sens où elles n'auraient pas de substratum cérébral. Ici, le terme « organique » signifie simplement que le syndrome classé comme tel est imputable à une affection ou à un trouble cérébral ou somatique diagnostiqué séparément. Le terme « symptomatique » concerne les troubles mentaux organiques dans lesquels l'atteinte cérébrale est secondaire à une affection ou à un trouble somatique extra-cérébral.

Dans la majorité des cas, on doit ainsi utiliser deux codes pour noter le diagnostic des troubles faisant partie de cette section : un premier pour le syndrome psychopathologique et un deuxième pour le trouble sous-jacent. Le deuxième code, concernant l'étiologie, doit être choisi dans le chapitre correspondant de la CIM-10.

Démence

La description générale de la démence donnée ci-dessous indique les conditions minimales nécessaires pour faire un diagnostic de démence. Elle est suivie de critères définissant des sous-types spécifiques.

La démence est un syndrome dû à une affection cérébrale, habituellement chronique et progressive, caractérisé par une perturbation de nombreuses fonctions corticales supérieures, telles que la mémoire, l'idéation, l'orientation, la compréhension, le calcul, la capacité d'apprendre, le langage et le jugement. Le syndrome ne s'accompagne pas d'un obscurcissement de la conscience. Les perturbations cognitives s'accompagnent habituellement (et sont parfois précédées) d'une détérioration du contrôle émotionnel, du comportement social, ou de la motivation. Le syndrome survient dans la maladie d'Alzheimer, dans les maladies vasculaires cérébrales et dans d'autres affections, qui touchent le cerveau primitivement ou secondairement.

Lorsque l'on évalue la présence ou l'absence d'une démence, on doit veiller à éviter les faux positifs ; une baisse des performances peut être liée à des facteurs émotionnels ou à un manque de motivation, et plus particulièrement à une dépression, de même qu'à un ralentissement moteur ou une fatigue physique générale, plutôt qu'à une perte des capacités intellectuelles.

Une démence entraîne une altération manifeste du fonctionnement intellectuel, et interfère habituellement avec les activités de la vie de tous les jours (se laver, s'habiller, manger, observer une hygiène personnelle minimale, contrôler ses sphincters). Les manifestations de cette altération varient considérablement selon le contexte social ou culturel du sujet. Les modifications des performances professionnelles, p. ex. une difficulté à trouver ou garder un emploi, ne doivent pas être retenues comme des critères de démence. Il existe, en effet, des différences importantes selon les cultures concernant la norme dans ce domaine ; par ailleurs, le marché du travail dépend souvent de facteurs qui sont indépendants du sujet, même au sein d'une culture donnée.

La présence de symptômes dépressifs ne répondant pas aux critères d'un épisode dépressif (F32.0-F32.3) peut être notée à l'aide d'un cinquième caractère du code, de même que celle d'hallucinations et d'idées délirantes.

.x0 sans symptômes supplémentaires
.x1 avec d'autres symptômes, essentiellement délirants
.x2 avec d'autres symptômes, essentiellement hallucinatoires
.x3 avec d'autres symptômes, essentiellement dépressifs
.x4 avec d'autres symptômes, mixtes

Directives pour le diagnostic

Le diagnostic repose principalement sur la présence d'une altération de la mémoire et de l'idéation, suffisamment marquée pour handicaper les activités de la vie de tous les jours (voir ci-dessus). L'altération de la mémoire porte typiquement sur l'acquisition, le stockage et le recouvrement des informations nouvelles. Les souvenirs anciens et personnels peuvent être également oubliés, particulièrement dans les formes évoluées. Une démence ne se limite pas à un affaiblissement de la mémoire : l'idéation et la capacité de raisonnement sont également altérées, et la fluidité idéique est diminuée. Le traitement des informations est altéré dans la mesure où le sujet éprouve des difficultés croissantes à fixer son attention sur plusieurs stimuli à la fois, p. ex. à participer à une conversation avec plusieurs personnes; il lui est également difficile de passer d'un sujet à un autre. Un diagnostic isolé de démence ne doit être porté qu'en l'absence d'une obnubilation de la conscience. On est, toutefois, souvent amené à faire un diagnostic de delirium surajouté à une démence (F05.1). Les symptômes et altérations décrites ci-dessus doivent être présents depuis au moins six mois pour que le diagnostic clinique de démence soit assuré.

Diagnostic différentiel. On doit considérer :

(a) un trouble dépressif (F30-F39); les troubles dépressifs peuvent présenter de nombreuses caractéristiques d'une démence débutante, notamment une altération de la mémoire, un ralentissement psychique et un manque de spontanéité;
(b) un delirium (F05);
(c) un retard mental léger ou moyen (F70-F71);
(d) un fonctionnement cognitif subnormal imputable à des carences sociales graves et à une instruction limitée;
(e) des troubles mentaux iatrogènes dus à un médicament (F06.-).

La démence peut être consécutive à n'importe quel autre trouble mental organique classé dans cette section, ou coexister avec un autre trouble mental organique, notamment avec un delirium (voir F05.1).

F00 Démence de la maladie d'Alzheimer

La maladie d'Alzheimer (MA) est une maladie cérébrale dégénérative primitive d'étiologie inconnue dont la neuropathologie et la neurochimie sont caractéristiques. Elle débute habituellement de façon insidieuse et progresse lentement mais régulièrement en quelques années, parfois en deux ou trois ans seulement; la durée peut être, dans certains cas, beaucoup plus longue. La maladie peut survenir à l'âge moyen de la vie ou même plus tôt (maladie d'Alzheimer survenant dans le présenium). L'incidence augmente avec l'âge (maladie d'Alzheimer survenant dans la sénescence). Les patients dont la maladie survient avant 65-70 ans ont souvent des antécédents familiaux du même type de démence, une évolution plus rapide, et des signes d'atteinte temporale ou pariétale au premier plan, en particulier des troubles phasiques et praxiques. Lorsque la maladie survient plus tard, son évolution a tendance à être plus lente et à comporter une altération plus globale des fonctions corticales supérieures. Les patients présentant une trisomie 21 ont un risque élevé de développer une maladie d'Alzheimer.

Les modifications cérébrales sont caractéristiques : diminution marquée du nombre de neurones, notamment au niveau de l'hippocampe, de la substance innominée, du locus cœruleus et du cortex temporo-pariétal et frontal; dégénérescence neurofibrillaire, faite de paires de filaments en hélice; plaques séniles (argentaphiles), formées en grande partie de substance amyloïde et évoluant selon des modalités bien déterminées (mais on sait qu'il existe également des plaques dépourvues de substance amyloïde); dégénérescence granulo-vacuolaire. Des modifications neurochimiques ont également été constatées, p. ex. une diminution marquée de la choline acé-

tyltransférase et de l'acétylcholine elle-même, ainsi que d'autres neurotransmetteurs et neuromodulateurs.
Les descriptions initiales faisaient aller de pair le tableau clinique et les modifications cérébrales citées ci-dessus. Cependant, il apparaît maintenant que ces deux aspects n'évoluent pas toujours parallèlement : l'un peut être présent de manière indiscutable alors que l'autre reste difficile à mettre en évidence. Quoi qu'il en soit, le tableau clinique de la maladie d'Alzheimer permet souvent à lui seul de porter un diagnostic de présomption.
La démence de la maladie d'Alzheimer est actuellement irréversible.

Directives pour le diagnostic

Le diagnostic repose sur chacune des caractéristiques suivantes :
(a) la présence d'une démence correspondant à la description donnée plus haut;
(b) un début insidieux et une détérioration lentement progressive. Le début des troubles est habituellement difficile à déceler et l'entourage prend parfois brusquement conscience de la présence d'une détérioration. Le trouble peut sembler se stabiliser au cours de l'évolution;
(c) l'absence d'arguments, d'après l'examen clinique et les investigations complémentaires, en faveur d'une autre maladie somatique ou cérébrale pouvant entraîner une démence (p. ex. une hypothyroïdie, une hypercalcémie, une carence en vitamine B12, une carence en acide nicotinique, une neuro-syphilis, une hydrocéphalie à pression normale, ou un hématome sous-dural);
(d) le début n'est pas brutal, de type apoplectique, et il n'y a pas, à un stade précoce de l'évolution, de signes neurologiques d'une atteinte en foyer, p. ex. une hémiparésie, un déficit sensoriel, un déficit du champ visuel ou une incoordination (ces manifestations peuvent toutefois se surajouter secondairement).

Dans certains cas, les manifestations caractéristiques d'une maladie d'Alzheimer et d'une maladie vasculaire peuvent être associées. On doit faire un double diagnostic (et un double codage) quand les manifestations de l'une et de l'autre maladie sont toutes deux nettement présentes. Lorsqu'une démence vasculaire précède une maladie d'Alzheimer, il peut être difficile de faire ce dernier diagnostic sur la base des seules données cliniques.

Inclure : démence dégénérative primaire de type Alzheimer.

Diagnostic différentiel. On doit considérer :
(a) un trouble dépressif (F30-F39)
(b) un delirium (F05)
(c) un syndrome amnésique organique (F04)
(d) une autre démence primaire p. ex. une maladie de Pick, de Creutzfeldt-Jakob ou de Huntington (F02.-)
(e) une démence secondaire, associée à certaines maladies physiques ou intoxications (F02.8)
(f) un retard mental léger, moyen ou sévère (F70-F72)

La démence de la maladie d'Alzheimer peut être associée à une démence vasculaire (F00.2), p. ex. quand des accidents vasculaires cérébraux (infarctus multiples) viennent se surajouter à un tableau clinique et à des antécédents faisant évoquer une maladie d'Alzheimer. De tels accidents vasculaires peuvent aggraver brutalement les manifestations de la démence. Selon certaines données post-mortem, les deux types de démence pourraient être associés dans 10 à 15 % des cas.

F00.0 Démence de la maladie d'Alzheimer, à début précoce

Démence de la maladie d'Alzheimer survenant avant l'âge de 65 ans, évoluant assez rapidement vers une détérioration et comportant de multiples perturbations marquées des fonctions corticales supérieures. Dans la plupart des cas, une aphasie, une agraphie, une alexie et une apraxie surviennent assez tôt au cours de l'évolution de la démence.

Directives pour le diagnostic

Le diagnostic repose sur la présence d'une démence correspondant à la description donnée plus haut, avec un début avant 65 ans et une évolution habituellement rapide des symptômes. La présence d'antécédents familiaux de maladie d'Alzheimer, de trisomie 21 ou de lymphomatose renforce le diagnostic mais n'est pas indispensable.

Inclure : démence présénile, de type Alzheimer
maladie d'Alzheimer, type 2

F00.1 Démence de la maladie d'Alzheimer, à début tardif

Démence de la maladie d'Alzheimer dont le début cliniquement repérable se situe après 65 ans, habituellement à la fin de la huitième décennie ou au-delà; elle évolue de façon lentement progressive et se caractérise essentiellement par une altération de la mémoire.

Directives pour le diagnostic

Le diagnostic repose sur la présence d'une démence correspondant à la description donnée dans l'introduction, avec présence ou absence de certaines caractéristiques permettant de différencier ce sous-type de la démence à début précoce (F00.0).

Inclure : démence sénile, de type Alzheimer
maladie d'Alzheimer, type 1

F00.2 Démence de la maladie d'Alzheimer, forme atypique ou mixte

Classer ici les démences qui ne répondent pas aux Description Cliniques et aux Directives pour le Diagnostic de F00.0 ou F00.1 et inclure également les formes mixtes à la fois vasculaires et de type Alzheimer.

F00.9 Démence de la maladie d'Alzheimer, sans précision

F01 Démence vasculaire

La démence vasculaire (anciennement artériopathique), qui inclut la démence à infarctus multiples, se distingue de la démence de la maladie d'Alzheimer par son mode de survenue, ses caractéristiques cliniques et son évolution. Il existe typiquement des antécédents d'attaques ischémiques transitoires avec obnubilation passagère de la conscience, parésies fugaces ou déficit visuel. La démence peut également être consécutive à des accidents vasculaires cérébraux successifs ou, moins fréquemment, à une attaque majeure unique. Ces accidents s'accompagnent d'une altération de la mémoire et de l'idéation. La démence survient habituellement à un âge tardif. Elle peut survenir brutalement, à la suite d'un épisode ischémique isolé ou s'installer plus progressivement. Elle résulte habituellement d'un infarcissement cérébral dû à une maladie vasculaire (p. ex. maladie cérébrovasculaire hypertensive). Les infarctus sont habituellement de petite taille mais leurs effets sont cumulatifs.

Directives pour le diagnostic

Le diagnostic repose sur la présence d'une démence correspondant à la description donnée plus haut. Habituellement, les fonctions cognitives sont atteintes de façon inégale. Le trouble peut se manifester par une altération de la mémoire, un affaiblissement intellectuel et des signes neurologiques en foyer, alors que l'autocritique et le jugement peuvent être relativement préservés. Un début brutal ou une détérioration par à-coups renforce la probabilité du diagnostic, de même que la présence de signes et de symptômes neurologiques en foyer; dans certains cas, seule la tomodensitométrie, ou, en dernier recours, l'examen neuropathologique, permet de confirmer le diagnostic.

Les caractéristiques associées comprennent : une hypertension artérielle, un souffle carotidien, une labilité émotionnelle avec humeur dépressive passagère, un rire ou un pleurer spasmodiques, des épisodes transitoires d'obnubilation de la conscience ou de delirium, souvent provoqués par un nouvel infarcissement. On considère que la personnalité est relativement préservée, mais il peut exister, dans un certain nombre de cas, des modifications de la personnalité avec apathie ou désinhibition, ou d'une accentuation de certains traits antérieurs tels un égocentrisme, des attitudes paranoïaques ou une irritabilité.

Inclure : démence artériopathique.

Diagnostic différentiel. On doit considérer :
(a) un delirium (F05.-)
(b) une autre démence, en particulier de type Alzheimer (F00)
(c) un trouble de l'humeur [affectif] (F30-F39)
(d) un retard mental léger ou moyen (F70-F71)
(e) un hématome sous-dural traumatique (S06.5) ou non traumatique (I62.0).

Une démence vasculaire peut être associée à une démence de type Alzheimer (F00.2), p. ex. quand un accident vasculaire cérébral se surajoute à un tableau clinique et à des antécédents faisant évoquer une maladie d'Alzheimer.

F01.0 Démence vasculaire à début aigu

Démence vasculaire qui s'installe rapidement, habituellement à la suite d'ictus cérébraux répétés, liés à des thromboses vasculaires, des embolies ou des hémorragies. Il est rare que la cause en soit un ictus cérébral massif unique.

F01.1 Démence vasculaire par infarctus multiples

Démence vasculaire dont le début est plus progressif, qui fait suite à de nombreux épisodes ischémiques mineurs provoquant des ramollissements dans le parenchyme cérébral.

Inclure : démence à prédominance corticale

F01.2 Démence vasculaire sous-corticale

Démence vasculaire pouvant comporter des antécédents d'hypertension artérielle et des foyers de destruction ischémique dans la substance blanche profonde des hémisphères cérébraux; la clinique permet de suspecter l'existence de ces foyers que la tomodensitométrie objective. Le cortex cérébral est habituellement indemne, ce qui tranche avec le tableau clinique qui peut être proche de celui de la démence de la maladie d'Alzheimer. (Dans les cas où une démyélinisation diffuse de la substance blanche peut être mise en évidence, le terme d'encéphalopathie de Binswanger peut être utilisé).

F01.3 Démence vasculaire mixte, corticale et sous-corticale

Démence dans laquelle le tableau clinique ou les résultats d'investigations paracliniques (y compris l'autopsie) fournissent des éléments relevant aussi bien du type cortical que du type sous-cortical de démence vasculaire.

FO1.8 Autre démence vasculaire

F01.9 Démence vasculaire, sans précision

F02 Démence associée a d'autres maladies classées ailleurs

Démences dues, ou supposées dues, à d'autres causes que la maladie d'Alzheimer ou la maladie vasculaire cérébrale. Elles peuvent débuter à tout âge, mais ne surviennent que rarement à un âge avancé.

Directives pour le diagnostic

Le diagnostic repose sur la présence d'une démence correspondant à la description donnée plus haut, avec présence des caractéristiques de l'un des syndromes spécifiés ci-dessous.

F02.0 Démence de la maladie de Pick

Démence évoluant progressivement, débutant à l'âge moyen de la vie (habituellement entre 50 et 60 ans), caractérisée par des modifications précoces, lentement progressives, du caractère, et par une dégradation sociale, suivies d'une altération des fonctions intellectuelles, de la mémoire et du langage, accompagnées d'une apathie, d'une euphorie et, plus rarement, de symptômes extrapyramidaux. Le tableau neuropathologique est celui d'une atrophie sélective des lobes frontaux et temporaux mais sans majoration des plaques séniles et des dégénérescences neurofibrillaires par rapport au vieillissement normal. Les cas à début précoce ont habituellement une évolution plus défavorable. Les manifestations sociales et comportementales précèdent souvent les altérations manifestes de la mémoire.

Directives pour le diagnostic

Le diagnostic repose sur la présence des caractéristiques suivantes :
(a) une démence évoluant progressivement;
(b) présence, au premier plan, de symptômes frontaux, p. ex. une euphorie, un émoussement affectif, un comportement social grossier, une désinhibition, une apathie ou une agitation;
(c) les manifestations comportementales précèdent habituellement les altérations manifestes de la mémoire.

Les signes frontaux sont plus marqués que les signes temporaux et pariétaux, contrairement à ce qui est observé dans la maladie d'Alzheimer.

Diagnostic différentiel. On doit considérer :
(a) une démence de la maladie d'Alzheimer (F00)
(b) une démence vasculaire (F01)
(c) une démence secondaire à une autre affection, p. ex. une neuro-syphilis (F02.8)
(d) une hydrocéphalie à pression normale (caractérisée par un ralentissement psychomoteur extrême, des troubles de la marche et des troubles sphinctériens) (G91.2)
(e) d'autres troubles neurologiques ou métaboliques.

F02.1 Démence de la maladie de Creutzfeldt-Jakob

Démence évoluant progressivement, comportant des signes neurologiques étendus, due à des altérations neuropathologiques spécifiques (encéphalopathie subaiguë spongiforme) que l'on suppose provoquées par un agent transmissible. Elle débute habituellement à l'âge moyen de la vie ou plus tard, typiquement dans la cinquième décennie, mais peut débuter chez l'adulte à n'importe quel âge. L'évolution est subaiguë, aboutissant à la mort en un ou deux ans.

Directives pour le diagnostic

On doit évoquer une maladie de Creutzfeldt-Jakob devant toute démence évoluant rapidement, en quelques mois à 1 ou 2 ans, accompagnée ou suivie de symptômes neurologiques multiples. Les signes neurologiques peuvent parfois précéder la survenue de la démence, p. ex. dans la forme dite amyotrophique.

Il existe habituellement une paralysie spastique progressive des membres, accompagnée de signes extrapyramidaux avec tremblements, rigidité et mouvements choréo-athétosiques. D'autres formes peuvent comporter une ataxie, un déficit visuel, des fibrillations musculaires ou une atrophie de dénervation. La triade associant une démence rapidement progressive, dévastatrice, un syndrome pyramidal et extrapyramidal avec myoclonies et un électroencéphalogramme caractéristique (ondes triphasiques) est considérée comme hautement évocatrice de la maladie.

Diagnostic différentiel. On doit considérer :

(a) une maladie d'Alzheimer (F00) ou de Pick (F02.0)
(b) une maladie de Parkinson (F02.3)
(c) un syndrome parkinsonien post-encéphalitique (G21.3)

Une évolution rapide avec atteinte motrice précoce doit faire évoquer une maladie de Creutzfeldt-Jakob.

F02.2 Démence de la maladie de Huntington

Démence évoluant dans le contexte d'une dégénérescence cérébrale étendue. La maladie est transmise par un gêne autosomique dominant unique. Les symptômes apparaissent typiquement dans la troisième et la quatrième décennies. L'incidence est vraisemblablement identique dans les deux sexes. Dans certains cas, les premières manifestations peuvent être des symptômes dépressifs ou anxieux, ou un trouble paranoïaque patent, associés à une modification de la personnalité. L'évolution est lentement progressive, conduisant à la mort en 10 à 15 ans.

Directives pour le diagnostic

Le diagnostic repose sur la présence d'une démence et de mouvements choréiformes, associés à des antécédents familiaux de maladie de Huntington (mais il existe incontestablement des cas sporadiques).

Les manifestations précoces comprennent des mouvements choréiformes involontaires, typiquement de la face, des mains, des épaules, ou lors de la

marche. Ils précèdent habituellement la démence et manquent rarement lorsque celle-ci est très évoluée. D'autres phénomènes moteurs peuvent être au premier plan quand la maladie survient à un âge inhabituellement précoce (p. ex. une rigidité striatale) ou tardif (p. ex. un tremblement intentionnel).
La démence se caractérise au début par une atteinte prédominante du lobe frontal. La mémoire est relativement préservée au début de l'évolution.

Inclure : démence de la chorée de Huntington.

Diagnostic différentiel. On doit considérer :
(a) d'autres troubles caractérisés par la présence de mouvements choréiques ;
(b) une maladie d'Alzheimer (F00), de Pick (F02.0) ou de Creutzfeldt-Jakob (F02.1).

F02.3 Démence de la maladie de Parkinson

Démence survenant au cours de l'évolution d'une maladie de Parkinson avérée (particulièrement de ses formes graves). Aucune caractéristique clinique distinctive n'a été mise en évidence jusqu'ici. Il est possible que la démence survenant au cours d'une maladie de Parkinson soit différente de celle de la maladie d'Alzheimer et de la démence vasculaire; selon certaines données, elle pourrait également être due à l'une de ces deux affections, surajoutée à la maladie de Parkinson. Pour l'instant, il est justifié, à des fins de recherche, d'identifier les cas de maladie de Parkinson qui s'accompagnent d'une démence.

Directives pour le diagnostic

Démence survenant chez un sujet ayant une maladie de Parkinson évoluée, généralement grave.

Inclure : démence dans la paralysie agitante;
démence dans le parkinsonisme.

Diagnostic différentiel. On doit considérer :
(a) une autre démence secondaire (F02.8)
(b) une démence par infarctus multiples (F01.1) associée à une maladie vasculaire hypertensive ou diabétique
(c) une tumeur cérébrale (C70-C72)
(d) une hydrocéphalie à pression normale (G91.2)

F02.4 Démence de la maladie due au virus de l'immunodéficience humaine (VIH)

Trouble survenant au cours d'une infection à VIH, caractérisé par des déficits cognitifs répondant aux critères diagnostiques cliniques de démence, en l'absence de toute autre maladie ou infection concomitante pouvant expliquer les signes cliniques.
Typiquement, les sujets atteints se plaignent de pertes de mémoire, de ralentissement, de difficultés de concentration et de difficultés à résoudre des

problèmes et à lire. Il existe souvent une apathie, une réduction de la spontanéité et un retrait social; chez un nombre non négligeable de sujets, la maladie peut s'exprimer de façon atypique sous la forme d'un trouble affectif ou psychotique, ou sous la forme de convulsions. L'examen physique relève souvent un tremblement, une difficulté à exécuter des mouvements rapides et répétés, des troubles de l'équilibre, une ataxie, une hypertonie, une hyper-réflexie généralisée, des signes d'un syndrome frontal et des mouvements oculaires saccadés ou une perturbation des mouvements oculaires de poursuite.

Chez l'enfant, l'infection à VIH peut s'accompagner d'un trouble du développement neurologique caractérisé par un retard de développement, une hypertonie, une microcéphalie et des calcifications des ganglions de la base. Les complications neurologiques surviennent le plus souvent en l'absence d'un cancer ou d'une infection par des germes opportunistes (contrairement à ce qui se passe chez l'adulte).

La démence de l'infection à VIH évolue le plus souvent (mais pas toujours) rapidement (en quelques semaines ou mois) vers une démence globale sévère, un mutisme et la mort.

Inclure : encéphalopathie ou encéphalite subaiguë à VIH
syndrome démentiel du SIDA

FO2.8 Démence associée à d'autres maladies classées ailleurs

Une démence peut être la manifestation ou la conséquence de nombreuses affections cérébrales et somatiques. Pour préciser l'étiologie, on doit noter l'affection sous-jacente en utilisant le code correspondant de la CIM-10.

Le syndrome démence-parkinsonisme de l'île de Guam (G23.8) doit également être classé ici (noté, si besoin, à l'aide d'un cinquième caractère du code). Il s'agit d'une démence rapidement progressive, suivie d'une atteinte du système extrapyramidal et parfois d'une sclérose latérale amyotrophique. La maladie a d'abord été décrite sur l'île de Guam, où elle atteint très fréquemment la population indigène, touchant deux fois plus d'hommes que de femmes; on sait maintenant qu'elle survient également chez les Papous de Nouvelle Guinée et au Japon.

Inclure : démence :
de la carence en :
. acide nicotinique [pellagre] (E52)
. vitamine B12 (E53.8)
de la dégénérescence hépato-lenticulaire (maladie de Wilson) (E83.0)
de l'épilepsie (G40.-)
de l'hypercalcémie (E83.5)
de l'hypothyroïdie acquise (E00.-, E02)
de l'intoxication par l'oxyde de carbone (T58)
des intoxications classées en T36-T65
de la lipidose cérébrale (G75.-)
du lupus érythémateux disséminé (M32.-)
de la neurosyphilis (A52.1)

de la paralysie générale (G52.1)
de la périartérite noueuse (M30.O)
de la sclérose en plaques (G35)
de la trypanosomiase
. africaine (B56.-)
. américaine (B57.-)

F03 Démence, sans précision

Cette catégorie doit être utilisée pour classer un trouble répondant aux critères généraux de démence, sans qu'il soit possible d'identifier un type plus spécifique (F00.0-F02.9).

Inclure : démence présénile ou sénile SAI
psychose présénile ou sénile SAI
démence dégénérative primaire SAI.

F04 Syndrome amnésique organique, non induit par l'alcool ou d'autres substances psycho-actives

Syndrome dominé par une altération de la mémoire (faits récents et anciens), avec conservation de la mémoire immédiate. La capacité à apprendre des informations nouvelles est nettement réduite, entraînant une amnésie antérograde et une désorientation temporelle. Il existe également une amnésie rétrograde de gravité variable, qui peut régresser au cours de l'évolution si les lésions ou le processus pathologique sous-jacent tendent vers la guérison. Il peut y avoir une confabulation marquée. La perception et les autres fonctions cognitives, y compris l'intelligence, sont habituellement intactes et contrastent d'une manière particulièrement frappante avec les troubles de la mémoire. Le pronostic dépend de l'évolution de la lésion sous-jacente (qui typiquement touche le système hypothalamo-diencéphalique ou la région hippocampique). Une guérison quasi complète est en principe possible.

Directives pour le diagnostic

Le diagnostic repose sur la présence des troubles mnésiques suivants :
(a) un déficit de la mémoire des faits récents (difficulté à apprendre des informations nouvelles), associé à une amnésie antérograde et rétrograde et des difficultés de remémoration de la chronologie des expériences passées;
(b) des antécédents ou des arguments objectifs en faveur d'une lésion ou d'une maladie cérébrale (touchant notamment le diencéphale et les structures médio-temporales, de façon bilatérale);
(c) une absence d'altération de la mémoire immédiate (explorée p. ex. par l'empan de mémoire), de l'attention ou de la conscience, et une absence d'affaiblissement intellectuel global.

Une fabulation, un manque d'autocritique et des troubles émotionnels (apathie, manque d'initiative) peuvent également orienter le diagnostic; ces symptômes peuvent toutefois manquer.

Inclure : syndrome ou psychose de Korsakov non alcoolique

Diagnostic différentiel. On doit considérer :
(a) une amnésie dissociative (F44.0);
(b) un autre syndrome organique comportant une altération importante de la mémoire (p. ex. une démence ou un delirium);
(c) une perturbation de la mémoire au cours d'un trouble dépressif (F30-F39)
(d) une simulation chez des sujets qui se plaignent d'une perte de mémoire (Z76.5).

Un syndrome de Korsakov induit par l'alcool ou d'autres substances psycho-actives doit être noté sous F1x.6.

F05 Delirium non induit par l'alcool ou d'autres substances psycho-actives

Syndrome cérébral organique sans étiologie spécifique, caractérisé par la présence simultanée d'une perturbation de la conscience et de l'attention, de la perception, de l'idéation, de la mémoire, du comportement psychomoteur, des émotions, et du rythme veille-sommeil. Il peut survenir à tout âge, mais est plus fréquent après 60 ans. Le delirium est habituellement transitoire et d'intensité fluctuante; la plupart des cas guérissent en 4 semaines ou moins. Cependant, il n'est pas rare qu'un delirium persiste, avec des fluctuations, pendant 6 mois, notamment lorsqu'il survient au cours d'une maladie hépatique chronique, d'un cancer ou d'une endocardite bactérienne subaiguë. La distinction parfois faite entre delirium aigu et subaigu n'a que peu de signification clinique : ces deux états constituent un seul et même syndrome, de durée et de gravité variable. Un delirium peut se surajouter à une démence ou évoluer vers une démence.
Un delirium lié à l'utilisation d'une substance psycho-active (voir F10-F19) ne doit pas être noté dans cette section. En revanche, un delirium induit par un traitement médicamenteux prescrit par un médecin (p. ex. un état confusionnel survenant chez des patients âgés à la suite d'un traitement par antidépresseurs) doit être noté ici; dans ce dernier cas, le médicament en cause doit également être noté à l'aide d'un code supplémentaire du Chapitre XIX, Section T).

Directives pour le diagnostic

Le diagnostic repose sur la présence de manifestations, légères ou sévères, dans *chacun* des domaines suivants :

(a) une altération de la conscience et de l'attention (allant d'un obscurcissement de la conscience au coma, avec une diminution de la capacité à diriger, focaliser, soutenir et déplacer l'attention);
(b) une altération globale des fonctions cognitives (distorsion des perceptions, illusions et hallucinations, le plus souvent visuelles; altération de la pensée abstraite et de la compréhension, avec ou sans idées délirantes passagères, mais comportant typiquement un certain degré d'incohérence; altération de la mémoire immédiate et des faits récents, mais avec une relative préservation de la mémoire des faits anciens; désorientation dans le temps et, dans les formes graves, désorientation dans l'espace et fausses reconnaissances);
(c) des troubles psychomoteurs (hypo ou hyperactivité avec passage imprévisible de l'une à l'autre; allongement du temps de réaction; augmentation ou diminution du flux verbal; exagération de la réaction de sursaut);
(d) une perturbation du rythme veille-sommeil (insomnie ou, dans les cas graves, perte complète du sommeil ou inversion du rythme veille-sommeil; somnolence diurne, aggravation nocturne des symptômes, rêves désagréables ou cauchemars pouvant persister au réveil sous la forme d'hallucinations);
(e) des troubles émotionnels (p. ex. dépression, anxiété ou peur, irritabilité, euphorie, apathie ou perplexité anxieuse).

Le début est habituellement brutal, l'évolution est fluctuante au cours de la journée et la durée totale de l'épisode est inférieure à six mois. Le tableau clinique décrit ci-dessus est si caractéristique que l'on peut faire un diagnostic de delirium même si la cause sous-jacente n'est pas clairement identifiée. En cas de doute, le diagnostic peut reposer sur la présence d'antécédents d'une maladie cérébrale ou physique ou la mise en évidence d'un dysfonctionnement cérébral (p. ex. des anomalies à l'électroencéphalogramme, montrant habituellement, mais non constamment, un ralentissement de l'activité de base).

Inclure : état confusionnel aigu (non alcoolique)
psychose infectieuse aiguë
réaction organique aiguë
syndrome cérébral aigu
syndrome psycho-organique aigu

Diagnostic différentiel. On doit considérer :
un autre syndrome organique, notamment une démence (F00-F03)
une forme aiguë de schizophrénie (F20.-) comportant des éléments confusionnels
un trouble de l'humeur (affectif) (F30-F39) comportant des éléments confusionnels
un trouble psychotique aigu transitoire (F23.-)

Un delirium induit par l'alcool ou d'autres substances psycho-actives doit être noté dans la section appropriée (F1x.4).

F05.0 Delirium non surajouté à une démence

Ce code doit être utilisé pour noter un delirium qui n'est pas surajouté à une démence (F00-F03).

F05.1 Delirium surajouté à une démence

Ce code doit être utilisé pour noter un delirium répondant aux critères cités ci-dessus, mais survenant au cours d'une démence (F00-F03).

F05.8 Delirium, autre

Inclure : delirium d'étiologie mixte
état confusionnel subaigu ou delirium subaigu

F05.9 Delirium, sans précision

F06 Autres troubles mentaux, dus a une lésion ou un dysfonctionnement cérébral, ou a une affection physique

Cette catégorie regroupe divers troubles étiologiquement liés à un dysfonctionnement cérébral dû à une affection cérébrale primitive, à une affection somatique touchant secondairement le cerveau, à un trouble endocrinien (p. ex. un syndrome de Cushing) ou à une autre affection somatique, à certaines substances toxiques exogènes (à l'exclusion de l'alcool et des autres substances psycho-actives classées en F10-F19), ou à un traitement hormonal. Les caractéristiques cliniques de ces troubles ne permettent pas, à elles seules, de faire un diagnostic de trouble mental organique, p. ex. de démence ou de delirium. Elles sont similaires ou identiques à celles de troubles qui ne sont pas considérés comme «organiques» (au sens spécifique restreint de la section F0). L'inclusion de ces troubles sous F0 repose sur l'hypothèse selon laquelle ils sont directement provoqués par une maladie ou un dysfonctionnement cérébral (exemple : psychose d'allure schizophrénique au cours d'une épilepsie de longue date). Ils ne constituent pas ainsi une association fortuite avec cette maladie ou ce dysfonctionnement, ou une réaction psychologique à leurs symptômes.

La décision de classer un syndrome clinique dans cette catégorie doit s'appuyer sur les critères généraux suivants :

(a) la mise en évidence d'une maladie, d'une lésion ou d'un dysfonctionnement cérébral, ou d'une autre maladie somatique, qui entraîne l'un des syndromes en question;

(b) la présence d'une relation temporelle (de quelques semaines à quelques mois) entre la survenue des manifestations de la maladie sous-jacente et la survenue du syndrome psychiatrique;

(c) la guérison du trouble mental après la disparition ou l'atténuation de la maladie causale;

(d) l'absence d'arguments en faveur d'une autre étiologie pouvant expliquer la survenue du syndrome psychiatrique (p. ex. des antécédents familiaux chargés, ou un facteur de stress).

Si le trouble répond aux critères (a) et (b), une relation de cause à effet peut être provisoirement envisagée; s'il répond aux quatre critères, le diagnostic est très probable.
Les troubles réunis dans cette catégorie surviennent volontiers au cours des affections suivantes : l'épilepsie; l'encéphalite limbique; la maladie de Huntington; les traumatismes crâniens; les tumeurs malignes du cerveau; les cancers extra-cérébraux retentissant sur le système nerveux central (en particulier le cancer du pancréas); les maladies, lésions ou malformations vasculaires cérébrales; le lupus érythémateux et les autres collagénoses; les maladies endocriniennes (notamment l'hypo- et l'hyperthyroïdie, la maladie de Cushing); les maladies métaboliques (hypoglycémie, porphyrie, hypoxie); les maladies tropicales et parasitaires (p. ex. la trypanosomiase). Les effets toxiques de certains médicaments non psychotropes (propranolol, L-dopa, méthyldopa, corticostéroïdes, antihypertenseurs, ou antipaludéens) peuvent également entraîner de tels syndromes.

Exclure : troubles mentaux associés à un delirium (F05);
troubles mentaux associés à une démence classée en F00-F03.

F06.0 État hallucinatoire organique

Trouble caractérisé par des hallucinations persistantes ou récurrentes, habituellement visuelles ou auditives, qui surviennent en l'absence d'une obnubilation de la conscience, et que le sujet peut reconnaître ou non en tant que telles. Les hallucinations peuvent être à l'origine d'une élaboration délirante, mais l'autocritique peut être préservée.

Directives pour le diagnostic

Le diagnostic repose sur les critères généraux décrits dans l'introduction à F05 et sur :
(a) la présence d'hallucinations persistantes ou récurrentes de n'importe quel type;
(b) l'absence d'obnubilation de la conscience, d'affaiblissement intellectuel significatif, et de troubles de l'humeur ou d'idées délirantes au premier plan.

Inclure : Dermatozoenwahn
hallucinose organique non alcoolique

Exclure : état hallucinatoire alcoolique (F10.52)
schizophrénie (F20.-).

FO6.1 Trouble catatonique organique

Trouble caractérisé par une diminution (stupeur) ou une augmentation (agitation) de l'activité psychomotrice et par des symptômes catatoniques. Les deux pôles de la perturbation psychomotrice peuvent alterner. On ne sait pas encore si chacune des manifestations catatoniques décrites dans la schizophrénie peut survenir au cours d'un trouble catatonique organique. Par ailleurs, on n'a pas encore pu établir de façon définitive si un état catatonique organique peut survenir en l'absence de toute obnubilation de la conscience ou s'il constitue toujours une manifestation d'un delirium, suivi d'une amnésie partielle ou totale. Ce diagnostic doit donc être porté avec circonspection et être différencié soigneusement d'un delirium. Parmi les affections organiques qui sont associées à ce syndrome, les encéphalites et les intoxications par l'oxyde de carbone sont apparemment plus fréquentes que les autres causes.

Directives pour le diagnostic

Le diagnostic repose sur les critères généraux décrits dans l'introduction à F06 et sur la présence de l'une ou de l'autre des manifestations suivantes :

(a) stupeur (diminution ou absence totale de mouvements spontanés avec mutisme partiel ou complet, négativisme, adoption d'une position rigide);
(b) excitation (agitation motrice importante avec ou sans tendances agressives);
(c) les deux à la fois (avec passage rapide et imprévisible de l'hypo- à l'hyperactivité).

Le diagnostic est renforcé par la présence d'autres symptômes catatoniques, p. ex. des stéréotypies, une flexibilité cireuse ou des actes impulsifs.

Exclure : schizophrénie catatonique (F20.2)
stupeur dissociative (F44.2)
stupeur SAI (R40.1)

F06.2 Trouble délirant [d'allure schizophrénique] organique

Trouble caractérisé par la présence, au premier plan du tableau clinique, d'idées délirantes persistantes ou récurrentes. Les idées délirantes peuvent s'accompagner d'hallucinations, mais ne se limitent pas au contenu de ces dernières. Le tableau clinique peut comporter certaines caractéristiques faisant évoquer une schizophrénie, p. ex. des idées délirantes bizarres, des hallucinations ou des troubles du cours de la pensée.

Directives pour le diagnostic

Le diagnostic repose sur les critères généraux décrits dans l'introduction à F06 et sur la présence d'idées délirantes (de persécution, de transformation corporelle, de jalousie, hypocondriaques, ou de mort, concernant le sujet ou une autre personne). Il peut y avoir des hallucinations, des troubles du cours de la pensée ou des manifestations catatoniques isolées. La conscience et la mémoire ne doivent pas être altérées. On ne doit pas faire ce diagnostic quand les arguments en faveur d'une étiologie organique sont non spécifiques, ou limités à des données comme, p. ex., un élargissement des ventricules cérébraux (mis en évidence par une tomodensitométrie), ou à des signes neurologiques «mineurs».

Inclure : états délirants d'origine organique
états délirants et hallucinatoires d'origine organique
psychose d'allure schizophrénique au cours d'une épilepsie

Exclure : schizophrénie (F20.-)
trouble délirant persistant (F22.-)
troubles psychotiques aigus et transitoires (F23.-)
troubles psychotiques induits par des substances psycho-actives (F1x.5)

F06.3 Troubles de l'humeur [affectifs] organiques

Troubles caractérisés par une modification de l'humeur ou de l'affect, habituellement accompagnés d'une altération du niveau global d'activité. Le seul critère qui permet l'inclusion de ces troubles dans la section des troubles organiques réside dans le fait qu'il existe entre eux et une affection cérébrale ou une autre affection physique une présomption de causalité directe. Cette affection doit être objectivée séparément, p. ex. par des investigations physiques et biologiques appropriées, ou à partir d'informations adéquates concernant les antécédents. Le trouble de l'humeur doit survenir à la suite du facteur organique présumé et ne pas constituer une réaction émotionnelle du patient à la présence d'un trouble cérébral organique ou aux symptômes de ce dernier.

Une dépression survenant après une infection (p. ex. une grippe) est un exemple typique et doit être notée ici. Une légère élation (ne présentant pas les caractéristiques d'une hypomanie) au cours d'un traitement par des corticostéroïdes ou des antidépresseurs doit être notée sous F06.8.

Directives pour le diagnostic

Le diagnostic repose sur les critères généraux décrits dans l'introduction à F06 et sur la présence des critères diagnostiques de l'un des troubles cités sous F30-F33.

Exclure : troubles de l'humeur [affectifs], cités sous F3O-F39, non organiques ou sans précision
trouble affectif organique de l'hémisphère droit (F07.8).

On peut utiliser le cinquième caractère du code pour spécifier le tableau clinique :

F06.30 Trouble maniaque organique
F06.31 Trouble bipolaire organique
F06.32 Trouble dépressif organique
F06.33 Trouble affectif mixte organique

F06.4 Trouble anxieux organique

Trouble caractérisé par la présence des caractéristiques descriptives essentielles d'une Anxiété généralisée (F41.1), d'un trouble panique (F41.0), ou d'une association des deux, mais secondaire à une maladie organique (p. ex. une épilepsie temporale, une thyréotoxicose, ou un phéochromocytome) susceptible d'entraîner un dysfonctionnement cérébral.

Exclure : autres troubles anxieux, non organiques ou sans précision (F41.-).

F06.5 Trouble dissociatif organique

Trouble répondant aux critères d'un trouble dissociatif [de conversion] (F44.-) et, simultanément, aux critères généraux d'un trouble organique (F0) (selon la définition donnée dans l'introduction à F06).

Exclure : troubles dissociatifs [de conversion], non organiques ou sans précision (F44.-).

F06.6 Labilité émotionnelle organique [fatigue organique]

Trouble caractérisé par une incontinence ou une labilité émotionnelle nette et persistante, une fatigabilité, ou diverses sensations désagréables (p. ex. des sensations vertigineuses) ou des douleurs, mais secondaire à une maladie organique. On considère que ce trouble est plus souvent associé à une maladie cérébro-vasculaire ou une hypertension qu'à d'autres affections causales.

Exclure : troubles somatoformes, non organiques ou sans précision (F45.-)

F06.7 Trouble cognitif léger

Ce trouble peut précéder, accompagner ou succéder à des infections et des affections somatiques très diverses, cérébrales et générales (y compris une infection à VIH). Il n'existe pas obligatoirement de preuves neurologiques directes en faveur d'une atteinte cérébrale. Le trouble peut s'accompagner d'un sentiment de détresse et interférer avec les activités habituelles. Les limites de cette catégorie ne sont pas encore clairement établies. Le trouble disparaît dans les semaines qui suivent la guérison de la maladie physique causale. On ne doit pas faire ce diagnostic quand l'origine du trouble peut être attribuée à l'un quelconque des troubles mentaux ou comportementaux classés dans une autre section du Chapitre V(F).

Directives pour le diagnostic

La caractéristique essentielle de ce trouble est une altération du fonctionnement cognitif, pouvant se manifester par une altération de la mémoire, des difficultés d'apprentissage ou des difficultés de concentration. Il s'accompagne habituellement de certaines anomalies à des tests objectifs. Les symptômes ne présentent pas une sévérité suffisante pour justifier un diagnostic de démence (F00-F03), de syndrome amnésique organique (F04) ou de delirium (F05.-).

Diagnostic différentiel

Ce trouble peut être distingué d'un syndrome post-encéphalitique (F07.1) et d'un syndrome post-commotionnel (F07.2) par son étiologie différente, par une variété plus limitée de symptômes, moins sévères, et par une durée habituellement plus courte.

F06.8 Autres troubles mentaux spécifiés, dus à une lésion ou un dysfonctionnement cérébral, ou à une affection physique

Exemple : perturbation de l'humeur survenant au cours d'un traitement par des corticostéroïdes ou des antidépresseurs.

Inclure : psychose épileptique SAI.

F06.9 Trouble mental organique, dû à une lésion ou un dysfonctionnement cérébral, ou à une affection physique, sans précision

F07 Troubles de la personnalité et du comportement dus a une maladie, une lésion, ou un dysfonctionnement cérébral

Une altération de la personnalité et du comportement peut constituer un trouble résiduel ou concomitant d'une maladie, d'une lésion ou d'un dysfonctionnement cérébral. Dans certains cas, les anomalies résiduelles ou concomitantes de la personnalité et du comportement présentent des particularités cliniques permettant d'évoquer une localisation ou un type particulier de pathologie intracérébrale ; mais la valeur de ces inférences diagnostiques ne doit pas être surestimée. L'étiologie sous-jacente devra donc toujours être cherchée de manière indépendante et, si connue, être notée.

F07.0 Trouble organique de la personnalité

Trouble caractérisé par une altération significative des modes de comportement habituels au sujet avant la survenue de la maladie. Les perturbations concernent, en particulier, l'expression des émotions, des besoins et des pulsions. Les troubles cognitifs peuvent concerner principalement ou exclusivement l'organisation des activités et l'anticipation de leurs conséquences personnelles et sociales, ce qui est le cas, p. ex., au cours d'un « syndrome frontal ». On sait cependant que ce syndrome ne survient pas exclusivement au cours d'une lésion du lobe frontal, mais également au cours de lésions d'autres régions délimitées du cerveau.

Directives pour le diagnostic

Le diagnostic repose sur la mise ne évidence d'antécédents et d'autres arguments en faveur d'une maladie, d'une lésion ou d'un dysfonctionnement cérébral, et sur la présence d'au moins deux des caractéristiques suivantes :

(a) une réduction de la capacité à mener à bien des activités dirigées vers un but, notamment des activités de longue haleine ne s'accompagnant pas d'une gratification immédiate;

(b) des modifications émotionnelles, p. ex. une labilité émotionnelle, une euphorie ou une jovialité superficielle, inappropriée ou déplacée, une irritabilité ou des accès de colère ou d'agressivité, ou, plus rarement, une apathie;

(c) une désinhibition de l'expression des besoins et des pulsions sans égard pour les conséquences ou les normes sociales, pouvant se manifester par des comportements dyssociaux (p. ex. des vols ou des avances sexuelles déplacées), une gloutonnerie, ou une indifférence complète pour l'hygiène personnelle);

(d) des troubles cognitifs, caractérisés par une méfiance, un mode de pensée persécutoire ou des préoccupations excessives concernant un thème isolé, habituellement abstrait (p. ex. la religion, le «bien» et le «mal»);

(e) une altération marquée du débit et de la fluidité du langage, se traduisant par une prolixité circonlocutoire, un discours globalisant, une viscosité, ou une hypergraphie.

(f) une altération du comportement sexuel (hyposexualité ou modification de la préférence sexuelle).

Inclure : syndrome frontal
syndrome des lobotomisés
état post-leucotomie
pseudo-débilité organique
psycho-syndrome pseudo-psychopathique
psycho-syndrome épileptique du système limbique.

Exclure : syndrome post-commotionnel (F07.2)
syndrome post-encéphalitique (F07.1)
trouble spécifique de la personnalité (F60.-)
modification durable de la personnalité après une expérience de catastrophe (F62.0)
modification durable de la personnalité après une maladie psychiatrique (F62.1).

F07.1 Syndrome post-encéphalitique

On doit noter ici les altérations résiduelles du comportement après guérison d'une encéphalite virale ou bactérienne. Les symptômes ne sont pas spécifiques et varient d'un sujet à l'autre, d'un agent infectieux à l'autre, et, surtout, en fonction de l'âge du sujet au moment de l'infection. Le syndrome est souvent réversible, ce qui constitue la principale différence entre ce trouble et le trouble organique de la personnalité.

Directives pour le diagnostic

Le diagnostic repose sur la présence de symptômes tels que : sentiment de malaise général, apathie ou irritabilité, réduction du fonctionnement cognitif (difficultés d'apprentissage), perturbation du rythme veille-sommeil, altération du comportement alimentaire, modification du comportement sexuel, perturbation du jugement social. Le trouble peut s'accompagner d'atteintes neurologiques résiduelles diverses, comme une paralysie, une surdité, une aphasie, une apraxie constructive, ou une acalculie.

Exclure : trouble organique de la personnalité (F07.0)

F07.2 Syndrome post-commotionnel

Syndrome survenant à la suite d'un traumatisme crânien (habituellement d'une gravité suffisante pour provoquer une perte de connaissance). Il comporte de nombreux symptômes variés tels que céphalées, sensations vertigineuses (ne présentant habituellement pas les caractéristiques d'un vrai vertige), fatigue, irritabilité, difficultés de concentration, difficultés à accomplir des tâches mentales, altération de la mémoire, insomnie, et diminution de la tolérance au stress, aux émotions ou à l'alcool. Ces symptômes peuvent être accompagnés par des sentiments dépressifs ou anxieux, résultant de la perte de l'estime de soi et de la crainte d'avoir une lésion cérébrale définitive. De tels sentiments aggravent les symptômes d'origine et conduisent à un cercle vicieux. Certains sujets deviennent hypocondriaques, partent en quête de diagnostics et de soins, ou adoptent un rôle de malade. L'étiologie de ces symptômes n'est pas toujours claire, et des facteurs à la fois organiques et psychologiques ont été avancés pour expliquer leur survenue. Le syndrome est fréquent et source de désarroi, mais son statut nosologique reste incertain.

Directives pour le diagnostic

Le diagnostic repose sur la présence d'au moins trois des manifestations citées ci-dessus. Une évaluation rigoureuse par des examens complémentaires (electro-encéphalographie, potentiels évoqués du tronc cérébral, imagerie cérébrale, oculonystagmographie) peut fournir des arguments objectifs à l'appui des symptômes, mais ces examens sont souvent négatifs. Les plaintes ne sont pas nécessairement associées à une demande de dédommagement.

Inclure : syndrome (encéphalopathie) post-contusionnel(le)
syndrome cérébral post-traumatique, non psychotique.

FO7.8 Autres troubles organiques spécifiés de la personnalité et du comportement dus à une maladie, une lésion ou un dysfonctionnement cérébral

Les maladies cérébrales, les atteintes cérébrales et les dysfonctionnements cérébraux peuvent provoquer divers troubles de la cognition, des émotions, de la personnalité et du comportement, qui ne peuvent pas être classés dans les catégories précédentes. Comme le statut nosologique de ces syndromes reste incertain, ceux-ci doivent être classés sous «autres». On peut utiliser le cinquième caractère du code pour identifier certains troubles comme :

Le trouble affectif organique de l'hémisphère droit (modifications de la capacité à exprimer ou à ressentir des émotions chez des sujets ayant un trouble de l'hémisphère droit); même si le sujet peut paraître déprimé, il ne l'est habituellement pas - c'est l'expression des émotions qui est diminuée.

Classer ici également :
(a) tous les autres psycho-syndromes et changements du comportement probablement dus à une maladie, une lésion, ou un dysfonctionnement cérébral, autres que ceux cités sous F07.0, F07.1, et F07.2;
(b) les affections s'accompagnant d'un handicap cognitif léger, mais ne présentant pas encore la gravité d'une démence, au cours d'un trouble mental progressif, p. ex. une maladie d'Alzheimer ou une maladie de Parkinson. Le diagnostic doit être modifié dès que le trouble répond aux critères d'une démence.

Exclure : delirium (F05.-)

F07.9 Trouble organique de la personnalité et du comportement dû à une maladie, une lésion ou un dysfonctionnement cérébral, sans précision

Inclure : psycho-syndrome organique

F09 Trouble mental organique ou symptomatique, sans précision

Cette catégorie ne doit être utilisée que pour noter des troubles mentaux dont l'origine organique est connue.

Inclure : psychose organique SAI
psychose symptomatique SAI

Exclure : psychose SAI (F29)

F10-F19
Troubles mentaux et troubles du comportement liés à l'utilisation de substances psycho-actives

Plan général de cette section

F10 Troubles mentaux et troubles du comportement liés à l'utilisation d'alcool

F11 Troubles mentaux et troubles du comportement liés à l'utilisation d'opiacés

F12 Troubles mentaux et troubles du comportement liés à l'utilisation de dérivés du cannabis

F13 Troubles mentaux et troubles du comportement liés à l'utilisation de sédatifs ou d'hypnotiques

F14 Troubles mentaux et troubles du comportement liés à l'utilisation de cocaïne

F15 Troubles mentaux et troubles du comportement liés à l'utilisation d'autres stimulants (y compris la caféine)

F16 Troubles mentaux et troubles du comportement liés à l'utilisation d'hallucinogènes

F17 Troubles mentaux et troubles du comportement liés à l'utilisation de tabac

F18 Troubles mentaux et troubles du comportement liés à l'utilisation de solvants volatils

F19 Troubles mentaux et troubles du comportement liés à l'utilisation de substances psycho-actives multiples et troubles liés à l'utilisation d'autres substances psycho-actives

Le 4e et le 5e caractère du code peuvent être utilisés pour spécifier le tableau clinique :

F1x.0 Intoxication aiguë
- .00 sans complications
- .01 avec traumatismes ou autres blessures physiques
- .02 avec d'autres complications médicales
- .03 avec delirium
- .04 avec distorsion des perceptions
- .05 avec coma
- .06 avec convulsions
- .07 intoxication pathologique

F1x.1 Utilisation nocive pour la santé

F1x.2 Syndrome de dépendance
- .20 actuellement abstinent
- .21 actuellement abstinent, mais dans un environnement protégé
- .22 suit actuellement un régime de maintenance ou de substitution, sous surveillance médicale
- .23 actuellement abstinent, mais prend des médicaments aversifs ou bloquants
- .24 utilise actuellement la drogue
- .25 utilisation continue
- .26 utilisation épisodique (dipsomanie)

F1x.3 Syndrome de sevrage
- .30 sans complications
- .31 avec convulsions

F1x.4 Syndrome de sevrage avec delirium
- .40 sans convulsions
- .41 avec convulsions

F1x.5 Trouble psychotique
- .50 d'allure schizophrénique
- .51 avec idées délirantes au premier plan
- .52 avec hallucinations au premier plan
- .53 avec symptômes polymorphes au premier plan
- .54 avec symptômes dépressifs au premier plan
- .55 avec symptômes maniaques au premier plan
- .56 mixte

F1x.6 Syndrome amnésique

F1x.7 Troubles résiduels et trouble psychotique de survenue tardive
- .70 «flashbacks»
- .71 trouble de la personnalité ou du comportement
- .72 trouble thymique résiduel
- .73 démence
- .74 autre déficit cognitif persistant
- .75 trouble psychotique à début tardif

F1x.8 Autres troubles mentaux ou troubles du comportement

F1x.9 Trouble mental ou trouble du comportement, sans précision

Introduction

Cette section regroupe des troubles très divers dont la sévérité va de l'intoxication et de l'utilisation nocive non compliquées à des troubles psychotiques manifestes et à la démence. Ils ont en commun le fait d'être en rapport avec l'utilisation d'une ou de plusieurs substances psycho-actives (qui peuvent éventuellement avoir été l'objet d'une prescription médicale).

Le troisième caractère du code est utilisé pour identifier la substance psycho-active. Le quatrième et le cinquième caractère sont ensuite utilisés pour spécifier le tableau clinique. Les tableaux cliniques spécifiés par le quatrième et le cinquième caractère du code ne s'appliquent cependant pas à toutes les substances psycho-actives.

Directives pour le diagnostic

Pour identifier la substance psycho-active en cause, on peut tenir compte des dires du sujet, procéder à des analyses d'urine ou de sang, ou se fonder sur d'autres informations (présence de substances psycho-actives dans les effets personnels, résultats de l'examen physique, renseignements fournis par des tiers). Il est toujours souhaitable de disposer de plusieurs sources d'information indépendantes.

Les arguments les plus fiables en faveur de la prise actuelle ou récente d'une substance psycho-active proviennent des examens biologiques. Ils ne permettent cependant pas toujours de préciser les doses utilisées ni de détecter une prise plus ancienne.

De nombreux toxicomanes consomment plusieurs types de substances psycho-actives. On doit noter la substance ou le type de substance le plus important, c.-à.-d. habituellement la substance ou le type de substance qui est responsable des troubles actuels. En cas de doute, on doit noter la substance ou le type de substance que le sujet consomme le plus souvent, surtout lorsqu'il s'agit d'une utilisation continue ou quotidienne.

La catégorie F19.– (troubles liés à l'utilisation de substances psycho-actives multiples) doit être réservée à des cas où le sujet fait une utilisation anarchique de plusieurs substances, sans distinction, ou dans lesquels il est impossible d'individualiser les effets propres à chaque substance.

L'abus de substances non psychotropes (p. ex. de laxatifs, ou d'aspirine) doit être noté sous F55.– (Abus de substances n'entraînant pas de dépendance); on doit utiliser le quatrième caractère du code pour spécifier la substance consommée.

Les troubles psychiques (p. ex. un delirium chez le sujet âgé) survenant après la prise d'une substance psycho-active, alors que le sujet ne présente aucun des troubles spécifiques décrits dans la section F1 (p. ex. une utilisation nocive pour la santé ou un syndrome de dépendance), doivent être notés sous F00-F09. Un delirium surajouté à l'un des troubles de la section F1 doit être noté sous F1x.3 ou F1x.4.

L'importance de la consommation alcoolique peut être notée au moyen d'un code supplémentaire du chapitre XX (Y) : degré d'alcoolisation fondé sur l'alcoolémie (Y90.-) ou degré d'alcoolisation fondé sur le degré d'intoxication (Y91.-).

F1x.0 Intoxication aiguë

État transitoire consécutif à la prise d'alcool ou d'une autre substance psycho-active, caractérisé par des perturbations : de la conscience, des fonctions cognitives, de la perception, de l'affect et du comportement, ou d'autres fonctions et réponses psychophysiologiques.
On ne doit pas faire un diagnostic principal d'intoxication quand il existe, par ailleurs, des problèmes plus durables liés à l'alcool ou à d'autres substances psycho-actives, p. ex. une utilisation nocive pour la santé (F1x.1), un syndrome de dépendance (F1x.2) ou un trouble psychotique (F1x.5).

Directives pour le diagnostic

L'intoxication aiguë dépend habituellement de la dose (voir le chapitre XX de la CIM-10), sauf chez les individus qui présentent des troubles organiques sous-jacents (p. ex. une insuffisance rénale ou hépatique); dans ces cas, une faible dose peut suffire à produire une intoxication. On doit également tenir compte du contexte social (p. ex. désinhibition du comportement lors d'une soirée ou pendant le carnaval). L'intoxication aiguë est un phénomène transitoire : son intensité décroît et ses effets se dissipent progressivement quand le sujet arrête de consommer la substance en cause.
La symptomatologie d'une intoxication ne correspond pas toujours aux effets typiques de la substance : des produits sédatifs peuvent entraîner une agitation et une hyperactivité, et des produits stimulants un comportement introverti et un repli sur soi. Le cannabis et les hallucinogènes peuvent avoir des effets particulièrement imprévisibles. De nombreuses substances psycho-actives peuvent avoir des effets différents selon les doses ingérées. L'alcool peut avoir des effets stimulants à faibles doses, entraîner une agitation et une agressivité à des doses plus importantes et être nettement sédatif à des doses très élevées.

Inclure : ivresse aiguë chez l'alcoolique
ivresse SAI
«mauvais voyages» (dus à des hallucinogènes)

Diagnostic différentiel. On doit considérer un traumatisme crânien récent et une hypoglycémie. Il faut aussi penser à la possibilité d'une poly-intoxication.

On peut utiliser le cinquième caractère du code pour noter les complications associées :

F1x.00 sans complications
symptômes de sévérité variable, habituellement dépendants de la dose, particulièrement aux doses élevées.

F1x.01 avec traumatismes ou autres blessures physiques

F1x.02 avec d'autres complications médicales (p. ex. hématémèse, inhalation de vomissements)

F1x.03 avec delirium

F1x.04 avec distorsion des perceptions

F1x.05 avec coma

F1x.06 avec convulsions

F1x.07 intoxication pathologique
concerne uniquement l'alcool : survenue brutale d'un comportement verbal agressif ou d'une violence physique qui ne sont pas typiques du sujet quand il est abstinent, très rapidement après la consommation d'une quantité d'alcool insuffisante pour induire une intoxication chez la plupart des gens.

F1x.1 Utilisation nocive pour la santé

Mode de consommation d'une substance psycho-active qui est préjudiciable à la santé. Les complications peuvent être physiques (p. ex. hépatite consécutive à des injections) ou psychiques (p. ex. épisodes dépressifs secondaires à une forte consommation d'alcool).

Directives pour le diagnostic

Le diagnostic repose sur des preuves manifestes que l'utilisation d'une ou de plusieurs substances a entraîné des troubles psychologiques ou physiques. Ce mode de consommation donne souvent lieu à des critiques et a souvent des conséquences sociales négatives. La désapprobation par autrui ou par l'environnement culturel, et les conséquences sociales négatives (p. ex. une arrestation, la perte d'un emploi ou des difficultés conjugales), ne suffisent toutefois pas pour faire le diagnostic.
De même, une intoxication aiguë (F1x.0) ou une «gueule de bois» ne sont pas en elles mêmes «nocives pour la santé», selon la définition donnée ici. Enfin, on ne fait pas ce diagnostic quand le sujet présente un syndrome de dépendance (F1x.2), un trouble psychotique (F1x.5) ou un autre trouble spécifique lié à l'utilisation d'alcool ou d'autres substances psycho-actives.

F1x.2 Syndrome de dépendance

Ensemble de phénomènes comportementaux, cognitifs et physiologiques dans lesquels l'utilisation d'une substance psycho-active spécifique ou d'une catégorie de substances entraîne un désinvestissement progressif des autres activités. La caractéristique essentielle du syndrome de dépendance consiste en un désir (souvent puissant, parfois compulsif) de boire de l'alcool, de fumer du tabac ou de prendre une autre substance psycho-active (y compris un médicament prescrit). Au cours des rechutes, c.-à-d. après une période d'abstinence, le syndrome de dépendance peut se réinstaller beaucoup plus rapidement qu'initialement.

Directives pour le diagnostic

Pour un diagnostic de certitude, au moins trois des manifestations suivantes doivent habituellement avoir été présentes en même temps au cours de la dernière année :

(a) désir puissant ou compulsif d'utiliser une substance psycho-active
(b) difficultés à contrôler l'utilisation de la substance (début ou interruption de la consommation ou niveaux d'utilisation)
(c) syndrome de sevrage physiologique (voir F1x.3 et F1x.4) quand le sujet diminue ou arrête la consommation d'une substance psycho-active, comme en témoignent la survenue d'un syndrome de sevrage

caractéristique de la substance ou l'utilisation de la même substance (ou d'une substance apparentée) pour soulager ou éviter les symptômes de sevrage

(d) mise en évidence d'une tolérance aux effets de la substance psycho-active : le sujet a besoin d'une quantité plus importante de la substance pour obtenir l'effet désiré. (Certains sujets dépendants de l'alcool ou des opiacés peuvent consommer des doses quotidiennes qui seraient létales ou incapacitantes chez les sujets non dépendants).

(e) abandon progressif d'autres sources de plaisir et d'intérêts au profit de l'utilisation de la substance psycho-active, et augmentation du temps passé à se procurer la substance, la consommer, ou récupérer de ses effets.

(f) poursuite de la consommation de la substance malgré la survenue de conséquences manifestement nocives (p. ex. atteinte hépatique due des excès alcooliques, épisode dépressif après une période de consommation importante ou altération du fonctionnement cognitif liée à la consommation d'une substance). On doit s'efforcer de préciser que le sujet était au courant, ou qu'il aurait dû être au courant, de la nature et de la gravité des conséquences nocives.

La réduction de la variété des modes de consommation (p. ex. tendance à consommer toujours la même quantité d'alcool, tous les jours, quelles que soient les contraintes sociales concernant la norme en matière de boisson) a également été décrite comme étant caractéristique d'un syndrome de dépendance.

La caractéristique essentielle du syndrome de dépendance réside dans la consommation ou dans le désir de prendre une substance psycho-active particulière. Le sujet prend habituellement conscience de la présence d'un désir compulsif quand il essaie d'interrompre la consommation de la substance ou de contrôler son utilisation. On ne fait pas un diagnostic de syndrome de dépendance chez un sujet qui présente des signes de sevrage à l'arrêt d'une substance opiacée, administrée dans un but antalgique, après une intervention chirurgicale, et qui ne désire pas continuer à prendre des substances psycho-actives.

Le syndrome de dépendance peut concerner une substance spécifique (p. ex. le tabac ou le diazepam), une catégorie de substances (p. ex. les opiacés), ou de nombreuses substances différentes (certains sujets ont un désir compulsif de prendre n'importe quelle substance disponible et présentent un sentiment de détresse, une agitation ou des signes physiques de sevrage quand ils ne peuvent pas s'en procurer).

Inclure : alcoolisme chronique
dipsomanie
toxicomanie

On peut utiliser le cinquième caractère du code pour spécifier le tableau clinique :

F1x.20 actuellement abstinent

F1x.21 actuellement abstinent mais dans un environnement protégé (p. ex. hôpital, communauté thérapeutique, prison)

F1

F1x.22 suit actuellement un régime de maintenance ou de substitution, sous surveillance médicale (p. ex. méthadone, chewing-gum à la nicotine, patch) [dépendance contrôlée]

F1x.23 actuellement abstinent, mais prend des médicaments aversifs ou bloquants (p. ex. naltrexone ou disulfirame)

F1x.24 utilise actuellement la substance [dépendance active]

F1x.25 utilisation continue

F1x.26 utilisation épisodique [dipsomanie]

F1x.3 Syndrome de sevrage

Ensemble de symptômes qui se regroupent de diverses manières et dont la gravité est variable; ils surviennent lors d'un sevrage complet ou partiel d'une substance psycho-active consommée de façon répétée et habituellement prolongée ou massive. L'installation et l'évolution du syndrome de sevrage sont limitées dans le temps et dépendent de la nature et de la dose de la substance consommée immédiatement avant l'arrêt ou la réduction de la consommation. Le syndrome de sevrage peut se compliquer de convulsions.

Directives pour le diagnostic

Le syndrome de sevrage peut faire partie du syndrome de dépendance (F1x.2), diagnostic qui doit également être évoqué.

On doit faire un diagnostic principal de syndrome de sevrage quand celui-ci est à l'origine de la consultation ou de l'hospitalisation et quand il est assez sévère pour nécessiter un traitement médical.

Les symptômes physiques varient d'une substance à l'autre. La présence de symptômes psychologiques est courante dans les syndromes de sevrage (il s'agit habituellement de symptômes anxieux ou dépressifs, ou de troubles du sommeil). Le sujet signale souvent un soulagement des symptômes de sevrage quand il reprend la substance.

On doit savoir que des symptômes de sevrage peuvent être induits par un conditionnement à certains stimuli, en l'absence d'une consommation récente de la substance. Dans de tels cas, un diagnostic de syndrome de sevrage n'est justifié que si les symptômes sont suffisamment sévères.

Diagnostic différentiel : de nombreux symptômes du syndrome de sevrage peuvent être dus à d'autres affections psychiatriques, p. ex. les états anxieux et les troubles dépressifs. On ne doit pas faire un diagnostic de syndrome de sevrage chez un sujet qui a simplement une « gueule de bois » ou qui présente un tremblement dû à une autre affection.

Le cinquième caractère du code peut être utilisé pour spécifier le tableau clinique :

F1x.30 sans complications

F1x.31 avec convulsions

F1x.4 Syndrome de sevrage avec delirium

État dans lequel le syndrome de sevrage (F1x.3) se complique d'un delirium (voir les critères de F05.-).

Le delirium tremens dû à l'alcool doit être classé ici : il s'agit d'un état confusionnel d'origine toxique, comportant de nombreuses perturbations somatiques; il est de courte durée, mais peut mettre en jeu le pronostic vital. Il survient habituellement lors d'un sevrage complet ou partiel d'alcool, à la suite d'une consommation prolongée, chez un sujet présentant une dépendance sévère. Un delirium tremens survenant pendant un épisode d'alcoolisation importante doit également être noté ici.

Il est habituellement précédé par une insomnie, des trémulations et des symptômes anxieux, et, parfois, par des convulsions. Dans les cas typiques, il est caractérisé par une triade symptomatique classique comportant une obnubilation de la conscience et un état confusionnel, des hallucinations et des illusions très vives touchant n'importe quelle sensorialité, et des tremblements importants. Le syndrome s'accompagne habituellement d'idées délirantes, d'une agitation, d'une insomnie ou d'une inversion du cycle veille-sommeil et d'une hyperactivité du système nerveux autonome.

Exclure : delirium, autre que ceux induits par l'alcool ou d'autres substances psycho- actives(F05.-)

On peut utiliser le cinquième caractère du code pour spécifier le tableau clinique :

F1x.40 sans convulsions

F1x.41 avec convulsions

F1x.5 Trouble psychotique

Ensemble de phénomènes psychotiques survenant durant ou immédiatement après la prise d'une substance psycho-active. Le trouble se caractérise par la présence d'hallucinations intenses (typiquement auditives, mais souvent également polysensorielles), d'une distorsion des perceptions, d'idées délirantes ou d'idées de référence (souvent de type paranoïaque ou persécutoire), de perturbations psychomotrices (agitation ou stupeur) et d'affects anormaux, pouvant aller d'une peur intense à l'extase. Le sensorium n'est habituellement pas touché, mais il peut exister un certain degré d'obnubilation de la conscience, n'atteignant toutefois jamais le caractère d'une confusion grave. Le trouble disparaît complètement en six mois, et souvent, au moins partiellement, en un mois.

Directives pour le diagnostic

On doit noter ici les troubles psychotiques survenant durant ou immédiatement après la prise d'une substance psycho-active (habituellement dans les 48 heures) et qui ne représentent pas les manifestations d'un syndrome de sevrage avec delirium (voir F1x.4). Les troubles psychotiques qui surviennent ultérieurement (plus de deux semaines après la prise) doivent être notés sous F1x.75.

Les troubles psychotiques induits par des substances psycho-actives peuvent se manifester par des tableaux cliniques variés, dépendant de la substance utilisée et de la personnalité du sujet. Les troubles induits par des substances psycho-stimulantes, comme la cocaïne et les amphétamines, sont habituellement provoqués par la consommation de doses importantes ou par une utilisation prolongée.
La survenue d'une distorsion des perceptions ou d'expériences hallucinatoires après la prise d'une substance hallucinogène (p. ex. LSD, mescaline ou cannabis à fortes doses) n'est pas, en soi, suffisante pour justifier un diagnostic de trouble psychotique. Dans ces cas, on doit également évoquer un diagnostic d'intoxication aiguë (F1x.0).
Les troubles psychotiques induits par une substance psycho-active doivent être distingués des autres troubles psychotiques, notamment de la schizophrénie. Ils disparaissent souvent rapidement après l'arrêt de la consommation (c'est le cas, notamment, des psychoses induites par les amphétamines ou la cocaïne). Dans de tels cas, les erreurs de diagnostic peuvent avoir des conséquences graves et coûteuses, aussi bien pour le sujet que pour les services de soins.

Inclure : hallucinose alcoolique
jalousie alcoolique
paranoïa alcoolique
psychose alcoolique SAI.

Diagnostic différentiel. Il faut penser à la possibilité d'aggravation ou de déclenchement de certains troubles mentaux, notamment une schizophrénie (F20.-), un trouble de l'humeur (F30-F39), une personnalité paranoïaque ou schizoïde (F60.0; F60.1) par l'utilisation d'une substance psycho-active. Dans de tels cas, il n'est pas toujours approprié de faire un diagnostic de trouble psychotique induit par une substance psycho-active.

Le cinquième caractère du code peut être utilisé pour spécifier le tableau clinique :

F1x.50 d'allure schizophrénique

F1x.51 avec idées délirantes au premier plan

F1x.52 avec hallucinations au premier plan (hallucinose alcoolique y comprise)

F1x.53 avec symptômes polymorphes au premier plan

F1x.54 avec symptômes dépressifs au premier plan

F1x.55 avec symptômes maniaques au premier plan

F1x.56 mixte

F1x.6 Syndrome amnésique

Syndrome dominé par la présence de troubles chroniques de la mémoire récente. La mémoire des faits anciens est parfois perturbée, alors que la mémoire immédiate est préservée. Il existe habituellement des perturbations manifestes de la perception du temps et de la chronologie des événements, ainsi qu'une altération de la capacité à apprendre des informations nouvelles. Le syndrome peut comporter une fabulation intense. Les autres fonctions cognitives sont d'habitude relativement préservées et les déficits mnésiques sont sans commune mesure avec les autres perturbations.

Directives pour le diagnostic

Le diagnostic de syndrome amnésique induit par l'alcool ou d'autres substances psycho-actives doit répondre aux critères généraux d'un syndrome amnésique organique (F04).
Le diagnostic repose essentiellement sur :

(a) la présence d'une altération de la mémoire des faits récents (réduction de la capacité à apprendre des informations nouvelles) et d'une perturbation de l'organisation temporelle (altération de la chronologie des événements, télescopage d'événements distincts en un seul);
(b) l'absence d'altération de la mémoire immédiate, l'absence d'obnubilation de la conscience, l'absence d'affaiblissement intellectuel global;
(c) des antécédents ou des arguments manifestes en faveur d'une consommation chronique d'alcool ou d'autres substances psycho-actives (en particulier à des doses élevées).

Le trouble peut s'accompagner d'une modification de la personnalité, avec survenue fréquente d'une apathie, d'une perte des initiatives et d'une tendance à l'incurie. Ces caractéristiques ne sont toutefois pas indispensables au diagnostic.
Le trouble peut comporter une fabulation, parfois marquée; la présence de cette dernière n'est toutefois pas nécessaire au diagnostic.

Inclure : psychose de Korsakov induite par l'alcool ou d'autres substances psycho-actives.

Diagnostic différentiel. On doit considérer :

(a) un syndrome amnésique organique non alcoolique (F04)
(b) un autre syndrome organique comportant une altération nette de la mémoire, p. ex. une démence (F00-F03) ou un delirium (F05.-)
(c) un trouble dépressif (F31-F33).

F1x.7 Troubles résiduels et trouble psychotique de survenue tardive.

Troubles dans lesquels les modifications des cognitions, des affects, de la personnalité, ou du comportement, induites par l'alcool ou d'autres substances psycho-actives, persistent au delà de la période où l'on estime que la substance a des effets directs.

Directives pour le diagnostic

La survenue du trouble doit être directement liée à l'utilisation d'une substance psycho-active. Les cas où le début du trouble est retardé par rapport à un (des) épisode(s) d'abus d'une substance ne doivent être notés ici que s'il existe des arguments clairs et précis permettant d'attribuer le trouble aux effets résiduels de la substance. Le trouble doit représenter une modification ou une exagération marquée par rapport au mode de fonctionnement normal antérieur.
Le trouble doit persister au-delà de la période où l'on estime que la substance a des effets directs (voir F1x.0, intoxication aiguë). Une démence

induite par une substance psycho-active n'est pas toujours irréversible; les fonctions intellectuelles et la mémoire peuvent s'améliorer après une période prolongée d'abstinence totale.
Le trouble doit être clairement distingué d'un syndrome de sevrage (voir F1x.3 et F1x.4). On doit noter qu'un syndrome de sevrage peut persister, dans certains cas, et pour certaines substances, plusieurs semaines après l'interruption de la prise d'une substance.
Les troubles psychotiques survenant durant ou immédiatement après la prise d'une substance psycho-active doivent être notés sous F1x.5. Un syndrome de Korsakov avéré doit être noté sous F1x.6.

Diagnostic différentiel. On doit considérer un trouble mental préexistant (p. ex. un trouble phobique, un trouble dépressif, une schizophrénie ou un trouble schizotypique), masqué par l'utilisation de l'alcool ou d'une autre substance psycho-active, et se manifestant à nouveau quand les effets de la substance disparaissent. Les «flash-backs» doivent être distingués des troubles psychotiques aigus et transitoires (F23.-). On doit noter enfin que certains troubles organiques ainsi que le retard mental, léger (F70) ou moyen (F71), peuvent s'accompagner d'un abus de substances psycho-actives.

Le cinquième caractère du code peut être utilisé pour spécifier le tableau clinique :

F1x.70 «Flashbacks». Ces reviviscences brutales peuvent être distinguées d'un trouble psychotique par leur caractère épisodique et souvent bref (de quelques secondes à quelques minutes), et parce qu'elles reproduisent (parfois avec exactitude) des expériences antérieures liées à l'alcool ou à d'autres substances psycho-actives.

F1x.71 Trouble de la personnalité ou du comportement. Ce trouble répond aux critères généraux d'un trouble organique de la personnalité (F07.0)

F1x.72 Trouble résiduel de l'humeur. Ce trouble répond aux critères généraux d'un trouble de l'humeur [affectif] organique (F06.3)

F1x.73 Démence. Ce trouble répond aux critères généraux de la démence, (voir l'introduction de la section F0).

F1x.74 Autre déficit cognitif persistant. Catégorie résiduelle, permettant de noter des troubles caractérisés par un déficit cognitif persistant, ne répondant pas aux critères d'un syndrome amnésique induit par l'alcool ou d'autres substances psycho-actives (F1x.6) ou aux critères d'une démence induite par l'alcool ou d'autres substances psycho-actives (F1x.73).

F1x.75 Trouble psychotique de survenue tardive.

F1x.8 Autres troubles mentaux et troubles du comportement.

On doit noter ici tous les troubles dans lesquels l'utilisation d'une substance psycho-active joue un rôle direct manifeste, mais qui ne répondent aux critères d'aucun des troubles décrits ci-dessus.

F1x.9 Trouble mental et trouble du comportement, sans précision

F20-F29 Schizophrénie, trouble schizotypique et troubles délirants

Plan général de cette section

F20 Schizophrénie

F20.0 Schizophrénie paranoïde
F20.1 Schizophrénie hébéphrénique
F20.2 Schizophrénie catatonique
F20.3 Schizophrénie indifférenciée
F20.4 Dépression post-schizophrénique
F20.5 Schizophrénie résiduelle
F20.6 Schizophrénie simple
F20.8 Autres formes de schizophrénie
F20.9 Schizophrénie, sans précision

On peut utiliser le 5e caractère du code pour préciser le type d'évolution :

F20.x0 continue
F20.x1 épisodique avec déficit progressif
F20.x2 épisodique avec déficit stable
F20.x3 épisodique rémittente
F20.x4 rémission incomplète
F20.x5 rémission complète
F20.x8 autre
F20.x9 évolution imprévisible, période d'observation trop brève

F21 Trouble schizotypique

F22 Troubles délirants persistants

F22.0 Trouble délirant
F22.8 Autres troubles délirants persistants
F22.9 Trouble délirant persistant, sans précision

F23 Troubles psychotiques aigus et transitoires

F23.0 Trouble psychotique aigu polymorphe, sans symptômes schizophréniques
F23.1 Trouble psychotique aigu polymorphe, avec symptômes schizophréniques
F23.2 Trouble psychotique aigu d'allure schizophrénique
F23.3 Autre trouble psychotique aigu, essentiellement délirant
F23.8 Autres troubles psychotiques aigus et transitoires
F23.9 Trouble psychotique aigu et transitoire, sans précision

On peut utiliser le 5e caractère du code pour noter la présence ou l'absence d'un facteur de stress aigu associé :

F23.x0 Sans facteur de stress aigu associé
F23.x1 Avec facteur de stress aigu associé

F24 Trouble délirant induit

F25 Troubles schizo-affectifs

F25.0 Trouble schizo-affectif, type maniaque
F25.1 Trouble schizo-affectif, type dépressif
F25.2 Trouble schizo-affectif, type mixte
F25.8 Autres troubles schizo-affectifs
F25.9 Trouble schizo-affectif, sans précision

F28 Autres troubles psychotiques non organiques

F29 Psychose non organique, sans précision

Introduction

La schizophrénie est la catégorie la plus courante et la plus importante de ce groupe de troubles. Le trouble schizotypique comporte de nombreuses caractéristiques de la schizophrénie, à laquelle il est probablement lié sur le plan génétique, mais sans les hallucinations, les idées délirantes et les perturbations comportementales de la schizophrénie; de cet fait, il n'entraîne pas toujours une consultation médicale. La plupart des troubles délirants n'ont probablement aucun lien avec la schizophrénie, dont ils sont toutefois parfois difficiles à différencier, surtout au début de leur évolution. Ils constituent un ensemble de troubles hétérogènes et mal connus que l'on peut subdiviser, selon leur durée, en un groupe de troubles délirants persistants et un groupe, plus large, de troubles psychotiques aigus et transitoires, très fréquents dans les pays en voie de développement. Les subdivisions proposées ici doivent être considérées comme provisoires. Les troubles schizo-affectifs ont été retenus dans cette section, mais leur nature reste controversée.

F20 Schizophrénie

Cette catégorie réunit les formes cliniques habituelles de schizophrénie ainsi que des formes moins fréquentes et des troubles apparentés. Les Descriptions Cliniques et Directives pour le Diagnostic, présentées ci-dessous, concernent les formes paranoïde, hébéphrénique, catatonique et indifférenciée de la schizophrénie. Les Descriptions des autres troubles réunis sous F20 renvoient aux Directives précédentes.

Les troubles schizophréniques sont habituellement caractérisés par des distorsions fondamentales et caractéristiques de la pensée et de la perception, ainsi que par des affects inappropriés ou émoussés. La clarté de l'état de conscience et les capacités intellectuelles sont habituellement préservées, bien que certains déficits cognitifs puissent apparaître au cours de l'évolution. Le trouble entraîne une altération des fonctions fondamentales qui permettent à chacun d'être conscient de son identité, de son unicité et de son autonomie. Les pensées, les sentiments et les actes les plus intimes sont souvent ressentis comme étant connus ou partagés par les autres et le sujet peut être convaincu que des forces naturelles ou surnaturelles influencent ses pensées et ses actions, souvent par des moyens bizarres. Le sujet croit parfois que tout se rapporte à lui. Il éprouve souvent des hallucinations, surtout auditives, pouvant consister en des voix qui commentent son comportement ou ses pensées. Il peut avoir l'impression que les couleurs et les sons ont changé ou sont devenus anormalement intenses. Il attache parfois plus d'importance à des détails insignifiants d'un objet ou d'une situation qu'à leur ensemble. Le début de l'évolution est souvent caractérisé par une perplexité, conduisant à attribuer une signification particulière, le plus souvent péjorative pour le sujet, à des événements anodins. Alors que les éléments contingents et non significatifs d'un concept sont inhibés dans l'activité mentale normale, le sujet schizophrène leur attribue une importance primordiale et les utilise à la place de ceux qui sont pertinents et appropriés à la situation. La pensée devient vague, elliptique et obscure, et le discours est parfois incompréhensible. Les interruptions et les altérations par interpolations du cours de la pensée sont fréquentes. Le sujet peut être convaincu que ses pensées lui sont dérobées par une force extérieure. L'humeur est typiquement superficielle, capricieuse ou incongrue. Il peut y avoir une ambivalence et une perturbation de la volonté, se manifestant par une inertie, un négativisme ou une stupeur. Le trouble peut comporter des symptômes catatoniques. Son début peut être aigu, avec présence de troubles sévères du comportement, ou insidieux, avec survenue progressive d'idées et de conduites bizarres. L'évolution, très variable, peut être spécifiée à l'aide du cinquième caractère du code. Elle n'est pas obligatoirement chronique ou continue. Dans un certain nombre de cas, variable selon les cultures et les populations, elle peut se faire vers une rémission complète ou quasi complète. La fréquence du trouble est apparemment identique chez les hommes et chez les femmes, mais l'âge de survenue est souvent plus tardif chez les femmes.

Bien qu'il n'existe aucun symptôme véritablement pathognomonique, il s'avère utile, d'un point de vue pratique, de subdiviser les symptômes cités ci-dessus en différents groupes, souvent concomitants, ayant une importance particulière pour le diagnostic :

(a) écho de la pensée, pensées imposées ou vol de la pensée, divulgation de la pensée;
(b) idées délirantes de contrôle, d'influence ou de passivité, se rapportant clairement à des mouvements corporels ou à des pensées, actions ou sensations spécifiques, ou perception délirante;
(c) hallucinations auditives dans lesquelles une ou plusieurs voix commentent en permanence le comportement du patient, ou parlent de lui, ou autres types d'hallucinations auditives dans lesquelles une ou plusieurs voix émanent d'une partie du corps;
(d) autres idées délirantes persistantes, culturellement inadéquates ou invraisemblables, concernant p. ex. l'identité religieuse ou politique, ou des pouvoirs surhumains (être capable de contrôler le temps, ou de communiquer avec des extraterrestres);
(e) hallucinations persistantes de n'importe quel type, accompagnées soit d'idées délirantes fugaces ou à peine ébauchées, sans contenu affectif évident, soit d'idées surinvesties persistantes, ou hallucinations survenant quotidiennement pendant des semaines ou des mois d'affilée;
(f) interruptions ou altération par interpolations du cours de la pensée, rendant le discours incohérent et hors de propos, ou néologismes;
(g) comportement catatonique : excitation, posture catatonique, flexibilité cireuse, négativisme, mutisme ou stupeur;
(h) symptômes «négatifs» : apathie importante, pauvreté du discours, émoussement affectif ou réponses affectives inadéquates (ces symptômes sont généralement responsables d'un retrait social et d'une altération des performances sociales). Il doit être clairement établi que ces symptômes ne sont pas dus à une dépression ou à un traitement neuroleptique;
(i) modification globale, persistante et significative de certains aspects du comportement, se manifestant par une perte d'intérêt, un comportement sans but, une inactivité, une attitude centrée sur soi-même, et un retrait social.

Directives pour le diagnostic

Le diagnostic de schizophrénie repose habituellement sur la présence manifeste d'au moins un symptôme (et habituellement de deux ou de plusieurs symptômes si leur présence est moins évidente) de l'un des groupes (a) à (d), ou de symptômes d'au moins deux des groupes (e) à (h), persistant la plupart du temps pendant un épisode d'au moins un mois. Quand un trouble répond aux conditions symptomatiques d'une schizophrénie, mais persiste moins d'un mois (avec ou sans traitement), on doit porter un diagnostic de trouble psychotique aigu d'allure schizophrénique (F23.2). Et si les symptômes persistent au-delà d'un mois, on doit modifier ce diagnostic pour celui de schizophrénie. La caractéristique décrite sous (i) concerne uniquement le diagnostic de schizophrénie simple (F20.6); elle doit être présente pendant au moins un an.

On se rend parfois compte — rétrospectivement — qu'une phase prodromique, comportant des symptômes et des comportements pathologiques (p. ex. un manque d'intérêt pour le travail, les activités sociales, l'apparence et l'hygiène personnelles, ou une anxiété généralisée, des tendances dépressives et des préoccupations), a précédé la survenue des symptômes psychotiques de plusieurs semaines, voire de plusieurs mois. Étant donné qu'il est difficile de préciser le moment de la survenue du trouble, le critère de durée (au moins un mois) se réfère uniquement à la présence des symptômes spécifiques cités ci-dessus et non pas à la présence d'une phase prodromique non psychotique.

On ne doit pas porter un diagnostic de schizophrénie quand le tableau clinique comporte des symptômes dépressifs ou maniaques au premier plan, à moins d'être certain que les symptômes schizophréniques précédaient les troubles de l'humeur. Si des symptômes schizophréniques et affectifs se développent simultanément et sont d'égale importance, on doit faire un diagnostic de trouble schizo-affectif (F25), même si les symptômes schizophréniques semblent — en eux-mêmes — justifier un diagnostic de schizophrénie. Par ailleurs, on ne doit pas porter un diagnostic de schizophrénie quand il existe une atteinte cérébrale manifeste ou une intoxication ou un sevrage à une substance psycho-active. Des troubles semblables, apparaissant au cours d'une épilepsie ou d'une autre affection cérébrale, sont à classer sous F06.2, ceux induits par des substances psycho-actives sous F1x.5.

Type d'évolution

On peut utiliser le cinquième caractère du code pour spécifier l'évolution du trouble :

F20.x0 continue

F20.x1 épisodique avec déficit progressif

F20.x2 épisodique avec déficit stable

F20.x3 épisodique rémittente

F20.x4 rémission incomplète

F20.x5 rémission complète

F20.x8 autre

F20.x9 évolution imprévisible, période d'observation trop brève

F20.0 Schizophrénie paranoïde

La schizophrénie paranoïde est la forme la plus fréquente de schizophrénie dans la majeure partie du monde. Le tableau clinique se caractérise essentiellement par la présence d'idées délirantes relativement stables, souvent de persécution, habituellement accompagnées d'hallucinations, en particulier auditives, et d'autres anomalies de la perception. Le tableau clinique n'est pas dominé par des perturbations des affects, de la volonté et du langage, ou par des symptômes catatoniques.

Exemples des symptômes les plus courants dans la schizophrénie paranoïde :

(a) idées délirantes de persécution, de référence, de naissance de rang élevé, de mission spéciale, de modification corporelle ou de jalousie.

(b) hallucinations à type de voix qui menacent le sujet ou lui donnent des ordres, ou hallucinations auditives non verbales, p. ex. des sifflements, des bourdonnements ou des rires.

(c) hallucinations olfactives, gustatives, sexuelles ou relatives à d'autres sensations corporelles ; les hallucinations visuelles sont rarement au premier plan.

Au cours des phases aiguës, il peut y avoir des troubles manifestes du cours de la pensée, mais ces derniers n'empêchent pas le sujet de décrire clairement ses idées délirantes et ses hallucinations. L'affect est habituellement moins émoussé que dans d'autres formes de schizophrénie, mais il est souvent légèrement incongru. Il existe souvent des perturbations de l'humeur, p. ex. une irritabilité, des accès de colère, des plaintes multiples ou une méfiance. Il existe également souvent des symptômes «négatifs», p. ex. un émoussement de l'affect ou une altération de la volonté, mais ces symptômes ne dominent pas le tableau clinique.

L'évolution de la schizophrénie paranoïde peut être épisodique, comporter des rémissions partielles ou totales, ou être chronique. Dans les formes chroniques, les symptômes florides persistent pendant des années et il est difficile d'individualiser des épisodes déterminés. L'âge de survenue est habituellement plus tardif que dans les formes hébéphréniques et catatoniques.

Directives pour le diagnostic

Le trouble doit répondre aux critères généraux de la schizophrénie (voir l'introduction de F20). Par ailleurs, les hallucinations et/ou les idées délirantes doivent être au premier plan de la symptomatologie, et les perturbations de l'affect, de la volonté et du langage, ainsi que les symptômes catatoniques, doivent être relativement discrets. Habituellement, les hallucinations correspondent à celles qui sont décrites en (b) et (c). Les idées délirantes peuvent être de pratiquement n'importe quel type, mais les idées délirantes de contrôle, d'influence ou de passivité et les idées de persécution sont les plus caractéristiques.

F2

Inclure : schizophrénie paraphrénique

Diagnostic différentiel. On doit exclure les psychoses épileptiques ou induites par des substances psycho-actives. Par ailleurs, on doit savoir que les idées délirantes de persécution ont parfois peu de valeur diagnostique dans certaines cultures ou pays.

Exclure : état paranoïaque d'involution (F22.8)
paranoïa (F22.0)

F20.1 Schizophrénie hébéphrénique

Forme de schizophrénie caractérisée par la présence, au premier plan, d'une perturbation des affects; les idées délirantes et les hallucinations sont passagères et fragmentaires, le comportement irresponsable et imprévisible; il existe fréquemment un maniérisme. L'humeur est superficielle et inappropriée et souvent accompagnée de fous rires ou de sourires suffisants, ou d'une attitude hautaine, de grimaces, d'un maniérisme, d'espiègleries, de plaintes hypocondriaques et de stéréotypies verbales. La pensée est désorganisée et le discours décousu et incohérent. Le sujet à tendance à s'isoler. Son comportement semble sans but ni émotion. Cette forme de schizophrénie débute habituellement entre 15 et 25 ans. Le pronostic est habituellement médiocre, en raison de l'apparition précoce de symptômes «négatifs», comportant, en particulier, un émoussement des affects et une perte de la volonté.
Le tableau clinique est habituellement dominé par une perturbation des affects, de la volonté, et du cours de la pensée. La symptomatologie peut comporter des hallucinations et des idées délirantes, mais elles ne doivent pas être au premier plan. Le patient ne prend plus d'initiatives et ne fait plus de projets, et son comportement est typiquement sans objet et non orienté vers un but. Il peut s'intéresser d'une façon superficielle et maniérée à la religion, à la philosophie et à d'autres sujets abstraits. Il peut être difficile de suivre le cours de ses pensées.

Directives pour le diagnostic

Le trouble doit répondre aux critères généraux de la schizophrénie (voir l'introduction à F20). En principe, un diagnostic initial d'hébéphrénie doit être réservé à des adolescents et à des adultes jeunes. La personnalité prémorbide est typiquement, mais pas toujours, caractérisée par une timidité et une tendance à la solitude. Un diagnostic fiable d'hébéphrénie requiert habituellement une période d'observation de deux à trois mois, pendant laquelle les comportements décrits ci-dessus sont présents en permanence.

Inclure : hébéphrénie
schizophrénie désorganisée.

F20.2 Schizophrénie catatonique

La schizophrénie catatonique est essentiellement caractérisée par la présence de perturbations psychomotrices importantes, pouvant aller d'un extrême à un autre : hyperkinésie ou stupeur, obéissance automatique ou négativisme. Des attitudes imposées ou des postures catatoniques peuvent être maintenues pendant une période prolongée. La survenue d'épisodes d'agitation violente est caractéristique de cette forme de schizophrénie. Pour des raisons encore mal connues, la schizophrénie catatonique est devenue rare dans les pays industrialisés, alors qu'elle reste fréquente ailleurs. Les manifestations catatoniques peuvent s'accompagner d'un état oniroïde (semblable à un rêve) comportant des expériences hallucinatoires intensément vécues.

Directives pour le diagnostic

Le trouble doit répondre aux critères généraux de la schizophrénie (voir l'introduction à F20). Des symptômes catatoniques isolés peuvent survenir de façon transitoire dans le cadre des autres formes de schizophrénie. Pour un diagnostic de schizophrénie catatonique, le tableau clinique doit être dominé par l'un au moins des comportements suivants :

(a) stupeur (diminution importante de la réactivité à l'environnement et diminution des mouvements spontanés et de l'activité) ou mutisme;
(b) excitation (activité motrice sans finalité apparente, non influencée par les stimuli externes);
(c) posture catatonique (prise volontaire et maintien de postures inadéquates ou bizarres);
(d) négativisme (résistance sans motif apparent à tous les ordres ou tentatives de mobilisation, ou mouvements dans la direction opposée);
(e) rigidité (maintien d'une posture rigide entravant les efforts de mobilisation);
(f) flexibilité cireuse (maintien des membres et du corps dans des positions imposées de l'extérieur);
(g) autres symptômes comme la suggestibilité (obéissance automatique aux ordres), et la persévération de mots et de phrases.

Quand il n'est pas possible de dialoguer avec un sujet présentant des manifestations comportementales évocatrices d'une schizophrénie catatonique, le diagnostic de schizophrénie doit rester provisoire et on doit tenter de mettre en évidence d'autres symptômes. En effet, la présence de symptômes catatoniques ne fait pas nécessairement porter un diagnostic de schizophrénie. Certains symptômes catatoniques peuvent être liés à une maladie cérébrale, à un trouble métabolique, à la consommation d'alcool ou d'autres substances psycho-actives, ou survenir au cours d'un trouble de l'humeur.

Inclure : catalepsie schizophrénique
catatonie schizophrénique
flexibilité cireuse catatonique
stupeur catatonique

F20.3 Schizophrénie indifférenciée

États répondant aux critères généraux de la schizophrénie, (voir l'introduction à F20) mais ne correspondant à aucune des formes cliniques F20.0-F20.2 décrites ci-dessus, ou répondant simultanément aux critères de plusieurs de ces formes, sans prédominance nette d'un groupe déterminé de caractéristiques diagnostiques. Cette catégorie doit être réservée à des états psychotiques ne pouvant être classés dans l'une des trois catégories précédentes et ne répondant pas, par ailleurs, aux critères de la schizophrénie résiduelle (F20.5) ou à ceux de la dépression post-schizophrénique (F20.4).

Directives pour le diagnostic

Ce sous-type doit être réservé aux patients qui :
(a) répondent aux critères généraux de la schizophrénie (voir l'introduction à F20)
(b) ne répondent ni aux critères des formes paranoïde, hébéphrénique ou catatonique, ni à ceux de la schizophrénine résiduelle ou de la dépression post-schizophrénique, ou qui répondent simultanément aux critères d'au moins deux des trois premières formes (paranoïde, hébéphrénique ou catatonique).

Inclure : schizophrénie atypique

F20.4 Dépression post-schizophrénique

Épisode dépressif, éventuellement prolongé, survenant au décours d'une maladie schizophrénique. Certains symptômes schizophréniques doivent encore être présents, mais ne dominent plus le tableau clinique. Les symptômes schizophréniques qui persistent peuvent être «positifs» ou «négatifs» (ces derniers étant toutefois plus fréquents). On ne sait pas encore si les symptômes dépressifs sont simplement révélés par la disparition des symptômes psychotiques ou s'ils correspondent au développement d'un nouveau trouble. On ne sait pas non plus si les symptômes dépressifs sont des constituants intrinsèques de la schizophrénie ou s'ils relèvent d'une réaction psychologique à la maladie. Ils sont rarement suffisamment graves pour répondre aux critères d'un épisode dépressif sévère (F32.2 et F32.3). Il est souvent difficile de faire la part des symptômes dus à la dépression, de ceux dus au traitement neuroleptique, ou encore de ceux dus à l'altération de la volonté et à l'émoussement affectif caractéristique de la schizophrénie. Le trouble s'accompagne d'un risque accru de suicide.

Directives pour le diagnostic

Le diagnostic repose sur les éléments suivants :
(a) le patient a présenté un trouble schizophrénique répondant aux critères généraux de la schizophrénie (voir l'introduction à F20) au cours des douze mois précédents;
(b) certains symptômes schizophréniques sont encore présents;
(c) les symptômes dépressifs sont au premier plan, sont à l'origine d'un sentiment de détresse, répondent aux critères d'un épisode dépressif (F32.-) et persistent au moins deux semaines.

Si le patient ne présente plus aucun symptôme schizophrénique, on doit faire un diagnostic d'épisode dépressif (F32). Si les symptômes schizophréniques restent florides et au premier plan de la symptomatologie, le diagnostic doit rester celui de la forme clinique appropriée de schizophrénie (F20.0, F20.1, F20.2, ou F20.3).

F20.5 Schizophrénie résiduelle

Stade chronique de l'évolution d'une maladie schizophrénique, avec une progression nette à partir du début (comprenant un ou plusieurs épisodes avec symptômes psychotiques répondant aux critères de la schizophrénie décrits dans l'introduction à F20) jusqu'à un stade tardif de l'évolution caractérisé par des symptômes «négatifs», durables mais pas obligatoirement irréversibles.

Directives pour le diagnostic

Le diagnostic repose sur les éléments suivants :

(a) présence, au premier plan, de symptômes schizophréniques «négatifs» : ralentissement psychomoteur; hypoactivité; émoussement affectif; passivité et manque d'initiative; pauvreté de la quantité et du contenu du discours; pauvreté de la communication non verbale (expression faciale, contact oculaire, modulation de la voix et gestes); manque de soins apportés à sa personne et performances sociales médiocres;

(b) présence, dans les antécédents, d'au moins un épisode psychotique manifeste répondant aux critères généraux de la schizophrénie;

(c) une période d'au moins un an pendant laquelle l'intensité et la fréquence des symptômes florides, en particulier des idées délirantes et des hallucinations, ont été négligeables ou nettement atténuées et pendant laquelle un syndrome schizophrénique «négatif» a été présent;

(d) absence de démence ou d'autres affections cérébrales organiques; absence de dépression chronique ou de phénomènes d'institutionnalisation suffisants pour rendre compte de la symptomatologie négative.

Quand on manque d'informations pour conclure à la présence, dans le passé, d'un épisode psychotique manifeste, répondant aux critères généraux de la schizophrénie, on doit porter un diagnostic provisoire de schizophrénie résiduelle.

Inclure : état résiduel schizophrénique
«Restzustand» schizophrénique
schizophrénie chronique indifférenciée

F20.6 Schizophrénie simple

Trouble peu fréquent caractérisé par la survenue insidieuse et progressive de bizarreries du comportement, d'une incapacité à répondre aux exigences de la vie en société et d'une diminution globale des performances. On ne met pas en évidence d'idées délirantes ni d'hallucinations, et le trouble n'est pas aussi manifestement psychotique que les formes catatoniques et hébéphréniques de la schizophrénie. Il existe, comme dans la schizophrénie résiduelle, des caractéristiques «négatives» (p. ex. un émoussement affectif ou une perte de la volonté), mais elles ne sont pas précédées d'un quelconque symptôme psychotique manifeste. Le trouble conduit habituellement à une désinsertion sociale croissante avec vagabondage, inactivité et absence de projets.

Directives pour le diagnostic

Il est très difficile de faire un diagnostic de schizophrénie simple. Le diagnostic repose sur la présence d'une période d'au moins un an, caractérisée par la survenue, lente et progressive, de symptômes «négatifs» (voir F20.5), mais sans aucun antécédent d'hallucinations, d'idées délirantes, ou d'autres caractéristiques psychotiques manifestes. Le trouble s'accompagne de modifications significatives du comportement personnel, se manifestant par une perte d'intérêt, une inactivité et un retrait social importants.

Inclure : schizophrenia simplex.

F20.8 Autres formes de schizophrénie

Inclure : schizophrénie cénestopathique
trouble schizophréniforme SAI

Exclure : schizophrénie cyclique (F25.2)
schizophrénie latente (F23.2)
trouble psychotique aigu d'allure schizophrénique (F23.2)

F20.9 Schizophrénie, sans précision

F21 Trouble schizotypique

Trouble caractérisé par un comportement excentrique et des anomalies de la pensée et des affects, ressemblant à celles de la schizophrénie, mais ne comportant aucune anomalie schizophrénique manifeste ou caractéristique à un moment quelconque de l'évolution. Sans qu'il existe de perturbation dominante ou typique de ce trouble, chacune des manifestations suivantes peut être présente :

(a) affect inapproprié ou restreint, attitude froide et distante; (b) comportement ou présentation bizarre, excentrique ou singulier;
(c) pauvreté du contact et tendance au retrait social;
(d) croyances ou idées bizarres ou magiques influençant le comportement et ne correspondant pas aux normes d'un sous-groupe culturel;
(e) méfiance ou idéation persécutoire;
(f) ruminations obsessionnelles contre lesquelles le sujet ne lutte pas, possédant souvent un contenu dysmorphophobique, sexuel ou agressif;
(g) perceptions inhabituelles, p. ex. illusions somatosensorielles et expériences de dépersonnalisation ou de déréalisation;
(h) pensée vague, circonstanciée, métaphorique, trop élaborée et souvent stéréotypée, se traduisant par un discours bizarre ou d'autres manifestations, mais sans incohérence marquée;
(i) épisodes transitoires quasi psychotiques comportant des illusions intenses, des hallucinations auditives ou autres, et des idées pseudo-délirantes, survenant habituellement sans facteur déclenchant extérieur.

Le trouble évolue de façon chronique avec une intensité fluctuante. Il évolue parfois vers une schizophrénie manifeste. Son début est difficile à déterminer, et son évolution correspond habituellement à celle d'un trouble de la personnalité. Il est plus fréquent chez les parents biologiques de sujets schizophrènes, et fait probablement partie du «spectre» génétique de la schizophrénie.

Directives pour le diagnostic

Cette catégorie doit être utilisée avec prudence, étant donné qu'elle ne se différencie pas nettement de la schizophrénie simple et des personnalités schizoïdes ou paranoïaques. Au moins trois, et de préférence quatre, des manifestations typiques citées ci-dessus doivent avoir été présentes, de façon continue ou épisodique, pendant au moins deux ans, chez un sujet n'ayant jamais répondu aux critères de la schizophrénie. Des antécédents de schizophrénie chez un parent biologique du premier degré renforcent la probabilité du diagnostic, mais leur présence n'est pas obligatoire.

Inclure : personnalité schizotypique
réaction schizophrénique latente
schizophrénie borderline
schizophrénie latente
schizophrénie pré-psychotique
schizophrénie prodromique
schizophrénie pseudo-névrotique
schizophrénie pseudo-psychopathique

Exclure : personnalité schizoïde (F60.1)
syndrome d'Asperger (F84.5).

F2

F22 Troubles délirants persistants

Ce groupe réunit divers troubles, caractérisés uniquement — ou essentiellement — par la présence d'idées délirantes persistantes et ne pouvant être classés parmi les troubles organiques, schizophréniques ou affectifs. Les troubles délirants persistants sont probablement hétérogènes et n'ont apparemment pas de rapport avec la schizophrénie. La part respective des facteurs génétiques, des caractéristiques de la personnalité et des facteurs de stress psychosociaux dans la survenue de ces troubles est encore incertaine et probablement variable.

F22.0 Trouble délirant

Groupe de troubles caractérisé par la survenue d'une idée délirante unique ou d'un ensemble d'idées délirantes apparentées, habituellement persistantes, durant parfois toute la vie. Le contenu de l'idée ou des idées délirantes est très variable. Il s'agit habituellement d'idées délirantes de persécution, hypocondriaques ou de grandeur, mais il peut s'agir également d'idées délirantes de revendication ou de jalousie; ailleurs, le sujet est convaincu que son corps est difforme, ou que les autres pensent qu'il sent mauvais ou qu'il est homosexuel. Dans les cas typiques, le trouble délirant ne comporte pas d'autres manifestations psychopathologiques. Il peut toutefois s'accompagner de symptômes dépressifs intermittents, et, dans certains cas, d'hallucinations olfactives ou tactiles. La présence d'hallucinations auditives (voix) manifestes et persistantes, de symptômes schizophréniques tels que des idées délirantes d'influence ou un émoussement net des affects, ou la mise en évidence d'une affection cérébrale, sont incompatibles avec le diagnostic. Toutefois, en particulier chez les sujets âgés, la présence d'hallucinations auditives, survenant de façon irrégulière ou transitoire, ne permet pas d'éliminer ce diagnostic, sauf s'il s'agit d'hallucinations typiquement schizophréniques ou si les hallucinations dominent le tableau clinique. Le trouble survient habituellement à l'âge moyen de la vie, mais il peut débuter plus tôt, en particulier chez les sujets qui sont convaincus d'avoir une malformation. Le contenu de l'idée délirante et le moment de sa survenue sont souvent en rapport avec la situation du sujet (p. ex. idées délirantes de persécution chez des sujets faisant partie d'une minorité culturelle). Les affects, le discours et le comportement sont normaux, tant qu'il ne s'agit pas d'actions et d'attitudes directement en rapport avec une idée délirante ou un système délirant.

Directives pour le diagnostic

La caractéristique essentielle — voire unique — de ce trouble est la présence d'idées délirantes. Elles doivent persister pendant au moins trois mois. Elles doivent être propres au sujet, c.-à.-d. ne pas être partagées par le sous-groupe culturel. Des symptômes dépressifs ou un épisode dépressif authentique (F32) peuvent être présents de façon intermittente, mais les idées délirantes persistent même quand les troubles de l'humeur sont absents. La mise en évidence d'une affection cérébrale, ou la présence d'hallucinations auditives répétées ou d'antécédents de symptômes schizophréniques (p. ex. d'idées délirantes de contrôle ou d'une divulgation de la pensée), sont incompatibles avec le diagnostic.

Inclure : délire sensitif de relation
état paranoïaque
paranoïa
paraphrénie tardive
psychose paranoïaque SAI
sensitiver Beziehungswahn.

Exclure : personnalité paranoïaque (F60.0)
psychose paranoïaque psychogène (F23.3)
réaction paranoïaque (F23.3)
schizophrénie paranoïde (F20.0)

F22.8 Autres troubles délirants persistants

Catégorie résiduelle de troubles délirants persistants, ne répondant pas aux critères d'un trouble délirant (F22.0). Classer ici les troubles dans lesquels l'idée ou les idées délirantes sont accompagnées d'hallucinations auditives persistantes à type de voix ou de symptômes schizophréniques ne répondant pas aux critères de la schizophrénie (F20.-). Quand un trouble délirant persiste pendant moins de trois mois, il doit être classé, au moins temporairement, en F23.

Inclure : dysmorphophobie délirante état paranoïaque d'involution paranoïa quérulente.

F22.9 Trouble délirant persistant, sans précision

F23 Troubles psychotiques aigus et transitoires

Les données cliniques empiriques actuelles ne permettent pas de proposer une classification définitive des troubles psychotiques aigus. Celle qui est présentée ici repose sur des informations partielles et sur certaines traditions cliniques, et utilise des concepts qui ne sont ni clairement définis ni nettement individualisés. En l'absence d'un système multiaxial testé et validé, le seul moyen d'éviter des confusions diagnostiques consiste à recourir à une suite de décisions successives fondées sur l'importance relative de certains éléments clé. Il s'agit, par ordre d'importance décroissante :

(a) du caractère aigu de la survenue du trouble (en deux semaines ou moins), pour définir le groupe dans son ensemble
(b) de la présence de syndromes typiques
(c) de la présence de facteurs de stress aigu

Ces éléments clé permettent aux cliniciens d'identifier chaque trouble psychotique aigu, même quand ils ne partagent pas l'ordre de priorité susmentionné.

Il est conseillé de préciser la rapidité de survenue des troubles. *Début aigu* : passage, en deux semaines ou moins, d'un état exempt de toute caractéristique psychotique à un état manifestement psychotique. Un début aigu semble constituer un facteur de bon pronostic, et, d'après certaines données, le pronostic serait même d'autant plus favorable que le début est plus aigu. Pour cette raison, il est conseillé de spécifier si le début était «brutal» (installation du tableau clinique en moins de 48 heures).

Syndromes typiques. Les spécialistes de plusieurs pays accordent une importance particulière à un syndrome, appelé ici «polymorphe», dans lequel la symptomatologie change rapidement, à la fois de nature et d'intensité. Le deuxième syndrome est caractérisé par la présence de symptômes schizophréniques typiques.

Association à des facteurs de stress aigus. La survenue des psychoses aiguës est traditionnellement associée à des facteurs de stress aigus. D'après certaines données, une proportion importante de troubles psychotiques aigus semblent toutefois survenir en l'absence de tout facteur de stress. La présence ou l'absence de tels facteurs peut être spécifiée à l'aide du cinquième caractère du code. Un diagnostic «avec facteur de stress aigu associé» signifie que les premiers symptômes psychotiques sont survenus dans les deux semaines qui ont suivi un ou plusieurs événements considérés comme stressants par la plupart des individus faisant partie du même sous-groupe culturel. Comme exemples typiques, on peut citer d'une part le deuil, la perte inattendue d'un associé ou d'un travail, ou le mariage, et de l'autre les traumatismes psychologiques liés à des situations de combat, de terrorisme ou de torture. Les difficultés et les problèmes anciens et durables ne doivent pas être considérés comme des facteurs de stress dans ce contexte.

En général ces troubles guérissent complètement en moins de trois mois, souvent en quelques semaines ou quelques jours. Ils évoluent rarement vers des états persistants et invalidants. Il est toutefois impossible, dans l'état actuel des connaissances, d'identifier précocement les cas d'évolution défavorable.

Les Descriptions Cliniques et Directives pour le Diagnostic tiennent compte du fait que les cliniciens doivent faire un diagnostic et traiter des patients quelques jours ou semaines après la survenue du trouble, c.-à.-d. à un moment où il n'est pas possible de prévoir la durée de celui-ci. Elles comportent, notamment, des précisions concernant la durée des troubles et le passage d'un trouble à un autre, et attirent l'attention sur la nécessité de modifier parfois le diagnostic.

La nomenclature de ces troubles aigus est aussi incertaine que leur statut nosologique. Néanmoins des efforts ont été faits pour utiliser des termes simples et familiers. Pour des raisons pratiques, l'appellation «trouble psychotique» est utilisée pour tous les troubles de ce groupe (le terme «psychotique» est défini dans l'Introduction, page 3); elle est suivie d'un terme qui précise la caractéristique essentielle de chaque trouble, dans l'ordre de priorité défini ci-dessus.

Directives pour le diagnostic

Aucun des troubles de ce groupe ne répond aux critères d'un épisode maniaque (F30) ou dépressif (F32); ils peuvent toutefois s'accompagner, par moments, de perturbations émotionnelles et de symptômes affectifs manifestes.

Il n'existe aucun élément en faveur d'une affection organique, p. ex. une commotion cérébrale, un delirium ou une démence. Le trouble s'accompagne souvent d'une perplexité, de préoccupations et d'un manque d'attention au cours des conversations; quand ces symptômes sont marqués ou persistants et font évoquer un delirium ou une démence, on doit différer le diagnostic et poursuivre les investigations et l'observation. On ne doit pas porter ce diagnostic quand le sujet présente une intoxication manifeste à l'alcool ou à une autre substance psycho-active. En revanche, une augmentation légère et récente de la consommation de marijuana ou d'alcool, sans intoxication ou désorientation manifeste, ne permet pas d'éliminer un diagnostic de trouble psychotique aigu.

Le critère de durée (survenue en 48 heures; survenue en moins de deux semaines) concerne le délai au bout duquel les symptômes psychotiques sont évidents et perturbent la vie quotidienne, au moins dans certains de ses aspects. Les symptômes peuvent toutefois s'aggraver et atteindre leur acmé après ce délai. Pour le diagnostic de trouble psychotique aigu, il suffit que les symptômes soient manifestes dans les délais indiqués ou qu'ils aient amené le sujet à consulter. Le critère de durée ne tient pas compte de la présence d'une phase prodromique, caractérisée par la survenue d'une anxiété, d'une dépression, d'un retrait social ou de perturbations modérées du comportement.

On peut utiliser le cinquième caractère du code pour noter la présence ou l'absence d'un facteur de stress aigu associé :

F23.x0 sans facteur de stress aigu associé

F23.x1 avec facteur de stress aigu associé

F23.0 Trouble psychotique aigu polymorphe sans symptômes schizophréniques

Trouble psychotique aigu, comportant des hallucinations, des idées délirantes ou des perturbations des perceptions, manifestes mais très variables, changeant d'un jour à l'autre, voire d'une heure à l'autre. Il existe souvent un bouleversement émotionnel s'accompagnant de sentiments intenses et passagers de bonheur et d'extase, d'anxiété ou d'irritabilité. Le polymorphisme et l'instabilité sont caractéristiques du tableau clinique et, même si des symptômes affectifs ou psychotiques isolés peuvent par moments être au premier plan, le trouble ne répond pas aux critères d'un épisode maniaque (F30.-), d'un épisode dépressif (F32.-) ou d'une schizophrénie (F20.-). Le trouble a souvent un début brutal (en l'espace de 48 heures) et disparaît souvent rapidement; dans de nombreux cas, on ne retrouve aucun facteur de stress manifeste.

Quand les symptômes persistent pendant plus de trois mois, le diagnostic doit être modifié, habituellement pour celui de trouble délirant persistant (F22.-) ou celui d'un autre trouble psychotique non organique (F28).

Directives pour le diagnostic

Le diagnostic repose sur :

(a) la survenue aiguë de manifestations psychotiques (avec passage d'un état non psychotique à un état manifestement psychotique en deux semaines ou moins);

(b) la présence d'hallucinations ou d'idées délirantes de plusieurs types, changeant à la fois de nature et d'intensité, d'un jour à l'autre ou d'un moment à l'autre dans une même journée;

(c) des passages fréquents d'un état émotionnel à un autre;

(d) le fait qu'aucun symptôme ne persiste pendant une durée suffisante pour répondre aux critères de la schizophrénie (F20.-) ou d'un épisode maniaque ou dépressif (F30.- ou F32.-).

Inclure : bouffée délirante sans symptômes schizophréniques, ou sans précision
psychose cycloïde sans symptômes schizophréniques, ou sans précision

F23.1 Trouble psychotique aigu polymorphe avec symptômes schizophréniques

Trouble psychotique aigu, caractérisé par la présence du tableau clinique polymorphe et instable décrit sous F23.0, mais comportant par ailleurs certains symptômes typiquement schizophréniques (F20.-), présents de façon régulière.

Directives pour le diagnostic

Le diagnostic repose sur la mise en évidence des critères (a), (b), et (c) du Trouble psychotique aigu polymorphe (F23.0) et sur la présence de certains symptômes typiquement schizophréniques (F20.-), persistant la plupart du temps depuis l'installation du tableau clinique manifeste.
Quand les symptômes schizophréniques persistent plus d'un mois, le diagnostic doit être modifié pour celui de schizophrénie (F20.-).

Inclure : bouffée délirante avec symptômes schizophréniques, ou sans précision
psychose cycloïde avec symptômes schizophréniques, ou sans précision

F23.2 Trouble psychotique aigu d'allure schizophrénique

Trouble psychotique aigu, caractérisé par la présence de symptômes psychotiques relativement stables, répondant aux critères de la schizophrénie (F2O.-), mais persistant moins d'un mois. Le trouble peut s'accompagner d'une variabilité ou d'une instabilité émotionnelle modérée, mais nettement moins importante que dans le trouble psychotique aigu polymorphe (F23.0).

Directives pour le diagnostic

Le diagnostic repose sur :

(a) la survenue aiguë de symptômes psychotiques (avec passage d'un état non psychotique à un état manifestement psychotique en deux semaines ou moins);
(b) la présence de symptômes typiquement schizophréniques (F20.-), persistant la plupart du temps depuis l'installation du tableau clinique à l'évidence psychotique;
(c) le fait que les critères d'un trouble psychotique aigu polymorphe ne sont pas réunis.

Quand les symptômes schizophréniques persistent pendant plus d'un mois, le diagnostic doit être modifié pour celui de schizophrénie (F20.-).

Inclure : onéirophrénie
psychose schizophréniforme de courte durée
réaction schizophrénique
schizophrénie (indifférenciée) aiguë
trouble schizophréniforme de courte durée

Exclure : trouble délirant organique ou d'allure schizophrénique (F06.2)
trouble schizophréniforme SAI (F20.8)

F23.3 Autres troubles psychotiques aigus, essentiellement délirants

Trouble psychotique aigu, caractérisé par la présence, au premier plan du tableau clinique, d'idées délirantes (habituellement de persécution ou de référence) ou d'hallucinations (habituellement auditives, à type de voix parlant directement au sujet), relativement stables, mais ne répondant pas aux critères de la schizophrénie (F20.-).

F2

Directives pour le diagnostic

Le diagnostic repose sur :
(a) la survenue aiguë de symptômes psychotiques (avec passage d'un état non psychotique à un état manifestement psychotique en deux semaines ou moins);
(b) la présence d'idées délirantes ou d'hallucinations, persistant la plupart du temps depuis l'installation d'un tableau clinique à l'évidence psychotique;
(c) le fait que ni les critères de la schizophrénie (F20.-) ni ceux d'un trouble psychotique aigu polymorphe (F23.0) ne sont réunis.

Quand les idées délirantes persistent pendant plus de trois mois, le diagnostic doit être modifié pour celui de trouble délirant persistant (F22.-). Si seules les hallucinations persistent pendant plus de trois mois, le diagnostic doit être modifié pour celui de «autre trouble psychotique non organique» (F28).

Inclure : psychose (paranoïaque) psychogène
réaction paranoïaque

F23.8 Autres troubles psychotiques aigus et transitoires

Classer ici tout autre trouble psychotique aigu ne pouvant être classé en F23.0 -.3, p. ex. un état psychotique aigu caractérisé par la présence d'idées délirantes ou d'hallucinations marquées mais passagères. Classer ici également les états d'agitation indéterminés, au sujet desquels on ne dispose pas d'informations plus précises, et qui ne comportent aucun élément en faveur d'une étiologie organique.

F23.9 Trouble psychotique aigu et transitoire, sans précision

Inclure : psychose réactionnelle brève SAI

F24 Trouble délirant induit

Trouble délirant rare, partagé par deux ou, parfois, plusieurs personnes très étroitement liées sur le plan émotionnel. Un seul des partenaires présente un trouble psychotique authentique; les idées délirantes sont induites chez l'autre (les autres) personne (s) et sont habituellement abandonnées en cas de séparation. La pathologie psychotique du partenaire dominant est habituellement — mais pas toujours ni obligatoirement — de type schizophrénique. Les idées délirantes, primaires ou induites, sont habituellement chroniques et à thème de persécution ou de grandeur. Dans la plupart des cas, le trouble est lié à un contexte particulier, dans la mesure où il survient chez des sujets qui ont établi une relation d'une intensité inhabituelle et sont isolés pour des raisons linguistiques, culturelles ou géographiques. Le sujet chez qui les idées délirantes sont induites se trouve habituellement dans une situation de dépendance ou de subordination par rapport au partenaire présentant le trouble psychotique primaire.

Directives pour le diagnostic

Le diagnostic de trouble délirant induit ne doit être porté que si :
(a) deux ou plusieurs personnes partagent la même idée délirante ou le même système délirant et se renforcent mutuellement dans cette conviction;
(b) il existe une relation très étroite entre ces personnes;
(c) on met en évidence des arguments chronologiques ou déduits du contexte montrant que le délire a été induit chez le partenaire passif du couple ou du groupe par contact avec le partenaire actif.

La survenue d'hallucinations induites est rare mais ne fait pas éliminer le diagnostic. On ne fait pas un diagnostic de trouble délirant induit lorsqu'on a des raisons de penser que deux personnes vivant ensemble présentent des troubles psychotiques indépendants, même si elles partagent certaines de leurs convictions délirantes.

Inclure : folie à deux
psychose symbiotique
trouble paranoïaque induit
trouble psychotique induit

Exclure : folie simultanée.

F25 Troubles schizo-affectifs

Troubles épisodiques, dans lesquels des symptômes affectifs et des symptômes schizophréniques sont conjointement présents au premier plan de la symptomatologie, au cours du même épisode, typiquement de façon simultanée, ailleurs séparés par des intervalles de tout au plus quelques jours. On ne sait pas encore exactement dans quelle mesure ces troubles sont liés aux troubles de l'humeur [affectifs] typiques (F30-F35) et aux troubles schizophréniques (F20-F24). Une catégorie séparée leur a été attribuée car ils étaient trop courants pour être ignorés. Les affections au cours desquelles des symptômes affectifs se surajoutent à une maladie schizophrénique préexistante ou en font partie, ou vont de pair ou alternent avec des troubles

délirants persistants d'un type différent, sont classées dans la catégorie correspondante (F20-F29). La simple présence d'idées délirantes ou d'hallucinations non congruentes à l'humeur au cours des troubles affectifs (F30.21, F31.51, F32.31, ou F33.31), ne justifie pas un diagnostic de trouble schizo-affectif.
Les épisodes schizo-affectifs récurrents, en particulier les épisodes schizo-affectifs de type maniaque, évoluent habituellement vers une guérison complète et ne s'accompagnent que rarement d'un état déficitaire.

Directives pour le diagnostic

Le diagnostic de trouble schizo-affectif ne doit être porté que lorsque des symptômes schizophréniques et des symptômes affectifs sont simultanément présents au premier plan de la symptomatologie au cours d'un même épisode de la maladie, ou séparés par des intervalles de tout au plus quelques jours, l'épisode pathologique ne justifiant ainsi ni un diagnostic de schizophrénie ni celui d'épisode dépressif ou maniaque. On ne doit pas porter ce diagnostic quand les symptômes schizophréniques et les symptômes affectifs surviennent séparément au cours d'épisodes différents de la maladie, p. ex. quand un sujet schizophrène présente des symptômes dépressifs au décours d'un épisode psychotique (voir dépression post-schizophrénique, F20.4). Les épisodes schizo-affectifs récurrents peuvent être tantôt de type maniaque, tantôt de type dépressif ou mixte. Ailleurs, un ou deux épisodes schizo-affectifs alternent avec des épisodes typiquement maniaques ou dépressifs. Dans le premier cas, on doit faire un diagnostic de trouble schizo-affectif. Dans le deuxième cas, la survenue d'un épisode schizo-affectif occasionnel ne fait pas éliminer un diagnostic de trouble affectif bipolaire ou de trouble dépressif récurrent, pourvu que — par ailleurs — le tableau clinique soit typique.

F25.0 Trouble schizo-affectif, type maniaque

Trouble dans lequel des symptômes schizophréniques et des symptômes maniaques sont conjointement au premier plan de la symptomatologie au cours d'un même épisode de la maladie. Il existe typiquement une exaltation de l'humeur, associée à une augmentation de l'estime de soi et à des idées de grandeur, ou, plus rarement, une agitation ou une irritabilité avec agressivité et idées de persécution. Dans les deux cas, la perturbation de l'humeur s'accompagne d'une augmentation de l'énergie, d'une hyperactivité, de difficultés de concentration, et d'une perte des inhibitions sociales normales. Il peut y avoir des idées délirantes de référence, de grandeur ou de persécution, mais le tableau clinique doit comporter par ailleurs des symptômes schizophréniques typiques, p. ex. une divulgation de la pensée, des idées délirantes de contrôle, des hallucinations auditives sous forme de voix, ou des idées délirantes bizarres. On doit souvent procéder à un examen approfondi pour s'assurer que le sujet présente effectivement des symptômes schizophréniques, et non de simples propos ironiques ou métaphoriques. Les épisodes schizo-affectifs, type maniaque, constituent habituellement des psychoses florides, à début aigu, caractérisées par la présence de troubles importants du comportement, mais évoluant habituellement vers une guérison complète en quelques semaines.

Directives pour le diagnostic

Le diagnostic repose sur la présence, au cours d'un même épisode de la maladie, d'une exaltation manifeste de l'humeur, ou d'une élation moins nette associée à une irritabilité ou une agitation, et d'au moins un, et de préférence deux symptômes typiquement schizophréniques (symptômes (a)-(d) de la schizophrénie (F20.-), clairement présents).

Cette catégorie doit être utilisée à la fois pour classer un épisode isolé et un trouble récurrent dont la plupart des épisodes sont des épisodes schizo-affectifs, type maniaque.

Inclure : psychose schizo-affective, type maniaque
psychose schizophréniforme, type maniaque.

F25.1 Trouble schizo-affectif, type dépressif

Trouble au cours duquel des symptômes schizophréniques et des symptômes dépressifs sont tous deux présents au premier plan de la symptomatologie au cours d'un même épisode de la maladie. La dépression de l'humeur est habituellement accompagnée de plusieurs symptômes ou anomalies comportementales caractéristiques, p. ex. d'un ralentissement, d'une insomnie, d'une réduction de l'énergie, d'une diminution de l'appétit ou d'une perte de poids, d'une diminution de l'intérêt, d'une diminution de l'aptitude à se concentrer, de sentiments de culpabilité, d'un sentiment de perte d'espoir, ou d'idées suicidaires. Le tableau clinique doit comporter, simultanément ou au cours du même épisode, des symptômes typiquement schizophréniques, p. ex. une divulgation de la pensée ou des idées délirantes de contrôle. Le sujet peut être convaincu qu'il est espionné ou qu'on complote contre lui (alors que cela n'est pas justifié par son comportement), ou entendre des voix dont le contenu ne comporte pas seulement des thèmes dépressifs typiques d'inadéquation personnelle ou de punition méritée, mais également des menaces pour sa vie ou des commentaires de son comportement. Un épisode schizo-affectif, type dépressif est habituellement moins floride et moins inquiétant qu'un épisode schizo-affectif, type maniaque, mais il persiste habituellement plus longtemps et a une évolution moins favorable. Dans la plupart des cas, les épisodes guérissent complètement, mais ils peuvent parfois évoluer vers un état schizophrénique résiduel.

Directives pour le diagnostic

Le diagnostic repose sur la présence, au cours d'un même épisode de la maladie, d'un état dépressif manifeste, caractérisé par la présence d'au moins deux des manifestations d'un épisode dépressif (voir F32.-), et d'au moins un, et de préférence deux symptômes typiquement schizophréniques (symptômes (a)-(d) de la schizophrénie (F20.-), clairement présents).

Cette catégorie doit être utilisée pour classer un épisode isolé et un trouble récurrent dont la plupart des épisodes sont des épisodes schizo-affectifs, type dépressif.

Inclure : psychose schizo-affective, type dépressif
psychose schizophréniforme, type dépressif

F25.2 Trouble schizo-affectif, type mixte

Classer ici les troubles dans lesquels des symptômes schizophréniques (F20.-) sont présents conjointement aux symptômes d'un trouble affectif bipolaire, épisode actuel mixte (F31.6).

Inclure : psychose schizophrénique et affective mixte
schizophrénie cyclique

F25.8 Autres troubles schizo-affectifs

F25.9 Trouble schizo-affectif, sans précision

Inclure : psychose schizo-affective SAI.

F28 Autres troubles psychotiques non organiques

Classer ici les troubles psychotiques qui ne répondent pas aux critères de la schizophrénie (F20.-), à ceux d'un trouble de l'humeur [affectif] de type psychotique (F30-F39), ou à ceux d'un trouble délirant persistant (F22.-).

Inclure : psychose hallucinatoire chronique SAI

F29 Psychose non organique, sans précision

Inclure : psychose SAI.

Exclure : psychose organique ou symptomatique SAI (F09)
trouble mental SAI (F99)

F30-F39
Troubles de l'humeur [affectifs]

Plan général de cette section

F30 Épisode maniaque

F30.0 Hypomanie
F30.1 Manie sans symptômes psychotiques
F30.2 Manie avec symptômes psychotiques
F30.8 Autres épisodes maniaques
F30.9 Épisode maniaque, sans précision

F31 Trouble affectif bipolaire

F31.0 Trouble affectif bipolaire, épisode actuel hypomaniaque
F31.1 Trouble affectif bipolaire, épisode actuel maniaque sans symptômes psychotiques
F31.2 Trouble affectif bipolaire, épisode actuel maniaque avec symptômes psychotiques
F31.3 Trouble affectif bipolaire, épisode actuel de dépression légère ou moyenne
.30 sans syndrome somatique
.31 avec syndrome somatique
F31.4 Trouble affectif bipolaire, épisode actuel de dépression sévère, sans symptômes psychotiques
F31.5 Trouble affectif bipolaire, épisode actuel de dépression sévère, avec symptômes psychotiques
F31.6 Trouble affectif bipolaire, épisode actuel mixte
F31.7 Trouble affectif bipolaire, actuellement en rémission
F31.8 Autres troubles affectifs bipolaires
F31.9 Trouble affectif bipolaire, sans précision

F32 Épisodes dépressifs

F32.0 Épisode dépressif léger
.00 sans syndrome somatique
.01 avec syndrome somatique
F32.1 Épisode dépressif moyen
.10 sans syndrome somatique
.11 avec syndrome somatique
F32.2 Épisode dépressif sévère sans symptômes psychotiques
F32.3 Épisode dépressif sévère avec symptômes psychotiques
F32.8 Autres épisodes dépressifs
F32.9 Épisode dépressif, sans précision

F33 Trouble dépressif récurrent

F33.0 Trouble dépressif récurrent, épisode actuel léger
.00 sans syndrome somatique
.01 avec syndrome somatique
F33.1 Trouble dépressif récurrent, épisode actuel moyen
.10 sans syndrome somatique
.11 avec syndrome somatique
F33.2 Trouble dépressif récurrent, épisode actuel sévère sans symptômes psychotiques
F33.3 Trouble dépressif récurrent, épisode actuel sévère avec symptômes psychotiques
F33.4 Trouble dépressif récurrent, actuellement en rémission
F33.8 Autres troubles dépressifs récurrents
F33.9 Trouble dépressif récurrent, sans précision

F34 Troubles de l'humeur [affectifs] persistants

F34.0 Cyclothymie
F34.1 Dysthymie
F34.8 Autres troubles de l'humeur [affectifs] persistants
F34.9 Trouble de l'humeur [affectif] persistant, sans précision

F38 Autres troubles de l'humeur [affectifs]

F38.0 Autres troubles de l'humeur [affectifs] isolés
.00 épisode affectif mixte
F38.1 Autres troubles de l'humeur [affectifs] récurrents
.10 trouble dépressif récurrent bref
F38.8 Autres troubles de l'humeur [affectifs] spécifiés

F39 Trouble de l'humeur [affectif], sans précision

Introduction

Une classification des troubles de l'humeur ne pourra être acceptée de façon universelle que lorsque les relations entre les facteurs étiologiques, les symptômes, les processus biochimiques sous-jacents, la réponse au traitement et l'évolution seront mieux connues. La classification présentée ici résulte de discussions approfondies avec de nombreux experts et devrait de ce fait constituer une tentative de classification acceptable.

La caractéristique essentielle de ce groupe de troubles est un changement des affects ou de l'humeur, habituellement dans le sens d'une dépression (avec ou sans anxiété associée), ou d'une élation. Le changement de l'humeur est habituellement accompagné d'une modification du niveau global d'activité, et la plupart des autres symptômes sont soit secondaires à ces changements de l'humeur et de l'activité, soit facilement compréhensibles dans le contexte de ces changements. La plupart de ces troubles ont tendance à être récurrents. La survenue des épisodes individuels est souvent en relation avec des situations ou des événements stressants. Les troubles de l'humeur décrits dans cette section s'appliquent à toutes les classes d'âge; ceux qui surviennent dans l'enfance ou l'adolescence doivent donc être classés également ici.

Les principaux critères utilisés pour la subdivision des troubles de l'humeur reposent essentiellement sur des considérations pratiques. Les sous-types retenus ici correspondent à des troubles fréquemment rencontrés en clinique. Les épisodes isolés sont distingués des troubles bipolaires et des autres troubles à épisodes multiples, car de nombreux patients ne présentent qu'un seul épisode au cours de leur existence. Une importance toute particulière a été accordée à la sévérité des troubles, car le degré de sévérité a une incidence sur les modalités du traitement et de la prise en charge. Il est entendu que le syndrome appelé ici «somatique» aurait pu s'intituler «mélancolique», «vital», «biologique», ou «endogénomorphe» et que le statut scientifique international de ce syndrome reste — de toutes les manières — discuté. Néanmoins ce syndrome a été retenu en raison de l'intérêt manifesté à un niveau international en faveur de son maintien; on s'attend cependant à une appréciation critique de son utilité réelle. La classification est faite de telle sorte que le syndrome somatique puisse être enregistré par ceux qui le désirent mais qu'il soit aussi possible de ne pas en tenir compte sans pour autant perdre d'information.

La distinction de plusieurs degrés de sévérité continue à poser problème. Trois degrés ont été définis : léger, moyen et sévère, car de nombreux cliniciens ont exprimé le souhait de pouvoir disposer de trois degrés de sévérité.

Les termes «manie» et «dépression sévère» caractérisent les deux pôles extrêmes du spectre affectif. Le terme «hypomanie» désigne un état intermédiaire ne comportant ni idées délirantes, ni hallucinations, ni désorganisation complète des activités habituelles; cet état est fréquemment (mais pas exclusivement) observé au début ou au décours d'une manie.

F30 Épisode maniaque

La caractéristique essentielle de ce trouble est une élévation de l'humeur, associée à une augmentation de l'activité, physique et psychique, en termes de quantité et de rapidité. Trois degrés de sévérité sont spécifiés ici. Cette catégorie doit être utilisée uniquement pour un épisode maniaque isolé. La présence, dans les antécédents, d'autres épisodes affectifs : dépressifs, maniaques, ou hypomaniaques, doit faire porter un diagnostic de trouble affectif bipolaire (F31.-).

Inclure : trouble bipolaire, épisode maniaque isolé

F30.0 Hypomanie

L'hypomanie est une forme atténuée de manie (F30.1). Les anomalies de l'humeur et du comportement sont trop marquées et persistantes pour être incluses dans la cyclothymie et ne sont pas accompagnées par des hallucinations ou des idées délirantes. Le trouble est caractérisé par la présence d'une élévation légère, mais persistante de l'humeur (au moins pendant plusieurs jours), de l'énergie et de l'activité, associée habituellement à un sentiment intense de bien-être et d'efficacité physique et psychique. Il existe souvent une augmentation de la sociabilité, du désir de parler, de la familiarité, ou de l'énergie sexuelle et une réduction du besoin de sommeil; ces symptômes ne sont toutefois pas assez marqués pour entraver le fonctionnement professionnel ou pour entraîner un rejet social. L'euphorie et la sociabilité sont parfois remplacées par une irritabilité ou des attitudes vaniteuses ou grossières.
Le trouble peut s'accompagner d'une distractibilité et de difficultés de concentration, interférant avec le travail ou les activités de détente ou de loisir. Le sujet s'intéresse parfois à des activités sortant de l'ordinaire ou fait des achats quelque peu inconsidérés.

Directives pour le diagnostic

Le diagnostic repose sur la présence de plusieurs des caractéristiques citées ci-dessus, survenant en rapport avec une élévation ou une modification de l'humeur et une augmentation de l'activité, et persistant au moins pendant plusieurs jours consécutifs. Les anomalies de l'humeur et du comportement doivent être trop persistantes ou marquées pour un diagnostic de cyclothymie (F34.0). Dans le cadre de l'hypomanie, il peut exister une interférence considérable avec le travail ou les activités sociales. Toutefois, si la perturbation de ces secteurs devient importante ou complète, on doit faire un diagnostic de manie (F30.1 ou F30.2)

Diagnostic différentiel. On doit exclure une cyclothymie (F34.0) et une manie (F30.1 et F30.2), l'hypomanie occupant une place intermédiaire entre ces deux troubles. Une hypomanie avec augmentation de l'activité et agitation physique (avec ou sans perte de poids) doit être différenciée d'une hyperthyroïdie et d'une anorexie mentale. Une hypomanie avec irritabilité doit être distinguée d'une «dépression agitée», en particulier chez les sujets à l'âge moyen de la vie. Les patients présentant un trouble obsessionnel--compulsif sévère peuvent s'affairer pendant une partie de la nuit à accomplir leurs rituels, mais l'affect accompagnant ce type d'hyperactivité est habituellement différent de celui qu'on rencontre dans une hypomanie. Les hypomanies transitoires survenant immédiatement avant ou après une manie (F30.1 et F30.2) peuvent habituellement être assimilées à la manie.

F30.1 Manie sans symptômes psychotiques

Présence d'une élévation de l'humeur hors de proportion avec la situation du sujet, pouvant aller d'une jovialité insouciante à une agitation pratiquement incontrôlable. Cette élation s'accompagne d'une augmentation d'énergie, entraînant une hyperactivité, une logorrhée, une réduction du besoin de sommeil, une levée des inhibitions sociales normales, des difficultés de concentration et une distractibilité. Le sujet présente une augmentation de l'estime de soi avec idées de grandeur et surestimation de ses capacités.
Le trouble peut s'accompagner d'une modification des perceptions, p. ex. d'une impression que les couleurs sont particulièrement vives (et habituellement magnifiques), d'une hypersensibilité pour les petits détails (p. ex. d'un tissu), ou d'une hyperacousie subjective. Le sujet peut s'engager dans des aventures extravagantes et irréalistes, dépenser son argent sans compter, ou se comporter de manière agressive, amoureuse ou facétieuse dans des situations inappropriées. Dans certains épisodes maniaques, l'exaltation de l'humeur est remplacée par une irritabilité et une méfiance. Le premier accès survient habituellement entre 15 et 30 ans, mais le trouble peut débuter à tout âge, de la fin de l'enfance à la septième ou huitième décennie de la vie.

Directives pour le diagnostic

Le diagnostic repose sur la présence d'une modification de l'humeur, s'accompagnant d'une augmentation de l'énergie et de plusieurs des symptômes cités ci-dessus (en particulier d'une logorrhée, d'une réduction du besoin de sommeil, d'idées de grandeur ou d'un optimisme excessif). L'épisode doit persister au moins pendant une semaine, et être suffisamment sévère pour entraver le fonctionnement professionnel et les activités sociales.

F30.2 Manie avec symptômes psychotiques

Il s'agit d'une forme de manie plus grave que celle décrite sous F30.1. L'augmentation de l'estime de soi et les idées de grandeur peuvent atteindre un degré délirant, et l'irritabilité et la méfiance peuvent devenir des idées délirantes de persécution. Dans les formes sévères, on peut rencontrer des idées délirantes mégalomaniaques ou mystiques, à thème d'identité illustre ou de mission religieuse. La fuite des idées et la logorrhée peuvent rendre le discours incompréhensible. L'augmentation de l'activité et l'agitation physique peuvent s'accompagner d'un comportement agressif ou violent. Les troubles de l'alimentation et la négligence des soins personnels peuvent conduire à une incurie ou à une déshydratation. On peut spécifier, si besoin, le caractère congruent ou non congruent à l'humeur des idées délirantes et des hallucinations. Les idées délirantes et les hallucinations non congruentes à l'humeur ne comportent pas de thèmes maniaques typiques : il peut s'agir d'idées délirantes sans thèmes de grandeur, ou de voix parlant directement au sujet d'événements sans charge affective particulière.

Diagnostic différentiel. On doit en premier lieu éliminer un diagnostic de schizophrénie. La présence d'idées délirantes, d'un discours incompréhensible, et d'une agitation importante peuvent en effet masquer la perturbation affective de base, en particulier quand le stade initial de la manie est passé inaperçu et quand le sujet est examiné pour la première fois à la période d'état de la maladie. Un problème similaire peut se poser quand l'hyperactivité physique et psychique a disparu sous neuroleptiques, mais que le patient présente encore des idées délirantes ou des hallucinations. Une manie avec symptômes psychotiques non congruents à l'humeur peut s'accompagner temporairement d'hallucinations ou d'idées délirantes semblables à celles de la schizophrénie (F20). Quand ces symptômes sont prédominants ou durables, un diagnostic de trouble schizo-affectif (F25.-) paraît à priori plus approprié.

Inclure : stupeur maniaque

F30.8 Autres épisodes maniaques

F30.9 Épisode maniaque, sans précision

Inclure : manie SAI

F31 Trouble affectif bipolaire

Trouble caractérisé par plusieurs épisodes (au moins deux) au cours desquels l'humeur et le niveau d'activité du sujet sont profondément perturbés, tantôt dans le sens d'une élévation de l'humeur et d'une augmentation de l'énergie et de l'activité (hypomanie ou manie), tantôt dans le sens d'un abaissement de l'humeur et d'une réduction de l'énergie et de l'activité (dépression), avec habituellement guérison complète entre les épisodes. Contrairement à ce qu'on observe dans les autres troubles de l'humeur, le trouble affectif bipolaire est pratiquement aussi fréquent chez l'homme que chez la femme. Les sujets, assez rares, qui présentent exclusivement des épisodes maniaques sont classés comme bipolaires (F31.8); en effet, les antécédents familiaux, la personnalité prémorbide, l'âge de survenue et le pronostic à long terme sont les mêmes que chez les sujets présentant également des épisodes dépressifs.
Les épisodes maniaques s'installent en général brusquement et persistent pendant deux semaines à quatre ou cinq mois (en moyenne pendant quatre mois). Les épisodes dépressifs persistent habituellement plus longtemps (en moyenne pendant six mois), rarement pendant plus d'une année, sauf

chez les sujets âgés. Les épisodes, maniaques ou dépressifs, surviennent fréquemment à la suite d'un événement stressant ou d'un traumatisme psychique, mais ces derniers ne sont pas indispensables au diagnostic. Le premier épisode peut survenir à tout âge, de l'enfance à la vieillesse. La fréquence des épisodes et les modalités des rémissions et des récidives sont très variables; la durée des rémissions a tendance à raccourcir avec le temps et les dépressions ont tendance à devenir plus fréquentes et à durer plus longtemps avec l'âge.
Bien que le concept de «psychose maniaco-dépressive» ait englobé initialement des patients présentant exclusivement des épisodes dépressifs, de nos jours, ce terme est utilisé essentiellement comme synonyme de trouble bipolaire.

Inclure : maladie, psychose ou réaction maniaco-dépressive.

Exclure : cyclothymie (F34.0)
trouble bipolaire, épisode maniaque isolé (F30.-)

F31.0 Trouble affectif bipolaire, épisode actuel hypomaniaque

Directives pour le diagnostic

(a) le sujet est actuellement hypomaniaque (F30.0) et
(b) a présenté, dans le passé, au moins un autre épisode affectif (hypomaniaque, maniaque, dépressif ou mixte).

F31.1 Trouble affectif bipolaire, épisode actuel maniaque sans symptômes psychotiques

Directives pour le diagnostic

(a) le sujet est actuellement maniaque, sans symptômes psychotiques (F30.1) et
(b) a présenté, dans le passé, au moins un autre épisode affectif (hypomaniaque, maniaque, dépressif ou mixte).

F31.2 Trouble affectif bipolaire, épisode actuel maniaque avec symptômes psychotiques

Directives pour le diagnostic

(a) le sujet est actuellement maniaque, avec symptômes psychotiques (F30.2) et
(b) a présenté, dans le passé, au moins un autre épisode affectif (hypomaniaque, maniaque, dépressif ou mixte).

On peut spécifier, si besoin, le caractère congruent ou non congruent à l'humeur des symptômes psychotiques (voir les précisions données à ce sujet sous F30.2).

F31.3 Trouble affectif bipolaire, épisode actuel de dépression légère ou moyenne

Directives pour le diagnostic

(a) Le sujet présente actuellement un épisode dépressif d'intensité légère (F32.0) ou moyenne ou (F32.1) et
(b) a présenté, dans le passé, au moins un épisode hypomaniaque, maniaque ou mixte.

On peut utiliser le cinquième caractère pour spécifier la présence ou l'absence d'un syndrome somatique au cours de l'épisode dépressif actuel :

F31.30 sans syndrome somatique

F31.31 avec syndrome somatique

F31.4 Trouble affectif bipolaire, épisode actuel de dépression sévère sans symptômes psychotiques

Directives pour le diagnostic

(a) le sujet présente actuellement un épisode dépressif d'intensité sévère, sans symptômes psychotiques (F32.2) et
(b) a présenté, dans le passé, au moins un épisode hypomaniaque, maniaque ou mixte.

F31.5 Trouble affectif bipolaire, épisode actuel de dépression sévère avec symptômes psychotiques

Directives pour le diagnostic

(a) le sujet présente actuellement un épisode dépressif d'intensité sévère, avec symptômes psychotiques (F32.3), et
(b) a présenté, dans le passé, au moins un épisode hypomaniaque, maniaque ou mixte.

On peut spécifier, si besoin, le caractère congruent ou non congruent à l'humeur des idées délirantes ou des hallucinations (voir les précisions données à ce sujet sous F32.3.

F31.6 Trouble affectif bipolaire, épisode actuel mixte

Le sujet a présenté, dans le passé, au moins un épisode hypomaniaque, maniaque, dépressif ou mixte et l'épisode actuel est caractérisé soit par la présence simultanée de symptômes maniaques ou dépressifs, soit par une alternance rapide de symptômes maniaques et dépressifs.

Directives pour le diagnostic

Bien que la forme la plus typique de trouble bipolaire comporte une alternance d'épisodes maniaques et dépressifs, séparés par des intervalles libres (c.-à.-d. avec humeur normale), il n'est pas rare qu'une humeur dépressive s'accompagne pendant plusieurs jours ou semaines de symptômes maniaques, p. ex. une hyperactivité ou une logorrhée. Dans d'autres cas, une humeur exaltée (avec idées de grandeur et agitation) peut s'accompagner d'une perte d'énergie et d'une diminution de la libido. Les deux types de symptômes peuvent également alterner rapidement, d'un jour à l'autre voire d'une heure à l'autre. On doit faire un diagnostic de trouble affectif mixte quand les deux types de symptômes, dépressifs et maniaques, s'intriquent ou alternent au cours d'un même épisode, persistant pendant au moins deux semaines.

Exclure : épisode affectif mixte isolé (F38.00)

F31.7 Trouble affectif bipolaire, actuellement en rémission

Le sujet a présenté, dans le passé, au moins un épisode maniaque, hypomaniaque ou affectif mixte et au moins un autre épisode affectif (hypomaniaque, maniaque, dépressif ou affectif mixte), mais ne présente actuellement aucune perturbation significative de l'humeur et n'en a pas présenté au cours des derniers mois. Cette catégorie peut être utilisée même quand le sujet reçoit un traitement destiné à diminuer le risque de récidives.

F31.8 Autres troubles affectifs bipolaires

Inclure : épisodes maniaques récurrents
trouble bipolaire type II

F31.9 Trouble affectif bipolaire, sans précision

F32 Épisode dépressif

Au cours des épisodes typiques de chacun des trois degrés de dépression : léger (F32.0), moyen (F32.1), ou sévère (F32.2), décrits ci-dessous, le sujet présente habituellement un abaissement de l'humeur, une diminution de l'intérêt et du plaisir, et une réduction de l'énergie, entraînant une augmentation de la fatigabilité et une diminution de l'activité. Des efforts minimes entraînent souvent une fatigue importante. Par ailleurs, un épisode dépressif comporte souvent :

(a) une diminution de la concentration et de l'attention;
(b) une diminution de l'estime de soi et de la confiance en soi;
(c) des idées de culpabilité ou de dévalorisation, (même dans les formes légères);
(d) une attitude morose et pessimiste face à l'avenir;
(e) des idées ou actes auto-agressifs ou suicidaires;
(f) une perturbation du sommeil;
(g) une diminution de l'appétit.

L'humeur dépressive ne varie guère d'un jour à l'autre ou selon les circonstances, mais elle peut présenter des variations caractéristiques au cours du nycthémère. Le tableau clinique varie considérablement selon les individus et est souvent atypique chez les adolescents. Il peut être dominé par une anxiété, un désarroi ou une agitation psychomotrice ou être masqué par une irritabilité, une consommation excessive d'alcool, un comportement histrionique, une exacerbation de symptômes phobiques ou obsessionnels préexistants, ou des préoccupations hypocondriaques. Une durée de deux semaines est habituellement exigée pour le diagnostic d'épisode dépressif quelle que soit l'intensité (légère, moyenne ou sévère) de celui-ci. Une durée plus courte peut raisonnablement suffire lorsque les symptômes sont exceptionnellement sévères et d'installation rapide.

On considère habituellement que certains symptômes dépressifs, appelés ici «somatiques» ont une signification diagnostique particulière (voir l'introduction de F3, page 100). Les symptômes «somatiques» les plus typiques sont : une diminution de l'intérêt ou du plaisir pour des activités habituellement agréables; un manque de réactivité émotionnelle à des événements ou à des circonstances habituellement agréables; un réveil matinal précoce (au moins deux heures avant l'heure habituelle); une dépression plus marquée le matin; des éléments objectifs en faveur d'un ralentissement psychomoteur ou d'une agitation psychomotrice marqués (remarqués ou signalés par d'autres personnes); une perte marquée d'appétit; une perte de poids (souvent définie comme une perte d'au moins 5 % du poids corporel au cours du dernier mois); et une diminution marquée de la libido. En principe, au moins quatre des symptômes précédents doivent être présents pour un diagnostic de syndrome somatique.

Seul un premier épisode (épisode isolé) de chacun des trois degrés de dépression (léger, moyen ou sévère), décrits ci-après, doit être classé sous F32. Quand le sujet a déjà présenté un épisode dépressif dans le passé, on doit faire un diagnostic de trouble dépressif récurrent (F33.-).

Les trois degrés de dépression : léger, moyen et sévère recouvrent la majorité des tableaux rencontrés en clinique. Les patients présentant des épisodes dépressifs légers sont fréquemment rencontrés en médecine générale et dans les services de santé primaire, alors que les patients hospitalisés en psychiatrie présentent surtout des dépressions sévères.

Tout geste auto-agressif associé à un trouble de l'humeur [affectif] — le plus souvent une intoxication médicamenteuse volontaire — doit être noté à l'aide d'un code du Chapitre XX (X60-X84). Ces codes ne permettent pas de distinguer la «tentative de suicide» du «parasuicide», les deux étant réunis dans la catégorie «lésions auto-infligées».

La distinction entre les différents degrés d'une dépression (léger, moyen et sévère) repose sur le nombre, la nature et la sévérité des symptômes dépressifs. Ces symptômes interfèrent certes de manière significative avec les activités sociales et professionnelles, mais comme l'altération de ces dernières dépend également de facteurs individuels, sociaux et culturels, on ne peut pas établir une relation directe entre le degré d'altération du fonctionnement social et le degré de sévérité de la dépression. C'est pour cette raison que l'altération du fonctionnement social n'a pas été incluse parmi les critères de sévérité d'une dépression.

La présence d'une démence (F00-F03) ou d'un retard mental (F70-F79) ne permet pas d'éliminer un diagnostic de dépression curable; comme il peut être difficile, dans ce cas, d'obtenir des informations précises de la part du sujet, on doit tenir compte avant tout de la présence de symptômes physiques, notamment d'un ralentissement psychomoteur, d'une perte d'appétit ou de poids, et d'une perturbation du sommeil.

Inclure : épisode isolé (F32.0, F32.1 ou F32.2) d'une :
. dépression majeure (sans symptômes psychotiques)
. dépression psychogène
. dépression réactionnelle
. réaction dépressive

F32.0 Épisode dépressif léger

Directives pour le diagnostic

Le diagnostic d'épisode dépressif léger repose sur la présence d'au moins deux des trois symptômes typiques suivants : humeur dépressive, diminution de l'intérêt et du plaisir, augmentation de la fatigabilité, associés à au moins deux autres symptômes dépressifs (voir F32.-). Aucun de ces symptômes ne doit être sévère. L'épisode dépressif doit persister pendant au moins deux semaines.

Un épisode dépressif léger s'accompagne habituellement d'un sentiment de détresse et de difficultés mineures à mener à bien les activités professionnelles et sociales habituelles. Il est rare que le sujet cesse toute activité.

Le cinquième caractère du code peut être utilisé pour spécifier la présence d'un syndrome somatique :

F32.00 sans syndrome somatique :
l'épisode répond aux critères d'un épisode dépressif léger, et les symptômes somatiques sont soit absents, soit peu nombreux.

F32.01 avec syndrome somatique :
l'épisode répond aux critères d'un épisode dépressif léger, et au moins quatre symptômes somatiques sont présents (deux ou trois symptômes somatiques suffisent, quand ils sont particulièrement sévères).

F32.1 Épisode dépressif moyen

Directives pour le diagnostic

Le diagnostic d'épisode dépressif moyen repose sur la présence d'au moins deux des trois symptômes typiques suivants : humeur dépressive, diminution de l'intérêt et du plaisir, augmentation de la fatigabilité, associés à au moins trois (et de préférence quatre) autres symptômes dépressifs (voir F32.-). Il est habituel que plusieurs de ces symptômes aient une intensité sévère, mais ceci n'est pas indispensable au diagnostic. L'épisode dépressif doit persister pendant au moins deux semaines.

Un épisode dépressif moyen s'accompagne habituellement de difficultés importantes à mener à bien les activités professionnelles, sociales ou ménagères.
Le cinquième caractère du code peut être utilisé pour spécifier la présence d'un syndrome somatique :

F32.10 sans syndrome somatique :
l'épisode répond aux critères d'un épisode dépressif moyen, et les symptômes somatiques sont soit absents, soit peu nombreux.

F32.11 avec syndrome somatique :
l'épisode répond aux critères d'un épisode dépressif moyen, et au moins quatre symptômes somatiques sont présents (deux ou trois symptômes somatiques suffisent, quand ils sont exceptionnellement sévères).

F32.2 Épisode dépressif sévère sans symptômes psychotiques

Au cours d'un épisode dépressif sévère, le sujet présente généralement un état de détresse, associé soit à une agitation soit à un ralentissement marqué. Le tableau clinique est habituellement dominé par une perte de l'estime de soi, des idées de dévalorisation ou des sentiments de culpabilité, et comporte souvent des idées de suicide manifestes. Le syndrome somatique est presque toujours présent au cours d'un épisode dépressif sévère.

Directives pour le diagnostic

Le diagnostic d'épisode dépressif sévère repose sur la présence des trois symptômes typiques suivants : humeur dépressive, diminution de l'intérêt et du plaisir, augmentation de la fatigabilité, associés à au moins quatre (et de préférence cinq) autres symptômes dépressifs (voir F32.-). Plusieurs de ces symptômes doivent être sévères. Quand le sujet est très agité ou très ralenti, il peut être réticent à exposer ses symptômes ou ne pas en être capable. Dans ce cas, il peut être justifié de recourir à une évaluation globale de la sévérité de l'épisode. L'épisode dépressif doit persister pendant au moins deux semaines. Il peut être justifié de faire ce diagnostic avant le délai de deux semaines, lorsque les symptômes s'installent très rapidement et sont particulièrement sévères.
Au cours d'un épisode dépressif sévère, le sujet est habituellement incapable de poursuivre ses activités sociales, professionnelles ou ménagères.

Inclure : épisode isolé d'une :
. dépression agitée
. dépression vitale sans symptômes psychotiques
. mélancolie sans symptômes psychotiques

F32.3 Épisode dépressif sévère avec symptômes psychotiques

Directives pour le diagnostic

Le diagnostic repose sur la présence d'un épisode dépressif sévère, répondant aux critères de F32.2, mais s'accompagnant, par ailleurs, d'idées délirantes, d'hallucinations ou d'une stupeur dépressive. Les idées délirantes habituellement rencontrées sont des idées de culpabilité ou de péché, de ruine ou de catastrophe imminente (dont le sujet peut s'attribuer la responsabilité). Les hallucinations auditives consistent habituellement en des voix diffamatoires ou accusatrices et les hallucinations olfactives en des odeurs de putréfaction, d'immondices ou de décomposition. Le sujet peut présenter un ralentissement psychomoteur sévère, voire une stupeur dépressive. On peut spécifier, si besoin, le caractère congruent ou non congruent à l'humeur des idées délirantes et des hallucinations. Les idées délirantes et les hallucinations non congruentes à l'humeur ne comportent pas de thèmes typiquement dépressifs : il peut s'agir d'idées délirantes sans contenu de culpabilité ou de punition méritée, ou de voix parlant directement au sujet d'événements sans charge affective particulière.

Diagnostic différentiel. Une stupeur dépressive doit être distinguée d'une schizophrénie catatonique (F20.2), d'une stupeur dissociative (F44.2) et d'une stupeur d'origine organique.

Inclure : épisode isolé d'une :
. dépression majeure avec symptômes psychotiques
. dépression psychotique
. psychose dépressive psychogène
. psychose dépressive réactionnelle

F32.8 Autres épisodes dépressifs

Classer ici des épisodes d'allure dépressive ne répondant pas aux critères d'un épisode dépressif (F32.0 à F32.3). Exemples : épisode caractérisé par la présence de symptômes dépressifs (surtout « somatiques ») transitoires, associés à des symptômes non spécifiques p. ex. une tension musculaire, des préoccupations, un sentiment de détresse ; épisode caractérisé par la présence de symptômes dépressifs « somatiques », associés à une fatigue ou à des douleurs persistantes d'origine non organique. De tels épisodes sont parfois observés dans l'exercice de la psychiatrie de liaison à l'hôpital général.

Inclure : dépression atypique
épisode isolé d'une dépression « masquée » SAI

F32.9 Épisode dépressif, sans précision

Inclure : dépression SAI
trouble dépressif SAI.

F33 Trouble dépressif récurrent

Trouble caractérisé par la survenue répétée d'épisodes dépressifs correspondant à la description d'un épisode dépressif léger (F32.0), moyen

(F32.1) ou sévère (F32.2 et F32.3), en l'absence de tout antécédent d'épisodes indépendants d'exaltation de l'humeur et d'augmentation de l'activité répondant aux critères d'une manie (F30.1 et F30.2). Le trouble peut toutefois comporter de brefs épisodes caractérisés par une légère élévation de l'humeur et une légère augmentation de l'activité répondant aux critères d'une hypomanie (F30.0), succédant immédiatement à un épisode dépressif (et parfois déclenchés par un traitement antidépresseur). L'âge de survenue, la sévérité, la durée et la fréquence des épisodes dépressifs sont très variables. Le premier épisode survient généralement plus tardivement que dans le trouble bipolaire, habituellement au cours de la cinquième décennie. Comme dans le trouble bipolaire, chaque épisode persiste pendant trois à douze mois (environ six mois en moyenne), mais les récidives sont moins fréquentes que dans le trouble bipolaire. Entre les épisodes, le sujet ne présente habituellement aucun symptôme dépressif. Dans de rares cas, le trouble peut évoluer vers une dépression persistante, en particulier chez les sujets âgés (dans ce cas, on conservera cependant le diagnostic de trouble dépressif récurrent). Les épisodes dépressifs, quel que soit leur degré de sévérité, sont souvent déclenchés par des événements stressants. Le trouble est deux fois plus fréquent chez les femmes que chez les hommes, et ce dans de nombreuses cultures différentes.
Le risque de survenue d'un épisode maniaque ne peut jamais être complètement écarté, quel que soit le nombre d'épisodes dépressifs déjà survenus. En cas de survenue d'un épisode maniaque, le diagnostic doit être modifié pour celui de trouble affectif bipolaire.
Le trouble dépressif récurrent peut être subdivisé selon les indications données ci-dessous. On spécifie d'abord le type de l'épisode actuel, puis, si l'on dispose d'informations suffisantes, le type prédominant des épisodes antérieurs.

F3

Inclure : sous F33.0 ou F33.1 :
- épisodes récurrents de :
  - dépression psychogène
  - dépression réactionnelle
  - réaction dépressive
- trouble dépressif saisonnier

sous F33.2 ou F33.3 :
- épisodes récurrents de :
  - dépression endogène
  - dépression vitale
  - dépression majeure
  - dépression psychotique
  - psychose dépressive psychogène
  - psychose dépressive réactionnelle
  - psychose maniaco-dépressive, forme dépressive

Exclure : trouble dépressif récurrent bref (F38.10)

F33.0 Trouble dépressif récurrent, épisode actuel léger

Directives pour le diagnostic

Le diagnostic repose sur les éléments suivants :

(a) le trouble répond aux critères d'un trouble dépressif récurrent (F33), l'épisode actuel étant léger (F32.0);

(b) présence, dans le passé, d'au moins un épisode dépressif, ayant persisté au moins deux semaines, et ayant été suivi d'une période d'au moins plusieurs mois sans perturbation significative de l'humeur.

Une dépression récurrente ne répondant pas aux critères précédents doit être classée sous «autres troubles de l'humeur [affectifs] récurrents» (F38.1).

Le cinquième caractère du code peut être utilisé pour spécifier la présence d'un syndrome somatique au cours de l'épisode actuel :

F33.00 sans syndrome somatique (voir F32.00)

F33.01 avec syndrome somatique (voir F32.01)

On peut spécifier, si besoin, le type prédominant des épisodes antérieurs (léger, moyen, sévère, indéterminé).

F33.1 Trouble dépressif récurrent, épisode actuel moyen

Directives pour le diagnostic

Le diagnostic repose sur les éléments suivants :

(a) le trouble répond aux critères d'un trouble dépressif récurrent (F33), l'épisode actuel étant moyen (F32.1);

(b) présence, dans le passé, d'au moins un épisode dépressif, ayant persisté au moins deux semaines, et ayant été suivi d'une période d'au moins plusieurs mois sans perturbation significative de l'humeur.

Une dépression récurrente ne répondant pas aux critères précédents, doit être classée sous «autres troubles de l'humeur [affectifs] récurrents» (F38.1).

Le cinquième caractère du code peut être utilisé pour spécifier la présence d'un syndrome somatique au cours de l'épisode actuel :

F33.10 sans syndrome somatique (voir F32.10)

F33.11 avec syndrome somatique (voir F32.11)

On peut spécifier, si besoin, le type prédominant des épisodes antérieurs (léger, moyen, sévère, indéterminé).

F33.2 Trouble dépressif récurrent, épisode actuel sévère sans symptômes psychotiques

Directives pour le diagnostic

Le diagnostic repose sur les éléments suivants :

(a) le trouble répond aux critères d'un trouble dépressif récurrent (F33.-), l'épisode actuel étant sévère sans symptômes psychotiques (F32.2)

(b) présence, dans le passé, d'au moins un épisode dépressif, ayant persisté au moins deux semaines, et ayant été suivi d'une période d'au moins plusieurs mois sans perturbation significative de l'humeur.

Une dépression récurrente ne répondant pas aux critères précédents, doit être classée sous « autres troubles de l'humeur [affectifs] récurrents » (F38.1).
On peut spécifier, si besoin, le type prédominant des épisodes antérieurs (léger, moyen, sévère, indéterminé).

F33.3 Trouble dépressif récurrent, épisode actuel sévère avec symptômes psychotiques

Directives pour le diagnostic

Le diagnostic repose sur les éléments suivants :

(a) le trouble répond aux critères d'un trouble dépressif récurrent (F33.-), l'épisode actuel étant sévère avec symptômes psychotiques (F32.3)

(b) présence, dans le passé, d'au moins un épisode dépressif, ayant persisté au moins deux semaines, et ayant été suivi d'une période d'au moins plusieurs mois sans perturbation significative de l'humeur.

Une dépression récurrente ne répondant pas aux critères précédents, doit être classée sous « autres troubles de l'humeur [affectifs] récurrents » (F38.1).
On peut spécifier, si besoin, le caractère congruent ou non congruent à l'humeur des idées délirantes et des hallucinations (voir F30.2).
On peut spécifier, si besoin, le type prédominant des épisodes antérieurs (léger, moyen, sévère, indéterminé).

F33.4 Trouble dépressif récurrent, actuellement en rémission

Directives pour le diagnostic

Le diagnostic repose sur les éléments suivants :

(a) le trouble a répondu aux critères d'un trouble dépressif récurrent (F33.-) dans le passé, mais l'état actuel ne répond pas aux critères d'un épisode dépressif, ni à ceux d'un autre trouble cité sous F30-39

(b) présence, dans le passé, d'au moins deux épisodes dépressifs, ayant persisté au moins deux semaines, et ayant été séparés par un intervalle d'au moins plusieurs mois sans perturbation significative de l'humeur.

Une dépression récurrente ne répondant pas aux critères précédents, doit être classée sous « autres troubles de l'humeur [affectifs] récurrents » (F38.1).
La prise d'un traitement en vue de réduire le risque de récidive ne fait pas éliminer ce diagnostic.

F33.8 Autres troubles dépressifs récurrents

F33.9 Trouble dépressif récurrent, sans précision

Inclure : dépression unipolaire SAI.

F34 Troubles de l'humeur [affectifs] persistants

Troubles de l'humeur persistants et habituellement fluctuants, dans lesquels les épisodes individuels sont rarement — ou ne sont jamais — suffisamment sévères pour justifier un diagnostic d'épisode hypomaniaque ou d'épisode dépressif léger. Toutefois, comme ils persistent pendant des années et parfois pendant la plus grande partie de la vie adulte, ils sont à l'origine d'une souffrance et d'une incapacité considérables. Dans certains cas, des épisodes maniaques ou dépressifs, récurrents ou isolés, peuvent se surajouter à un trouble affectif persistant. On a préféré classer ici les troubles de l'humeur persistants plutôt que parmi les troubles de la personnalité. En effet, d'après certaines études familiales, ils semblent génétiquement liés aux troubles de l'humeur; par ailleurs, ils répondent parfois aux traitements utilisés dans les troubles de l'humeur. Les troubles de l'humeur persistants (cyclothymie et dysthymie) peuvent être subdivisés, si besoin, en formes à début précoce et formes à début tardif.

F34.0 Cyclothymie

Instabilité persistante de l'humeur, comportant de nombreuses périodes de dépression ou d'élation légère. Cette instabilité débute habituellement chez l'adulte jeune et évolue sur un mode chronique, même si l'humeur peut être normale et stable pendant des périodes persistant plusieurs mois. Les fluctuations de l'humeur sont habituellement ressenties par le sujet comme indépendantes de tout facteur extérieur. Pour faire ce diagnostic, on doit disposer d'une période d'observation prolongée ou d'informations précises concernant le comportement antérieur du sujet. Comme les fluctuations de l'humeur sont peu importantes et les périodes d'élation habituellement agréables, une cyclothymie n'amène pas forcément à consulter. Dans certains cas, les variations de l'humeur peuvent être moins marquées que les modifications cycliques de l'activité, de la confiance en soi, de la sociabilité ou des intérêts. On peut spécifier, si besoin, le début précoce du trouble (à la fin de la deuxième ou au cours de la troisième décennie) ou son début tardif.

Directives pour le diagnostic

Le diagnostic repose sur la présence d'une instabilité persistante de l'humeur, comportant de nombreuses périodes de dépression ou d'élation légère, aucune de celles-ci n'étant suffisamment sévère ou prolongée pour justifier un diagnostic d'épisode dépressif (F32.-) ou d'épisode maniaque (F30.-). Le trouble ne répond ainsi ni aux critères d'un trouble affectif bipolaire (F31.-) ni à ceux d'un trouble dépressif récurrent (F33.-).

Inclure : personnalité affective
personnalité cycloïde
personnalité cyclothymique.

Diagnostic différentiel. Le trouble se rencontre fréquemment dans la famille de sujets ayant un trouble affectif bipolaire (F31.-) et certains sujets cyclothymiques peuvent eux-mêmes développer un trouble affectif bipolaire. Le trouble peut persister pendant toute la vie adulte, disparaître temporairement ou définitivement, ou encore évoluer vers des fluctuations plus sévères de l'humeur, justifiant un diagnostic de trouble affectif bipolaire (F31.-) ou de trouble dépressif récurrent (F33.-).

F34.1 Dysthymie

Dépression chronique de l'humeur, mais dont la sévérité est insuffisante, ou dont la durée des différents épisodes est trop brève, pour justifier actuellement un diagnostic de trouble dépressif récurrent léger ou moyen (F33.0 ou F33.1). Le trouble peut toutefois avoir répondu aux critères d'un épisode dépressif léger dans le passé, en particulier au moment de son installation. La fréquence et la durée des périodes individuelles de dépression légère et des périodes intermédiaires d'humeur relativement normale sont très variables. Les sujets présentent habituellement des périodes de quelques jours ou de quelques semaines pendant lesquels ils se sentent bien, mais, la plupart du temps (souvent pendant plusieurs mois consécutifs), ils se sentent fatigués et déprimés. Tout leur coûte et rien ne leur est agréable. Ils ruminent et se plaignent, dorment mal et perdent confiance en eux-mêmes, mais ils restent habituellement capables de faire face aux exigences élémentaires de la vie quotidienne. La dysthymie présente de nombreux points communs avec les concepts de névrose dépressive et de dépression névrotique. On peut spécifier, si besoin, le début précoce (à la fin de la deuxième ou au cours de la troisième décennie) ou tardif du trouble.

Directives pour le diagnostic

Le diagnostic repose sur une dépression chronique de l'humeur, dont la sévérité est, la plupart du temps, insuffisante pour justifier un diagnostic de trouble dépressif récurrent léger ou moyen (F33.0 ou F33.1). Le trouble débute habituellement chez l'adulte jeune et persiste au moins plusieurs années, parfois indéfiniment. Les formes à début tardif surviennent habituellement à la suite d'un épisode dépressif isolé (F32.-), souvent en rapport avec un deuil ou tout autre événement stressant manifeste.

Inclure : dépression anxieuse persistante
dépression névrotique (d'une durée supérieure à deux ans)
névrose dépressive
personnalité dépressive

Exclure : dépression anxieuse, légère ou non persistante (F41.2)
réaction de deuil durant moins de deux ans (F43.21, réaction dépressive prolongée)
schizophrénie résiduelle (F20.5).

F34.8 Autres troubles de l'humeur [affectifs] persistants

Catégorie résiduelle de troubles affectifs persistants, dont la sévérité est insuffisante ou la durée trop brève, pour justifier un diagnostic de cyclothymie (F34.0) ou de dysthymie (F34.1), mais qui sont cependant cliniquement significatifs. On pourra classer ici certaines formes de dépression «névrotique» ne répondant pas aux critères d'une cyclothymie (F34.0), d'une dysthymie (F34.1) ou d'un épisode dépressif léger (F32.0) ou moyen (F32.1).

F34.9 Trouble de l'humeur [affectif] persistant, sans précision

F38 Autres troubles de l'humeur [affectifs]

F38.0 Autres troubles de l'humeur [affectifs] isolés

F38.00 Épisode affectif mixte

Cette catégorie doit être utilisée pour un épisode affectif isolé persistant pendant au moins deux semaines, caractérisé par la présence de symptômes hypomaniaques, maniaques ou dépressifs, intriqués ou alternant rapidement (habituellement en l'espace de quelques heures)

F38.1 Autres troubles de l'humeur [affectifs] récurrents

F38.10 Trouble dépressif récurrent bref

Trouble caractérisé par la présence d'épisodes dépressifs récurrents de courte durée, répondant aux critères symptomatiques d'un épisode dépressif léger, moyen ou sévère (F32.0, F32.1 ou F32.2), survenus environ une fois par mois au cours de l'année précédente. Chaque épisode dépressif dure moins de deux semaines (typiquement deux à trois jours) puis guérit complètement.

Diagnostic différentiel. Contrairement à ce qui se passe dans la dysthymie (F34.1), les sujets ne sont pas déprimés la plupart du temps. Les épisodes dépressifs exclusivement liés au cycle menstruel doivent être classés sous F38.8 et on doit utiliser un deuxième code pour noter le facteur étiologique sous-jacent (N94.8 autres affections spécifiées concernant les organes génitaux féminins et le cycle menstruel).

F38.8 Autres troubles de l'humeur [affectifs] spécifiés

Catégorie résiduelle de troubles de l'humeur [affectifs] ne répondant aux critères d'aucune des catégories F30-F38.1.

F39 Trouble de l'humeur [affectif], sans précision

A n'utiliser qu'en dernier ressort, lorsqu'aucun autre terme ne convient.

Inclure : psychose affective SAI

Exclure : trouble mental SAI (F99)

F40 - F48
Troubles névrotiques, troubles liés à des facteurs de stress, et troubles somatoformes

Plan général de cette section

F40 Troubles anxieux phobiques

F40.0 Agoraphobie
- .00 sans trouble panique
- .01 avec trouble panique

F40.1 Phobies sociales
F40.2 Phobies spécifiques (isolées)
F40.8 Autres troubles anxieux phobiques
F40.9 Trouble anxieux phobique, sans précision

F41 Autres troubles anxieux

F41.0 Trouble panique [anxiété épisodique paroxystique]
F41.1 Anxiété généralisée
F41.2 Trouble anxieux et dépressif mixte
F41.3 Autres troubles anxieux mixtes
F41.8 Autres troubles anxieux spécifiés
F41.9 Trouble anxieux, sans précision

F42 Trouble obsessionnel-compulsif

F42.0 Avec idées ou ruminations obsédantes au premier plan
F42.1 Avec comportements compulsifs [rituels obsessionnels] au premier plan
F42.2 Forme mixte, avec idées obsédantes et comportements compulsifs
F42.8 Autres troubles obsessionnels-compulsifs
F42.9 Trouble obsessionnel-compulsif, sans précision

F43 Réactions à un facteur de stress important, et troubles de l'adaptation

F43.0 Réaction aiguë à un facteur de stress
F43.1 État de stress post-traumatique
F43.2 Troubles de l'adaptation
- .20 réaction dépressive brève
- .21 réaction dépressive prolongée
- .22 réaction mixte, anxieuse et dépressive
- .23 avec prédominance d'une perturbation d'autres émotions
- .24 avec prédominance d'une perturbation des conduites
- .25 avec perturbation mixte des émotions et des conduites
- .28 avec prédominance d'autres symptômes spécifiés

F43.8 Autres réactions à un facteur de stress important
F43.9 Réaction à un facteur de stress important, sans précision

F44 Troubles dissociatifs [de conversion]

F44.0 Amnésie dissociative
F44.1 Fugue dissociative
F44.2 Stupeur dissociative
F44.3 États de transe et de possession
F44.4 Troubles moteurs dissociatifs
F44.5 Convulsions dissociatives
F44.6 Anesthésie dissociative et atteintes sensorielles
F44.7 Troubles dissociatifs [de conversion] mixtes
F44.8 Autres troubles dissociatifs [de conversion]
.80 syndrome de Ganser
.81 personnalité multiple
.82 troubles dissociatifs [de conversion] transitoires survenant dans l'enfance ou dans l'adolescence
.88 autres troubles dissociatifs [de conversion] spécifiés
F44.9 Trouble dissociatif [de conversion], sans précision

F45 Troubles somatoformes

F45.0 Somatisation
F45.1 Trouble somatoforme indifférencié
F45.2 Trouble hypocondriaque
F45.3 Dysfonctionnement neurovégétatif somatoforme
.30 cœur et système cardio-vasculaire
.31 œsophage et estomac
.32 système intestinal
.33 système respiratoire
.34 système uro-génital
.38 autre système ou organe
F45.4 Syndrome douloureux somatoforme persistant
F45.8 Autres troubles somatoformes
F45.9 Trouble somatoforme, sans précision

F48 Autres troubles névrotiques

F48.0 Neurasthénie
F48.1 Syndrome de dépersonnalisation — déréalisation
F48.8 Autres troubles névrotiques spécifiés
F48.9 Trouble névrotique, sans précision

Introduction

Les troubles névrotiques, les troubles liés à des facteurs de stress et les troubles somatoformes ont été regroupés dans une vaste section unique pour deux raisons : d'une part ils sont historiquement liés au concept de névrose, d'autre part une proportion importante (mais pas encore déterminée avec précision) d'entre eux a un déterminisme psychologique. Dans la CIM-10, le concept de névrose n'a pas été retenu comme principe de classification; des efforts ont toutefois été faits pour permettre aux cliniciens d'identifier facilement les troubles «névrotiques» à partir de leur propre acception de ce terme (voir les explications données à ce sujet dans l'introduction générale, page 2).

Les formes relativement peu sévères de ces troubles, fréquemment rencontrées dans le cadre des soins de santé primaire, présentent souvent une symptomatologie mixte (le plus souvent dépressive et anxieuse). Le clinicien doit s'efforcer de mettre en évidence le syndrome dominant, mais peut faire un diagnostic mixte, p. ex. un diagnostic de trouble anxieux et dépressif mixte (F41.2), dans les cas où il serait artificiel de trancher entre les deux catégories de troubles.

F40 Troubles anxieux phobiques

Groupe de troubles, dans lesquels une anxiété est déclenchée, exclusivement ou essentiellement, par des situations ou des objets bien précis (externes au sujet) sans dangerosité actuelle. Ces situations ou objets sont de ce fait typiquement évités ou endurés avec appréhension. Sur un plan subjectif, physiologique ou comportemental, l'anxiété phobique ne peut être distinguée d'autres formes d'anxiété; son intensité peut varier d'un sentiment d'insécurité à la terreur. Les préoccupations du sujet peuvent être centrées sur des symptômes isolés tels que des palpitations ou une impression d'évanouissement et aboutissent souvent à une peur de mourir, de perdre le contrôle de soi ou de devenir fou. L'anxiété n'est pas atténuée par le fait de savoir que la situation en question n'est pas considérée comme dangereuse ou menaçante par les autres. La simple évocation d'une situation phobogène déclenche habituellement une peur anticipatoire.

L'objet ou les situations phobogènes doivent être extérieurs au sujet. Les craintes relatives à la présence d'une maladie (nosophobie) ou d'une anomalie physique (dysmorphophobie), doivent être classées ailleurs, habituellement sous 45.2 (trouble hypocondriaque). Les craintes provoquées essentiellement, et de façon répétée, par l'exposition éventuelle à une infection ou à une contamination, et celles concernant les actes médicaux (p. ex. une injection ou une intervention) ou les lieux de soin, (p. ex. un cabinet de dentiste ou un hôpital) doivent toutefois être classées parmi les troubles phobiques, habituellement sous F40.2 (phobie spécifique).

L'anxiété phobique est souvent associée à une dépression. De plus, une anxiété phobique s'aggrave habituellement au cours d'un épisode dépressif intercurrent. Certains épisodes dépressifs s'accompagnent d'une anxiété phobique transitoire et certaines phobies, en particulier l'agoraphobie, s'accompagnent souvent d'une humeur dépressive. Pour déterminer s'il convient de faire deux diagnostics ou un seul (anxiété phobique et/ou épisode dépressif), on doit tenir compte de l'ordre de survenue des troubles (l'un des deux pouvant être manifestement antérieur à l'autre) et de la sévérité des symptômes au moment de l'examen (les symptômes anxieux ou les symptômes dépressifs pouvant être au premier plan). On fait un diagnostic de trouble dépressif lorsque le sujet répondait aux critères d'une dépression avant la survenue des symptômes phobiques (voir l'Introduction générale, page 5).

A l'exception des phobies sociales, la plupart des troubles phobiques sont plus fréquents chez les femmes.

Lorsqu'une attaque de panique (F41.0) survient dans le contexte d'une situation phobogène connue, elle constitue certes un indice de sévérité de la phobie, mais le diagnostic de trouble phobique reste prioritaire. Dans la CIM-10, un diagnostic principal de trouble panique n'est donc justifié que si les attaques de panique surviennent en l'absence des phobies citées sous F40.-.

F40.0 Agoraphobie

Dans la CIM-10, l'acception du terme «agoraphobie» dépasse le cadre de la définition originale, encore utilisée dans certains pays, dans la mesure où elle n'est pas limitée à une peur des espaces découverts, mais inclut d'autres manifestations anxieuses comme la peur des foules et la peur de ne pas pouvoir se réfugier facilement en un lieu sûr (habituellement le domicile). Le terme désigne de ce fait un ensemble de phobies apparentées, en particulier la crainte de quitter son domicile, la peur des magasins, des foules et des endroits publics et la peur de voyager seul en train, en autobus ou en avion. La sévérité de l'anxiété et la gravité des conduites d'évitement sont certes variables; il n'empêche que l'agoraphobie constitue le plus invalidant des troubles phobiques, au point que certains sujets restent confinés à leur domicile. Les sujets sont parfois terrifiés à l'idée de s'évanouir dans un endroit public sans pouvoir être secourus. L'absence d'issue de secours facilement accessible représente une des caractéristiques-clé de ces situations phobogènes. Le trouble est beaucoup plus fréquent chez les femmes que chez les hommes. Il débute habituellement chez l'adulte jeune. Il peut s'accompagner de symptômes dépressifs ou obsessionnels et de phobies sociales, mais ces symptômes ne sont pas au premier plan du tableau clinique. En l'absence de traitement efficace, l'agoraphobie évolue souvent vers la chronicité, avec habituellement des fluctuations d'intensité.

Directives pour le diagnostic

Le diagnostic repose sur chacun des éléments suivants :

(a) les manifestations anxieuses, psychiques ou neurovégétatives, ne sont pas dues à d'autres symptômes, p. ex. des idées délirantes ou des pensées obsessionnelles;

(b) les symptômes anxieux surviennent exclusivement ou essentiellement dans au moins deux des situations redoutées suivantes : les foules, les endroits publics, les voyages, les déplacements sans accompagnement;

(c) l'évitement de la situation phobogène est, ou a été, au premier plan de la symptomatologie.

Diagnostic différentiel. On doit savoir que certains sujets agoraphobes ne sont pas particulièrement anxieux dans la mesure même où ils parviennent à éviter systématiquement les situations redoutées. D'autres symptômes, p. ex. des symptômes dépressifs, une dépersonnalisation, des symptômes obsessionnels ou des phobies sociales, ne font pas éliminer le diagnostic, sauf quand ils sont au premier plan du tableau clinique. Il peut être justifié de faire un diagnostic principal d'épisode dépressif quand le sujet a été manifestement déprimé avant la survenue des symptômes phobiques, ce qui est relativement fréquent dans les agoraphobies à début tardif.
La présence ou l'absence d'un trouble panique (F41.0) dans la plupart des situations redoutées peut être spécifiée à l'aide du cinquième caractère du code :

F40.00 sans trouble panique

F40.01 avec trouble panique

Inclure : trouble panique avec agoraphobie

F40.1 Phobies sociales

Les phobies sociales débutent souvent à l'adolescence. Elles consistent surtout en une crainte d'être exposé à l'observation attentive d'autrui, dans des groupes relativement restreints (par opposition aux foules), et sont habituellement à l'origine d'un évitement des situations sociales. Contrairement à la plupart des autres phobies, les phobies sociales sont aussi fréquentes chez les hommes que chez les femmes. L'anxiété phobique sociale peut se limiter à des situations isolées (p. ex. crainte de manger en public, de parler en public, de vomir en public, ou de rencontrer des personnes du sexe opposé). Dans d'autres cas, elle peut s'étendre à la plupart des situations sociales en-dehors du cercle familial (p. ex. crainte générale de soutenir le regard, fréquente dans certaines cultures). Les phobies sociales s'accompagnent habituellement d'une diminution de l'estime de soi et d'une peur de la critique. Se mettre à rougir ou à trembler, avoir des nausées ou un besoin urgent d'uriner, peuvent être des symptômes d'une phobie sociale, le patient étant parfois convaincu que l'une ou l'autre de ces manifestations anxieuses constitue le problème primaire. Les symptômes peuvent évoluer vers des attaques de panique. Le trouble s'accompagne souvent de conduites d'évitement, pouvant conduire, dans les cas extrêmes, à un isolement social presque total.

Directives pour le diagnostic

Le diagnostic repose sur chacun des éléments suivants :

(a) les manifestations anxieuses, psychiques ou neurovégétatives, ne sont pas dues à d'autres symptômes, p. ex. des idées délirantes ou des pensées obsessionnelles;

(b) les symptômes anxieux surviennent exclusivement ou essentiellement dans des situations sociales déterminées;

(c) les situations phobogènes sont évitées chaque fois que cela est possible.

Inclure : anthropophobie
névrose sociale

Diagnostic différentiel. L'agoraphobie et les troubles dépressifs sont souvent marqués, au point que le sujet doit rester confiné à son domicile. Quand le clinicien ne peut distinguer la phobie sociale de l'agoraphobie, il doit faire un diagnostic d'agoraphobie. On ne doit faire un diagnostic de dépression que s'il existe un syndrome dépressif complet clairement identifiable.

F40.2 Phobies spécifiques (isolées)

F4

Phobies limitées à un stimulus déterminé (objet ou situation) comme la proximité de certains animaux, les endroits élevés, les orages, l'obscurité, les voyages en avion, les espaces clos, l'utilisation des toilettes publiques, la prise de certains aliments, les soins dentaires, la vue du sang ou de blessures, et la contamination par des maladies spécifiques. Bien que limité, le stimulus phobogène peut provoquer, quand le sujet y est exposé, un état de panique, comme dans l'agoraphobie ou la phobie sociale. Les phobies spécifiques apparaissent habituellement dans l'enfance ou chez l'adulte jeune; non traitées, elles peuvent persister pendant des décennies. Le handicap est minime quand la situation phobogène peut être aisément évitée; il peut être considérable dans le cas contraire. En général, la peur de l'objet ou de la situation phobogène ne varie guère au cours des années, contrairement à ce qui est souvent observé dans l'agoraphobie. Les phobies ayant comme objet la contamination par des maladies spécifiques concernent fréquemment une crainte des irradiations, des maladies vénériennes et, plus récemment, du SIDA.

Directives pour le diagnostic

Le diagnostic repose sur chacun des éléments suivants :
(a) les manifestations anxieuses, psychiques ou neurovégétatives, ne sont pas dues à d'autres symptômes, p. ex. des idées délirantes ou des pensées obsessionnelles;
(b) les phobies sont limitées à des objets ou situations spécifiques;
(c) l'objet ou les situations phobogènes sont évités chaque fois que cela est possible.

Inclure : acrophobie
claustrophobie
phobies des animaux
phobie des examens
phobie simple

Diagnostic différentiel. La symptomatologie d'une phobie spécifique est habituellement limitée à des symptômes phobiques, alors que celle de l'agoraphobie et celle des phobies sociales s'accompagnent souvent d'autres symptômes. Les phobies du sang et des blessures se distinguent des autres phobies dans la mesure où elles entraînent une bradycardie et parfois des syncopes, et non pas une tachycardie. Les craintes concernant la présence éventuelle d'une maladie somatique spécifique, p. ex un cancer, une maladie cardiaque ou une infection vénérienne, doivent être classées sous F45.2 (trouble hypocondriaque), sauf quand elles se rapportent à des situations spécifiques dans lesquelles ces maladies pourraient être contractées. La conviction délirante d'être atteint d'une maladie somatique doit être classée sous F22.0 (trouble délirant). Certains patients sont convaincus, sans raison objective, de présenter une anomalie ou une déformation physique. Ce trouble (parfois appelé dysmorphophobie) doit faire porter un diagnostic de trouble hypocondriaque (F45.2), ou, quand la conviction présente une intensité délirante, de trouble délirant (F22.0).

F40.8 Autres troubles anxieux phobiques

F40.9 Trouble anxieux phobique, sans précision

Inclure : état phobique SAI
phobie SAI

F41 Autres troubles anxieux

Troubles caractérisés essentiellement par la présence de manifestations anxieuses, qui ne sont pas déclenchées exclusivement par l'exposition à une situation déterminée. Ils peuvent s'accompagner de symptômes dépressifs ou obsessionnels, ainsi que de certaines manifestations traduisant une anxiété phobique, ces manifestations étant toutefois secondaires ou peu sévères.

F41.0 Trouble panique [anxiété épisodique paroxystique]

Les caractéristiques essentielles de ce trouble sont des attaques récurrentes d'anxiété sévère (attaques de panique), ne survenant pas exclusivement dans une situation particulière ou dans des circonstances déterminées, et dont la survenue est, de ce fait, imprévisible. Comme dans d'autres troubles anxieux, les symptômes essentiels varient d'un sujet à l'autre, mais ils concernent habituellement la survenue brutale de palpitations, de douleurs thoraciques, de sensations d'étouffement, d'étourdissements ou de sentiments d'irréalité (dépersonnalisation ou déréalisation). Il existe par ailleurs souvent une peur secondaire de mourir, de perdre le contrôle de soi ou de devenir fou. Une attaque ne dure habituellement que quelques minutes, parfois plus longtemps. La fréquence des attaques et l'évolution du trouble sont variables. Le trouble est plus fréquent chez les femmes. Au cours d'une attaque de panique, le sujet ressent souvent une peur et des symptômes neurovégétatifs d'intensité rapidement croissante, le poussant à fuir précipitamment l'endroit où il se trouvait. Si les attaques de panique surviennent dans une situation bien précise, p. ex. dans un autobus ou dans une foule, le sujet aura par la suite tendance à éviter la situation en question. De même, lorsque des attaques de panique imprévisibles surviennent fréquemment, le sujet a peur de rester seul ou de se rendre dans des endroits publics. La survenue d'une attaque de panique est souvent suivie de la peur persistante d'une nouvelle attaque.

Directives pour le diagnostic

Lorsqu'une attaque de panique survient dans le contexte d'une situation phobogène connue, elle constitue certes un indice de sévérité de la phobie, mais le diagnostic de trouble phobique reste prioritaire. Dans la CIM-10, un diagnostic principal de trouble panique n'est donc justifié que si les attaques de panique surviennent en l'absence des phobies citées sous F40.-.

Le diagnostic repose sur l'existence de plusieurs attaques sévères d'anxiété neurovégétative en l'espace de quatre semaines :

(a) survenues dans des situations n'impliquant pas de danger réel

(b) non limitées à des situations phobogènes connues ou prévisibles

(c) avec des intervalles relativement libres, c.-à.-d. sans manifestations anxieuses entre les attaques (encore qu'il existe souvent une anxiété anticipatoire entre deux attaques).

Inclure : attaque de panique
état de panique.

Diagnostic différentiel. Le trouble panique doit être distingué des attaques de panique survenant au cours d'un trouble phobique spécifique (voir plus haut). Les attaques de panique peuvent être secondaires à un trouble dépressif, en particulier chez les hommes; on ne doit pas faire un diagnostic principal de trouble panique quand le sujet répond en même temps aux critères d'un trouble dépressif.

F41.1 Anxiété généralisée

La caractéristique essentielle de ce trouble est une anxiété généralisée et persistante ne survenant pas exclusivement ni même de façon préférentielle dans une situation déterminée (l'anxiété est «flottante»). Comme dans les autres troubles anxieux, les symptômes essentiels sont variables, mais ils comprennent habituellement un sentiment permanent de nervosité, des tremblements, une tension musculaire, une transpiration, une sensation de «tête vide», des palpitations, des étourdissements et une gêne épigastrique. Le sujet se fait des soucis et s'attend à des malheurs divers. Il a souvent peur que lui-même ou que l'un de ses proches tombe malade ou ait un accident. Le trouble est plus fréquent chez les femmes. Il est souvent en rapport avec un facteur de stress chronique. Son évolution, certes variable, a tendance à être fluctuante et chronique.

Directives pour le diagnostic

Le diagnostic repose sur la présence de symptômes anxieux «primaires», survenant presque chaque jour pendant au moins quelques semaines, et le plus souvent pendant plusieurs mois consécutifs. Habituellement, ces symptômes se manifestent par certains des éléments suivants :
(a) attente craintive (anticipation de malheurs, sensation d'être «à bout», difficultés de concentration)
(b) tension motrice (agitation fébrile, céphalées de tension, tremblements, incapacité à se détendre)
(c) troubles neurovégétatifs (sensation de «tête vide», transpiration, tachycardie, respiration rapide, gêne épigastrique, étourdissements, sécheresse de la bouche).

Chez les enfants, un besoin fréquent d'être rassuré et des plaintes somatiques récurrentes peuvent être au premier plan.
La survenue transitoire d'autres symptômes (pendant quelques jours), en particulier de symptômes dépressifs, ne fait pas éliminer un diagnostic principal d'anxiété généralisée, sauf si le sujet répond aux critères d'un épisode dépressif (F32.-), d'un trouble phobique (F40.-), d'un trouble panique (F41.0), ou d'un trouble obsessionnel-compulsif (F42.-).

Inclure : état anxieux
névrose anxieuse
réaction anxieuse

Exclure : neurasthénie (F48.0)

F41.2 Trouble anxieux et dépressif mixte

Cette catégorie doit être utilisée quand le sujet présente à la fois des symptômes anxieux et des symptômes dépressifs, sans que l'intensité des uns ou des autres soit suffisante pour justifier un diagnostic séparé. Quand une anxiété importante est associée à une dépression relativement légère, on doit faire un diagnostic de trouble anxieux ou de trouble phobique. Quand des symptômes anxieux et dépressifs sont présents simultanément avec une intensité suffisante pour justifier des diagnostics séparés, les deux diagnostics doivent être notés et on ne doit pas retenir cette catégorie. Si, pour des raisons pratiques, on ne peut faire qu'un seul diagnostic, on doit privilégier le diagnostic de dépression. Les symptômes anxieux et dépressifs doivent s'accompagner, au moins par intermittence, de plusieurs symptômes neurovégétatifs (p. ex. tremblements, palpitations, sécheresse de la bouche, gêne épigastrique); on ne doit pas faire un diagnostic de trouble anxieux et dépressif mixte quand les manifestations anxieuses (p. ex. une inquiétude ou des préoccupations) ne sont pas associées à des symptômes neurovégétatifs. Lorsque les symptômes répondant aux critères du trouble anxieux et dépressif mixte sont étroitement reliés à un événement stressant ou à un changement particulièrement marquant dans la vie du sujet, c'est la catégorie F43.2 (troubles de l'adaptation) qui doit être utilisée.
Les sujets présentant cette association de symptômes relativement mineurs sont fréquemment rencontrés dans le cadre des soins de santé primaire.

Cependant un plus grand nombre encore d'entre eux existent dans la population générale qui ne consultent jamais, que cela soit en médecine générale ou en psychiatrie.

Inclure : dépression anxieuse (légère ou non persistante)

Exclure : dépression anxieuse persistante (voir dysthymie, F34.1).

F41.3 Autres troubles anxieux mixtes

Cette catégorie doit être utilisée pour des troubles répondant aux critères d'une Anxiété généralisée (F41.1), mais comportant, par ailleurs, certaines caractéristiques prononcées (souvent transitoires) d'un autre trouble de la section F4, sans toutefois répondre entièrement aux critères de ce trouble. Exemples : Anxiété généralisée associée à certaines caractéristiques d'un trouble obsessionnel-compulsif (F42.-), d'un trouble dissociatif (F44.-), d'une Somatisation (F45.0), d'un trouble somatoforme indifférencié (F45.1) ou d'un trouble hypocondriaque (F45.2). Lorsque les symptômes répondant aux critères de ce trouble sont étroitement reliés à un événement stressant ou à un changement particulièrement marquant dans la vie du sujet, c'est la catégorie F43.2 (troubles de l'adaptation) qui doit être utilisée.

F41.8 Autres troubles anxieux spécifiés

Inclure : hystérie d'angoisse.

F41.9 Trouble anxieux, sans précision

Inclure : anxiété SAI

F42 Trouble obsessionnel-compulsif

Trouble caractérisé essentiellement par des pensées obsédantes ou des comportements compulsifs récurrents (l'appellation « symptômes obsessionnels» désigne à la fois les idées obsédantes et les comportements compulsifs). Les pensées obsédantes sont des idées, des représentations, ou des impulsions faisant intrusion dans la conscience du sujet de façon répétitive et stéréotypée. Elles sont souvent à l'origine d'un sentiment de détresse, en particulier quand il s'agit de pensées de violence, de pensées obscènes, ou de pensées jugées absurdes par le sujet lui-même. Le sujet fait habituellement des efforts pour leur résister, mais en vain. Il reconnaît qu'il s'agit de ses propres pensées, même si celles-ci sont étrangères à sa volonté et souvent répugnantes. Les comportements et les rituels compulsifs sont des activités stéréotypées répétitives. Le sujet ne tire aucun plaisir direct de la réalisation de ces actes, lesquels, par ailleurs, n'aboutissent pas à la réalisation de tâches utiles en elles-mêmes. Le comportement compulsif a souvent pour but d'empêcher un événement dont la survenue est objectivement peu probable, impliquant souvent un malheur pour le sujet ou dont le sujet serait responsable. Le sujet reconnaît habituellement (mais pas toujours) l'absurdité et l'inutilité de son comportement et fait des efforts répétés pour supprimer celui-ci; cette résistance peut toutefois s'affaiblir au cours de l'évolution. Le trouble s'accompagne souvent d'une anxiété neurovégétative marquée, ou d'un sentiment pénible de tension interne ou psychique sans hyperactivité neurovégétative manifeste. Il existe une relation étroite entre symptômes obsessionnels (surtout quand il s'agit de pensées obsédantes) et symptômes dépressifs. Le trouble obsessionnel-compulsif s'accompagne souvent de symptômes dépressifs, et les patients présentant un trouble dépressif récurrent (F33.-) développent fréquemment des pensées obsessionnelles au cours de leurs épisodes dépressifs. Dans les deux cas, une aggravation ou une amélioration des symptômes dépressifs va habituellement de pair avec une aggravation ou une amélioration des symptômes obsessionnels.

Le trouble obsessionnel-compulsif est aussi fréquent chez les hommes que chez les femmes. La personnalité des sujets présente souvent des caractéristiques anankastiques évidentes. Le trouble survient habituellement dans l'enfance ou chez l'adulte jeune. Son évolution est variable; elle peut être chronique, en particulier quand il n'existe pas de symptômes dépressifs marqués.

Directives pour le diagnostic

Le diagnostic repose sur la mise en évidence de pensées obsédantes ou de comportements compulsifs, ou des deux, présents presque chaque jour, pendant une période d'au moins deux semaines, à l'origine de sentiments de détresse ou interférant avec les activités habituelles du sujet. Les symptômes obsessionnels doivent présenter les caractéristiques suivantes :

(a) le sujet reconnaît qu'il s'agit de ses propres pensées ou impulsions
(b) il existe au moins une pensée ou un comportement auquel le sujet continue à résister, sans y parvenir, associé éventuellement à des symptômes auxquels il n'oppose plus de résistance
(c) le sujet ne tire aucun plaisir d'une pensée obsédante ou d'un acte compulsif (une réduction de la tension ou de l'anxiété n'est pas considérée comme un plaisir)
(d) les pensées, représentations ou impulsions doivent être récurrentes et désagréables.

Inclure : névrose anankastique
névrose obsessionnelle
névrose obsessionnelle-compulsive

Diagnostic différentiel. Il peut être difficile de distinguer un trouble obsessionnel-compulsif d'un trouble dépressif, car les deux types de symptômes coexistent fréquemment. Au cours d'un épisode aigu, on fait le diagnostic du trouble dont les symptômes sont survenus en premier; quand les deux troubles surviennent simultanément, sans que l'un ou l'autre soit au premier plan du tableau clinique, il est habituellement préférable de privilégier le diagnostic de dépression. Dans les troubles chroniques, on donne la priorité à celui des deux troubles dont les symptômes persistent le plus souvent en l'absence des manifestations de l'autre.

La survenue occasionnelle d'attaques de panique ou de symptômes phobiques modérés ne fait pas éliminer le diagnostic. On ne doit pas faire un diagnostic de trouble obsessionnel-compulsif quand les symptômes obsessionnels surviennent au cours d'une schizophrénie, d'un syndrome de Gilles de la Tourette, ou d'un trouble mental organique.

Pensées obsédantes et comportements compulsifs sont habituellement associés. Il peut toutefois être utile de préciser lesquelles des deux dominent le tableau clinique, car elles peuvent avoir une réactivité thérapeutique différente.

F42.0 Avec pensées ou ruminations obsédantes au premier plan

Il peut s'agir d'idées, de représentations ou d'impulsions, de contenu variable, mais habituellement à l'origine d'un sentiment de détresse. Par exemple, une mère craint de ne pas pouvoir résister à l'impulsion de tuer l'enfant qu'elle adore; une personne a des pensées obscènes ou blasphématoires récurrentes, ego-dystoniques; un sujet a des pensées futiles, avec prise en considération interminable et quasi philosophique d'alternatives impossible à départager. Cette hésitation entre plusieurs alternatives constitue un élément important de nombreuses autres ruminations obsessionnelles; elle s'accompagne souvent d'une incapacité à prendre des décisions banales mais nécessaires dans la vie courante.

Il existe une relation particulièrement étroite entre ruminations obsédantes et dépression. On ne doit retenir le diagnostic de trouble obsessionnel-compulsif que si les ruminations surviennent ou persistent en l'absence d'un trouble dépressif.

F42.1 Avec comportements compulsifs [rituels obsessionnels] au premier plan

La plupart des comportements compulsifs concernent la propreté (en particulier le lavage des mains), des vérifications répétées pour éviter la survenue d'une situation qui pourrait être dangereuse, ou un souci excessif de l'ordre et du rangement. Le comportement du sujet est sous-tendu par une crainte consistant habituellement dans l'appréhension d'un danger, encouru ou provoqué par le sujet et l'activité rituelle constitue un moyen inefficace ou symbolique pour écarter ce danger. Comportements compulsifs et rituels obsessionnels peuvent occuper de nombreuses heures au cours de la journée et s'accompagnent parfois d'une indécision et d'un ralentissement importants. Ils sont, dans l'ensemble, aussi fréquents chez les hommes que chez les femmes, mais les rituels de lavage sont plus fréquents chez les femmes et le ralentissement plus fréquent chez les hommes.

Les comportements rituels compulsifs sont moins étroitement associés à la dépression que les idées obsédantes et ils se prêtent plus volontiers à un traitement par des techniques comportementales.

F42.2 Forme mixte, avec pensées obsédantes et comportements compulsifs

Idées obsédantes et comportements compulsifs sont le plus souvent associés. On doit faire un diagnostic de «forme mixte», quand les deux types de symptômes sont simultanément au premier plan de la symptomatologie, ce qui est souvent le cas; il est toutefois utile de faire un diagnostic indépendant à chaque fois que l'un des deux types de symptômes est au premier plan, car les obsessions et les compulsions peuvent avoir une réactivité thérapeutique différente.

F42.8 Autres troubles obsessionnels-compulsifs

F42.9 Trouble obsessionnel-compulsif, sans précision

F43 Réaction à un facteur de stress important, et troubles de l'adaptation

Cette catégorie est différente des autres dans la mesure où sa définition ne repose pas exclusivement sur la symptomatologie et l'évolution, mais également sur l'un ou l'autre des deux facteurs étiologiques suivants : un événement particulièrement stressant entraînant une réaction aiguë à un facteur de stress ou un changement particulièrement marquant dans la vie du sujet, comportant des conséquences désagréables et durables et conduisant à un trouble de l'adaptation. Des facteurs de stress psychosociaux relativement peu sévères parmi les événements de la vie («life events») peuvent précipiter la survenue ou influencer le tableau clinique d'un grand nombre de troubles classés ailleurs dans ce chapitre, mais il n'est pas toujours possible de leur attribuer un rôle étiologique, d'autant plus qu'il faudra prendre en considération des facteurs de vulnérabilité, souvent idiosyncrasiques, propres à chaque individu. En d'autres termes, ces facteurs ne sont ni nécessaires ni suffisants pour expliquer la survenue et la nature du trouble observé. En revanche, on admet que les troubles réunis sous F43 sont toujours la conséquence directe d'un facteur de stress aigu important ou d'un traumatisme persistant. L'événement stressant ou les circonstances pénibles persistantes constituent le facteur causal primaire et essentiel, en l'absence duquel le trouble ne serait pas survenu. La catégorie F43 réunit l'ensemble des réactions à un facteur de stress sévère et des troubles de l'adaptation, y compris les réactions et troubles survenant chez les enfants et les adolescents.

Les différents symptômes d'une Réaction aiguë à un facteur de stress ou d'un trouble de l'adaptation peuvent se rencontrer également dans d'autres affections; ils présentent toutefois ici certaines caractéristiques particulières qui justifient leur regroupement dans une catégorie autonome. Le troisième trouble décrit sous F43, l'État de stress post-traumatique, présente des caractéristiques cliniques relativement spécifiques et évocatrices.

Les troubles réunis dans cette catégorie peuvent être considérés comme des réponses inadaptées à un facteur de stress sévère ou persistant, dans la mesure où ils interfèrent avec des mécanismes adaptatifs efficaces et entravent ainsi le fonctionnement social.

Tout comportement auto-agressif — habituellement une intoxication médicamenteuse volontaire — survenant en relation temporelle étroite avec une réaction à un facteur de stress ou un trouble de l'adaptation, doit être noté à l'aide d'un code du Chapitre XX (X60-X84). Ces codes ne permettent pas de distinguer la «tentative de suicide» du «parasuicide», les deux étant réunis dans la catégorie «lésions auto-infligées».

F43.0 Réaction aiguë à un facteur de stress

Trouble transitoire sévère survenant chez un individu ne présentant aucun autre trouble mental apparent, à la suite d'un facteur de stress physique ou psychique exceptionnel, et disparaissant habituellement en quelques heures ou en quelques jours. Comme exemples d'événements stressants, on peut citer : les expériences traumatisantes comportant un risque important pour la sécurité ou la santé physique du sujet ou de ses proches (p. ex. une catastrophe naturelle, un accident, une guerre, une agression, un viol), ou les événements modifiant brusquement la position ou les relations sociales du sujet (p. ex. des deuils multiples ou un incendie). Un épuisement physique et des facteurs organiques (p. ex. chez les sujets âgés) peuvent favoriser le développement de ce trouble.

La survenue d'une réaction aiguë à un facteur de stress et sa sévérité dépendent de facteurs de vulnérabilité individuels et de la capacité du sujet à affronter un traumatisme; le trouble ne survient pas, en effet, chez tous les sujets exposés à un facteur de stress exceptionnel. La symptomatologie est très variable et comporte initialement un état d'«hébétude», caractérisé par un certain rétrécissement du champ de la conscience et de l'attention, une incapacité à intégrer des stimuli, et une désorientation. A cet état peut succéder un retrait croissant par rapport à l'environnement (pouvant aller jusqu'à une stupeur dissociative — voir F44.2), ou une agitation avec hyperactivité (réaction de fuite ou fugue). Le trouble s'accompagne fréquemment des symptômes neurovégétatifs d'une anxiété panique (tachycardie, transpiration, bouffées de chaleur). Les symptômes apparaissent habituellement dans les minutes qui suivent la survenue du stimulus ou de l'événement stressant, et disparaissent en deux à trois jours (souvent en quelques heures). Il peut y avoir une amnésie partielle ou complète de l'épisode (voir F44.0).

Directives pour le diagnostic

Le diagnostic repose sur la présence d'une relation temporelle directe et évidente entre la survenue d'un facteur de stress exceptionnel et le début des symptômes; habituellement, la réaction est immédiate ou différée tout au plus de quelques minutes. La symptomatologie présente les caractéristiques suivantes :

(a) elle est mixte et habituellement fluctuante; à l'état d'«hébétude» initial peuvent succéder des symptômes dépressifs ou anxieux, une crise de colère, un sentiment de désespoir, une hyperactivité ou un repli sur soi, mais aucun de ces symptômes ne se maintient longtemps au premier plan;

(b) elle disparaît rapidement (en quelques heures tout au plus) dès que le sujet n'est plus soumis au facteur de stress. Dans le cas où le facteur de stress persiste ou ne peut pas être supprimé, les symptômes commencent habituellement à s'atténuer après 24 à 48 heures et disparaissent à peu près complètement en trois jours.

Ce diagnostic ne s'applique pas lors d'exacerbations soudaines de symptômes chez des sujets qui présentaient antérieurement des manifestations répondant aux critères d'un autre trouble psychiatrique, sauf s'il s'agit d'un trouble de la personnalité (F60). Néanmoins, la présence, dans le passé, d'un autre trouble psychiatrique ne fait pas éliminer le diagnostic.

Inclure : choc psychique
état de crise
fatigue de combat
réaction aiguë de crise

F43.1 État de stress post-traumatique

Ce trouble constitue une réponse différée ou prolongée à une situation ou à un événement stressant (de courte ou de longue durée) exceptionnellement menaçant ou catastrophique et qui provoquerait des symptômes évidents de détresse chez la plupart des individus (p. ex. catastrophe naturelle ou d'origine humaine, guerre, accident grave, mort violente en présence du sujet, torture, terrorisme, viol, et autres crimes). Des facteurs prédisposants, comme certains traits de personnalité (p. ex. compulsive ou asthénique) ou des antécédents de type névrotique, peuvent favoriser la survenue du syndrome ou aggraver son évolution; ces facteurs ne sont toutefois ni nécessaires ni suffisants pour expliquer la survenue de ce syndrome.

Les symptômes typiques comprennent la reviviscence répétée de l'événement traumatique, dans des souvenirs envahissants («flash-back»), des rêves ou des cauchemars; ils surviennent dans un contexte durable d'«anesthésie psychique» et d'émoussement émotionnel, de détachement par rapport aux autres, d'insensibilité à l'environnement, d'anhédonie et d'évitement des activités ou des situations pouvant réveiller le souvenir du traumatisme. Il existe habituellement une peur et un évitement des stimuli associés au traumatisme. Dans certains cas, l'exposition à des stimuli réveillant brusquement le souvenir ou la reviviscence du traumatisme ou de la réaction initiale peut déclencher une crise d'angoisse, une attaque de panique ou une réaction agressive.

Les symptômes précédents s'accompagnent habituellement d'une hyperactivité neurovégétative, avec hypervigilance, état de «qui-vive» et insomnie, associés fréquemment à une anxiété, une dépression, ou une idéation suicidaire. Le trouble peut être à l'origine d'un abus d'alcool ou d'une autre substance psycho-active.

La période séparant la survenue du traumatisme et celle du trouble peut varier de quelques semaines à quelques mois (mais il est rare qu'elle dépasse six mois). L'évolution est fluctuante, mais se fait vers la guérison dans la plupart des cas. Dans certains cas, le trouble peut présenter une évolution chronique, durer de nombreuses années, et conduire à une modification durable de la personnalité (voir F62.0).

Directives pour le diagnostic

Le diagnostic repose sur la mise en évidence de symptômes typiques survenus dans les six mois suivant un événement traumatisant et hors du commun. Lorsque la survenue est différée de plus de six mois, un diagnostic «probable» reste encore possible si les manifestations cliniques sont typiques et si elles ne peuvent pas être attribuées à un autre trouble (p. ex. un trouble anxieux, un trouble obsessionnel-compulsif, ou un trouble dépressif). L'événement traumatique doit être constamment remémoré ou revécu, comme en témoigne la présence de reviviscences envahissantes, de souvenirs intenses ou de rêves répétitifs. Le trouble s'accompagne souvent d'un sentiment de détachement, d'une restriction des affects, et d'un évitement des stimuli qui éveillent des souvenirs du traumatisme, mais ces manifestations ne sont pas indispensables au diagnostic. La présence de perturbations neurovégétatives, de troubles de l'humeur, et de troubles du comportement n'est pas non plus nécessaire au diagnostic.
Les séquelles chroniques et irréversibles d'un État de stress post-traumatique doivent être classées sous F62.0 (Modification durable de la personnalité après une expérience de catastrophe).

Inclure : névrose traumatique

F4

F43.2 Troubles de l'adaptation

États de détresse et de perturbation émotionnelle, entravant habituellement le fonctionnement et les performances sociales, survenant au cours d'une période d'adaptation à un changement existentiel important ou à un événement stressant. Le facteur de stress peut entraver l'intégrité de l'environnement social du sujet (deuil, expériences de séparation), ou son système global de support social et de valeurs sociales (immigration, statut de réfugié). Le facteur de stress peut être limité au sujet ou concerner également ses proches ou sa communauté.
Par rapport aux autres troubles décrits sous F43.-, la prédisposition et la vulnérabilité individuelles jouent un rôle plus important dans la survenue de ce trouble et de sa symptomatologie; on admet toutefois que le trouble ne serait pas survenu en l'absence du facteur de stress en cause. Ses manifestations sont variables et comprennent : une humeur dépressive, une anxiété, une inquiétude (ou l'association de ces manifestations), un sentiment d'incapacité à faire face, à faire des projets, ou à supporter la situation actuelle, ainsi qu'une certaine altération du fonctionnement quotidien. Le sujet peut se sentir enclin à des comportements dramatiques ou à des actes de violence, mais ne s'y livre que rarement. Le trouble peut s'accompagner d'un trouble des conduites (p. ex. un comportement agressif ou antisocial), en particulier chez les adolescents. Aucun de ces symptômes n'est suffisamment grave ou marqué pour justifier un diagnostic plus spécifique. Chez les enfants, le tableau clinique comporte fréquemment des phénomènes régres-

sifs, p. ex. une énurésie, un parler «bébé», ou une succion du pouce. Quand ces caractéristiques sont au premier plan, on doit faire un diagnostic de F43.23.

Le trouble débute habituellement dans le mois qui suit la survenue d'un événement stressant ou d'un changement particulièrement marquant dans la vie du sujet, et ne persiste guère au-delà de six mois, sauf s'il s'agit d'une réaction dépressive prolongée (F43.21). Quand les symptômes persistent au-delà de six mois, on doit modifier le diagnostic pour celui qui correspond au tableau clinique, et on peut noter les facteurs de stress persistants à l'aide d'un code Z (voir Chapitre XXI).

Quand le recours à un service de santé est motivé par une réaction normale et culturellement appropriée au décès d'un être cher (deuil), ne dépassant pas habituellement six mois, on ne doit pas utiliser un code du Chapitre V (F), mais un code du Chapitre XXI (code Z). Exemples : Z63.4 (disparition ou mort d'un membre de la famille) et Z71.9 (guidance) ou Z73.3 (facteur de stress non classé ailleurs). Les réactions de deuil, brèves ou prolongées, considérées comme pathologiques en raison de leur expression ou de leur contenu, doivent être notées enF43.22, F43.23, F43.24 ou F43.25; quand elles persistant au-delà de six mois, elles doivent être notées sous F43.21 (réaction dépressive prolongée).

Directives pour le diagnostic

Le diagnostic repose sur une évaluation approfondie des relations respectives entre :

(a) l'expression, le contenu et la sévérité des symptômes

(b) les antécédents et la personnalité

(c) l'événement stressant, la situation traumatisante ou la crise existentielle.

La présence d'un facteur de stress doit être clairement établie et il doit exister des arguments importants, au moins de présomption, permettant de penser que le trouble ne serait pas survenu en l'absence du facteur incriminé. Si le facteur de stress est relativement mineur, ou la relation temporelle entre sa survenue et celle du trouble (moins de trois mois) ne peut pas être établie, le trouble doit être classé ailleurs en fonction de ses caractéristiques propres.

Inclure : choc culturel
hospitalisme chez l'enfant
réaction de deuil

Exclure : angoisse de séparation de l'enfance (F93.0).

La forme clinique et les caractéristiques principales d'un trouble de l'adaptation peuvent être précisées à l'aide du cinquième caractère du code :

F43.20 Réaction dépressive brève
État dépressif léger et transitoire ne persistant pas au-delà d'un mois.

F43.21 Réaction dépressive prolongée
État dépressif léger survenu à la suite d'une exposition prolongée à une situation stressante et ne persistant pas au-delà de deux ans.

F43.22 Réaction mixte, anxieuse et dépressive
Prédominance simultanée de symptômes anxieux et dépressifs, dont la sévérité ne dépasse pas celle d'un trouble anxieux et dépressif mixte (F41.2) ou d'un autre trouble anxieux mixte (F41.3).

F43.23 Avec prédominance de la perturbation d'autres émotions
Les symptômes concernent habituellement différents types d'émotions, p. ex. une anxiété, une dépression, des soucis, une tension, une colère. Les symptômes anxieux et dépressifs peuvent répondre aux critères d'un trouble anxieux et dépressif mixte (F41.2) ou d'un autre trouble anxieux mixte (F41.3), mais ils sont insuffisants pour justifier un diagnostic d'un trouble dépressif ou anxieux plus spécifique. Cette catégorie doit également être utilisée chez les enfants pour classer des réactions comprenant par ailleurs un comportement régressif (p. ex. une énurésie ou le fait de sucer son pouce).

F43.24 Avec prédominance d'une perturbation des conduites
La perturbation essentielle concerne des conduites, p. ex. un comportement agressif ou dyssocial chez un adolescent, à la suite d'un chagrin.

F43.25 Avec perturbation mixte des émotions et des conduites
Les caractéristiques prédominantes concernent à la fois des symptômes émotionnels et des perturbations du comportement.

F43.28 Avec prédominance d'autres symptômes spécifiés

F43.8 Autres réactions à un facteur de stress sévère

F43.9 Réaction à un facteur de stress sévère, sans précision

F4

F44 Troubles dissociatifs [de conversion]

Les divers troubles dissociatifs (ou de conversion) ont en commun une perte partielle ou complète des fonctions normales d'intégration des souvenirs, de la conscience de l'identité ou des sensations immédiates, et du contrôle des mouvements corporels. A l'état normal, on exerce, dans une large mesure, un contrôle conscient des souvenirs et des sensations à sélectionner dans le champ de conscience, ainsi que des mouvements qu'on compte effectuer. Dans les troubles dissociatifs, on admet qu'il existe une altération de ce contrôle conscient et sélectif; l'importance de cette altération peut varier d'un jour à l'autre, voire d'une heure à l'autre. Il est habituellement très difficile de déterminer dans quelle mesure la perte de ces fonctions peut être contrôlée volontairement par le sujet.

Dans le passé, les troubles dissociatifs ont été classés sous divers types d'«hystérie de conversion». Il semble actuellement préférable d'éviter autant que possible le terme d'«hystérie», en raison de ses nombreuses significations différentes.

Dans la CIM-10, on admet que les troubles dissociatifs sont «psychogènes», dans la mesure où ils surviennent en relation temporelle étroite avec des événements traumatiques, des problèmes insolubles et insupportables, ou des relations interpersonnelles difficiles. De ce fait, il est souvent possible d'élaborer des interprétations et des hypothèses au sujet des moyens mis en œuvre par le patient pour affronter un facteur de stress intolérable; les concepts qui se réfèrent à une théorie étiologique spécifique (p. ex. «motivation inconsciente» ou «bénéfices secondaires») ne sont toutefois pas utilisés dans les directives ou dans les critères pour le diagnostic.

On utilise souvent le terme de «conversion» pour désigner certains de ces troubles. Ce terme sous-entend que l'affect pénible engendré par des problèmes ou conflits insolubles est transformé en quelque sorte en symptômes.

L'installation et la résolution des états dissociatifs sont souvent brusques, mais on assiste rarement à ces moments privilégiés, sauf au cours de certaines interactions ou techniques particulières comme p. ex. l'hypnose ou l'abréaction. Les modifications ou la disparition de l'état dissociatif peuvent se limiter à la durée de ces procédures. Les différents états dissociatifs s'améliorent habituellement en quelques semaines ou quelques mois, en particulier quand leur survenue est associée à un événement traumatisant. Certains états dissociatifs, en particulier ceux qui comportent des paralysies ou des anesthésies, ont parfois une évolution plus prolongée (et un début plus progressif) quand leur survenue est associée à des problèmes ou à des difficultés interpersonnelles insolubles. Les états dissociatifs ayant déjà évolué depuis plus d'un ou deux ans avant d'amener à consulter un psychiatre sont souvent résistants à tout traitement.

Les sujets nient souvent tout problème ou toute difficulté, paraissant pourtant évidents à autrui, ou ils en attribuent l'origine à la présence des symptômes dissociatifs.

La dépersonnalisation et la déréalisation ne sont pas comprises dans les troubles dissociatifs : en effet, elles n'affectent que certains aspects de la personnalité et ne s'accompagnent pas d'une altération des sensations, des souvenirs, ou des mouvements.

Directives pour le diagnostic

Le diagnostic repose sur :

(a) la présence des caractéristiques cliniques propres à chaque trouble dissociatif;

(b) l'absence de tout argument en faveur d'un trouble physique pouvant rendre compte des symptômes;

(c) la mise en évidence d'arguments en faveur d'une origine psychologique, c.-à.-d. d'une relation temporelle manifeste entre la survenue du trouble et celle d'un événement stressant, d'un problème traumatisant, ou d'une perturbation des relations interpersonnelles (même si ces problèmes sont niés par le sujet).

Il peut être difficile d'affirmer l'origine psychologique de ces troubles, même quand elle paraît très probable. Quand le sujet présente un trouble avéré affectant le système nerveux central ou périphérique, on doit être particulièrement prudent avant de porter un diagnostic (additionnel) de trouble dissociatif. En l'absence d'arguments en faveur d'une cause psychologique, le diagnostic doit rester provisoire, et on doit poursuivre les explorations somatiques et psychologiques.

Inclure : hystérie
hystérie de conversion
psychose hystérique
réaction de conversion

Exclure : simulation (Z76.5)

F44.0 Amnésie dissociative

La caractéristique essentielle est une perte de la mémoire, concernant habituellement des événements importants récents, non due à un trouble mental organique et trop importante pour être mise sur le compte d'une simple « mauvaise mémoire » ou d'une fatigue. L'amnésie concerne habituellement des événements traumatisants, tels que des accidents ou des deuils imprévus et elle est le plus souvent partielle et sélective. Le degré et l'étendue de l'amnésie varient souvent d'un jour à l'autre et en fonction de l'interlocuteur, mais il existe un noyau commun d'événements que le sujet ne peut plus se rappeler à l'état de veille. L'amnésie est rarement complète et généralisée, sauf quand elle est associée à une fugue (dans ce cas, on doit faire un diagnostic de fugue, F44.1).
Le trouble peut s'accompagner de diverses perturbations des affects, rarement toutefois d'une dépression sévère. Le sujet peut être perplexe, éprouver des sentiments de détresse, tenter, par son comportement, d'attirer l'attention d'autrui, ou accepter tranquillement son trouble. Le trouble survient surtout chez l'adulte jeune. Les formes les plus sévères de ce trouble surviennent habituellement chez des soldats, à la suite d'un stress de combat. Les états dissociatifs non organiques sont rares chez le sujet âgé. Chez certains sujets amnésiques, on peut observer une errance sans but, à proximité, habituellement associée à une incurie, et persistant rarement pendant plus de un à deux jours.

Directives pour le diagnostic

Le diagnostic repose sur :
(a) la présence d'une amnésie, partielle ou complète, concernant des événements traumatisants ou stressants récents (ces événements peuvent rester méconnus, tant que leur présence n'est pas signalée par l'entourage)
(b) l'absence de trouble mental organique, d'une intoxication, ou d'une fatigue extrême.

Diagnostic différentiel. Au cours des troubles mentaux organiques, il existe habituellement d'autres perturbations du système nerveux, un obscurcissement de la conscience, une désorientation, et des troubles de l'attention. Devant une perte de la mémoire des faits très récents, on doit évoquer une pathologie organique, même quand il existe des événements ou des problèmes traumatisants manifestes. Les palimpsestes dus à un abus d'alcool ou d'une autre substance psycho-active sont limités à la période d'intoxication par la substance, et l'amnésie de cette période est irréversible. Dans le syndrome amnésique (syndrome de Korsakov), la mémoire immédiate est préservée, mais les événements ne peuvent pas être remémorés quelques minutes après leur survenue; ce type de perturbation mnésique n'existe pas dans l'amnésie dissociative.
L'amnésie post-commotionnelle ou post-traumatique est habituellement rétrograde (dans les cas graves, elle peut également être antérograde), alors que l'amnésie dissociative est le plus souvent essentiellement antérograde. Seule l'amnésie dissociative peut être influencée par l'hypnose ou l'abréaction. Dans l'amnésie épileptique post-critique, ainsi que dans certains états de stupeur ou de mutisme rencontrés parfois chez les schizophrènes ou les déprimés, il existe, en général, d'autres caractéristiques permettant d'identifier la maladie sous-jacente.
Il est particulièrement difficile de distinguer une amnésie dissociative de la simulation consciente d'une amnésie; on doit pratiquer des évaluations répétées et approfondies de la personnalité prémorbide et des motivations du sujet. La simulation consciente d'une amnésie est habituellement associée à des problèmes évidents, p. ex. des difficultés financières, des poursuites judiciaires, ou un danger de mort (en particulier en temps de guerre).

Exclure : amnésie SAI (R41.3)
amnésie antérograde non dissociative (R41.1)
amnésie rétrograde non dissociative (R41.2)
amnésie post-critique chez les épileptiques (G40.-)
syndrome amnésique organique non induit par l'alcool ou d'autres substances psycho-actives (F04)
syndrome amnésique induit par l'alcool ou d'autres substances psycho- actives (F10-F19 avec. 6 en quatrième position du code)

F44.1 Fugue dissociative

Fugue qui présente toutes les caractéristiques d'une amnésie dissociative et qui comporte, par ailleurs, un déplacement, en apparence motivé, dépassant le cadre du déplacement quotidien habituel. Au cours de la fugue, le sujet continue à prendre soin de lui. Dans certains cas, il peut adopter une nouvelle identité, habituellement pendant quelques jours seulement, rarement pendant une période prolongée; le changement d'identité peut être complet. Le sujet peut se diriger vers des endroits connus ou chargés d'une signification affective. Bien qu'il existe une amnésie de la période de la fugue, le comportement du sujet pendant celle-ci peut paraître parfaitement normal à des observateurs indépendants.

Directives pour le diagnostic

Le diagnostic repose sur :
(a) la présence des caractéristiques d'une amnésie dissociative (F44.0);
(b) un départ inattendu, apparemment vers une destination précise, au-delà du rayon de déplacement quotidien habituel (on doit connaître ce dernier pour pour déterminer si la fugue correspond à un voyage ou à une errance); et
(c) le fait que le sujet arrive, dans une large mesure, à prendre soin de lui (il s'alimente et se lave) et à avoir des contacts simples avec des inconnus (il achète des billets, prend de l'essence, demande son chemin, commande des repas).

Diagnostic différentiel. Les fugues post-critiques survenant au décours d'une crise épileptique, en particulier dans l'épilepsie temporale, se distinguent des fugues dissociatives par les antécédents, l'absence d'événements ou de problèmes stressants, et le caractère moins élaboré des activités et des déplacements au cours de la fugue.
De même que pour l'amnésie dissociative, il est souvent très difficile de distinguer une fugue dissociative d'une simulation consciente.

F44.2 Stupeur dissociative

Le comportement du sujet répond aux critères d'une stupeur, mais les examens cliniques et complémentaires ne mettent en évidence aucun élément en faveur d'une cause physique. Par ailleurs, comme dans les autres troubles dissociatifs, la mise en évidence d'événements stressants ou de problèmes interpersonnels ou sociaux récents importants est en faveur d'une origine psychologique du trouble.
Le diagnostic de stupeur repose sur une diminution importante ou une absence de mouvements volontaires avec conservation d'une réactivité normale à des stimuli externes tels que la lumière, le bruit ou le toucher. Le patient reste allongé ou assis, pratiquement immobile, pendant des périodes prolongées. Les mouvements volontaires et le discours sont très nettement réduits ou absents. Le trouble peut s'accompagner d'une légère altération de l'état de conscience, mais le sujet n'est ni endormi ni inconscient, à en juger par le tonus musculaire, la posture et la respiration; par ailleurs, il ouvre parfois les yeux et ses mouvements oculaires sont coordonnés.

Directives pour le diagnostic

Le diagnostic repose sur :
(a) la présence d'une stupeur, répondant à la description donnée ci-dessus;
(b) l'absence de toute affection somatique et de tout autre trouble psychiatrique rendant compte de la stupeur; et
(c) la mise en évidence d'événements stressants récents ou de problèmes actuels.

Diagnostic différentiel. On doit évoquer une stupeur catatonique, une stupeur dépressive et une stupeur maniaque. Dans la schizophrénie catatonique, la stupeur est souvent précédée de symptômes et d'un comportement évocateurs d'une schizophrénie. Dans la dépression et la manie, la stupeur s'installe en général progressivement, d'où l'importance d'une description de l'histoire du trouble par une personne informée. Les états de stupeur maniaques ou dépressifs sont actuellement rares dans de nombreux pays, car les troubles de l'humeur sont traités à un stade précoce.

F44.3 États de transe et de possession

Troubles caractérisés par une perte transitoire de la conscience de sa propre identité, associée à une conservation parfaite de la conscience du milieu environnant; dans certains cas, le sujet agit comme s'il était habité par une autre personnalité, un esprit, une divinité, ou une «force». L'attention et la conscience peuvent se limiter ou se focaliser sur un ou deux éléments de l'environnement proche, et les mouvements, les attitudes posturales et le langage peuvent se réduire à quelques manifestations répétitives. On ne doit inclure ici que les états de transe involontaires et non désirés, faisant intrusion parmi les activités habituelles, et survenant en dehors de situations admises dans le contexte religieux ou culturel du sujet (ils peuvent toutefois survenir à la suite de telles situations ou en constituer une exagération).

On ne doit pas inclure ici les états de transe survenant au cours de l'évolution d'une schizophrénie ou d'une psychose aiguë comportant des hallucinations ou des idées délirantes, ou survenant chez les personnalités multiples. On ne doit pas non plus utiliser cette catégorie quand l'état de transe est étroitement associé à un trouble physique (p. ex. une épilepsie temporale ou un traumatisme crânien), ou à une intoxication par une substance psycho-active.

F44.4 – F44.7 Troubles dissociatifs de la motricité et des organes des sens

Ces troubles se caractérisent par une perte ou une altération de la motricité, de la sensibilité ou des fonctions sensorielles, faisant suggérer un trouble physique, sans pouvoir être rattachées à une affection somatique connue. Les symptômes traduisent souvent l'idée que le patient se fait d'une maladie physique, cette conception pouvant ne pas correspondre à l'anatomie ou aux lois de la physiologie. Par ailleurs, l'évaluation de l'état mental et de la situation sociale du sujet permet habituellement de penser que le handicap résultant de la perte fonctionnelle aide le patient à éviter un conflit désagréable ou à exprimer indirectement une dépendance ou un ressentiment. Les problèmes et les conflits peuvent paraître évidents à autrui, alors que le patient les dénie et attribue toutes ses difficultés aux symptômes ou au handicap en eux-mêmes.

Le degré d'incapacité résultant de l'un quelconque de ces symptômes peut varier suivant les circonstances, l'entourage, le nombre de personnes présentes et l'état émotionnel du moment; en d'autres termes, le patient peut, dans une certaine mesure, rechercher l'attention d'autrui, tout en présentant, par ailleurs, un ensemble de symptômes fixes (altération de la motricité, de la sensibilité ou des fonctions sensorielles) qui sont indépendants de sa volonté.

Chez certains patients, la survenue des symptômes est habituellement directement reliée à un facteur de stress psychologique, mais ceci n'est pas toujours le cas. On note parfois «une belle indifférence», c.-à.-d. une attitude surprenante d'acceptation tranquille d'une incapacité grave; une telle attitude se rencontre parfois également chez des sujets bien adaptés lorsqu'ils sont confrontés à une maladie physique grave.

Il existe habituellement des anomalies prémorbides des relations interpersonnelles et de la personnalité. Les symptômes du sujet sont parfois semblables à ceux dont a souffert un parent ou un ami au cours d'une maladie physique. Les formes légères et transitoires de ces troubles s'observent surtout chez les adolescents, en particulier chez les filles, alors que les formes prolongées se voient plutôt chez l'adulte jeune. Chez certains sujets la survenue répétée d'un trouble dissociatif constitue une forme particulière de réaction à des facteurs de stress, pouvant persister à l'âge moyen de la vie voire chez le sujet âgé.

Seuls les troubles comportant la perte d'une sensation doivent être classés ici; les troubles impliquant la production d'une sensation, p. ex. une douleur ou une autre sensation complexe médiée par le système nerveux autonome, doivent être classés parmi les troubles somatoformes (F45.-).

Directives pour le diagnostic

Le diagnostic doit être fait avec précaution en cas d'atteinte du système nerveux chez un sujet auparavant bien adapté et sans anomalie des relations familiales et sociales avant la survenue du trouble.

Le diagnostic repose sur les critères suivants :

(a) absence d'arguments en faveur d'un trouble somatique;

(b) présence d'informations suffisantes concernant le milieu psychologique et social et les relations interpersonnelles du sujet pour présumer de la causalité psychologique des symptômes.

Le diagnostic doit rester «probable» ou «provisoire» tant qu'un doute persiste au sujet de la participation, avérée ou simplement possible, d'un trouble physique, ou quand il n'existe pas de facteurs psychologiques suffisants pour expliquer la survenue des symptômes. Dans les cas incertains ou douteux, la survenue ultérieure d'un trouble physique ou psychiatrique grave reste toujours possible.

Diagnostic différentiel. Certains troubles neurologiques à évolution progressive, en particulier une sclérose en plaques ou un lupus érythémateux disséminé, peuvent, au début de leur évolution, en imposer pour des symptômes dissociatifs. La sclérose en plaques soulève des problèmes diagnostiques particulièrement difficiles dans la mesure où les patients peuvent présenter, au début de la maladie, des réactions de détresse et essayer d'attirer l'attention d'autrui; il est parfois nécessaire de procéder à des évaluations et à des observations relativement prolongées pour préciser le diagnostic.

Les plaintes somatiques multiples et mal définies doivent être classées ailleurs, parmi les troubles somatoformes (F45.-) ou la neurasthénie (F48.0).

Des symptômes dissociatifs isolés peuvent survenir au cours de l'évolution de certains troubles mentaux majeurs, p. ex au cours d'une schizophrénie ou d'une dépression grave; ces troubles sont toutefois habituellement évidents et on ne doit pas faire alors un diagnostic de trouble dissociatif.

La simulation consciente de la perte d'une fonction physique est souvent difficile à distinguer d'un trouble dissociatif; dans ce cas, la décision diagnostique reposera sur une observation approfondie, et sur l'évaluation de la personnalité du sujet, des circonstances de survenue du trouble, et des conséquences respectives d'une guérison ou d'une incapacité prolongée.

F44.4 Troubles moteurs dissociatifs

Les formes les plus fréquentes de ces troubles concernent une perte de la capacité à mobiliser une partie ou la totalité d'un membre ou de plusieurs membres. La paralysie peut être totale, ou partielle (avec des mouvements faibles ou lents). Le trouble peut se manifester également par une perturbation, d'intensité variable, de la coordination (ataxie), concernant avant tout les membres inférieurs, avec démarche bizarre ou incapacité à se tenir debout sans aide (astasie-abasie), tremblements exagérés ou secousses musculaires d'une ou de plusieurs extrémités ou de l'ensemble du corps. Les manifestations de ce trouble peuvent reproduire pratiquement toutes les formes d'ataxie, d'apraxie, d'akinésie, d'aphonie, de dysarthrie, de dyskinésie, ou de paralysie.

Inclure : aphonie psychogène
dysphonie psychogène

F44.5 Convulsions dissociatives

Les convulsions dissociatives (pseudo-convulsions) peuvent ressembler très étroitement aux mouvements que l'on observe au cours d'une crise épileptique; toutefois, au cours d'une convulsion dissociative, la morsure de la langue, les blessures dues à une chute ou la perte des urines sont rares; le trouble peut s'accompagner d'un état de stupeur ou de transe mais sans perte de conscience.

F44.6 Anesthésie dissociative et atteintes sensorielles

Les limites des territoires cutanés anesthésiés correspondent souvent plus aux conceptions personnelles du patient sur le fonctionnement du corps qu'à des connaissances médicales. Il peut y avoir une atteinte de certains types de sensibilité, avec conservation des autres, ne correspondant à aucune lésion neurologique connue. La perte de sensibilité peut s'accompagner de paresthésies.

La cécité est rarement totale dans les troubles dissociatifs; les perturbations visuelles concernent plutôt une perte de l'acuité visuelle, une vision floue, ou une «vision canalaire». Le patient se plaint parfois d'une cécité, alors que sa motricité générale et ses performances motrices restent souvent étonnamment bien conservées.

La surdité et l'anosmie dissociatives sont beaucoup plus rares que la perte de la sensibilité ou de la vision.

Inclure : surdité psychogène

F44.7 Trouble dissociatif (de conversion) mixte

On doit noter ici les troubles caractérisés par l'association de plusieurs troubles classés sous F44.0-F44.6.

F44.8 Autres troubles dissociatifs [de conversion]

F44.80 Syndrome de Ganser

Trouble complexe, décrit par Ganser, caractérisé par des «réponses à côté», habituellement associées à plusieurs autres symptômes dissociatifs, et survenant souvent dans des circonstances permettant d'évoquer une étiologie psychogène.

F44.81 Personnalité multiple

Trouble rare et controversé; en particulier, on ignore dans quelle mesure il est iatrogène ou spécifique d'une culture donnée. Il se caractérise essentiellement par l'existence apparente chez une même personne de deux ou de plusieurs personnalités distinctes, l'une d'entre elles seulement se manifestant à un moment donné. Chaque personnalité est au complet, avec ses propres souvenirs, affinités et comportements, parfois très différents de ceux de la personnalité prémorbide (unique).

Dans la forme habituelle à deux personnalités, l'une d'entre elles est habituellement dominante, mais les deux personnalités ne connaissent pas leurs souvenirs respectifs et, dans la plupart des cas, ne sont pas conscientes de leur existence réciproque. Au début, le passage d'une personnalité à une autre est habituellement soudain et lié à un événement traumatisant. Les transitions ultérieures sont souvent déclenchées uniquement par des événements dramatiques ou stressants, ou favorisés par la relaxation, l'hypnose, ou l'abréaction.

F44.82 Troubles dissociatifs [de conversion] transitoires survenant dans l'enfance ou dans l'adolescence

F44.88 Autres troubles dissociatifs [de conversion] spécifiés

Inclure : confusion psychogène
état crépusculaire psychogène

F44.9 Trouble dissociatif [de conversion] sans précision

F45 Troubles somatoformes

Les caractéristiques essentielles de ces troubles sont des symptômes physiques, associés à des demandes d'investigations médicales, persistant en dépit de bilans négatifs répétés et de déclarations faites par les médecins selon lesquelles les symptômes n'ont aucune base organique. S'il existe un trouble physique authentique, ce dernier ne permet de rendre compte ni de la nature ou de la gravité des symptômes, ni de la détresse ou des préoccupations du sujet. Même quand la survenue et la persistance des symptômes sont étroitement liées à des événements désagréables ou à des difficultés et des conflits, et même quand il existe des symptômes dépressifs ou anxieux manifestes, le patient s'oppose habituellement à toute hypothèse supposant l'implication de facteurs psychologiques dans la survenue des symptômes. La recherche d'une cause, physique ou psychologique, permettant de rendre compte des symptômes, est souvent décevante et frustrante pour le patient comme pour le médecin.

Ces patients présentent souvent un comportement histrionique et essaient d'attirer l'attention d'autrui, notamment quand ils ne réussissent pas à convaincre leurs médecins de la nature essentiellement physique de leur maladie et de la nécessité de poursuivre les investigations et les examens complémentaires.

Diagnostic différentiel. Il est nécessaire de bien connaître le patient pour distinguer les troubles somatoformes d'un trouble délirant avec idées délirantes hypocondriaques (F22.-). Dans les troubles somatoformes, les convictions du patient peuvent certes être enracinées et échapper à tout raisonnement logique, mais leur intensité peut être influencée temporairement par certains arguments, des propos rassurants ou la poursuite d'examens ou d'investigations supplémentaires. Par ailleurs, l'existence de sensations physiques désagréables ou inquiétantes peut représenter une explication plausible et admise culturellement de la survenue et de la persistance de la conviction d'être atteint d'une maladie physique.

Exclure : dysfonctionnement sexuel non dû à un trouble ou à une maladie organique (F52.-)
facteurs psychologiques ou comportementaux associés à des maladies ou à des troubles classés ailleurs (F54)
lallation (F80.0)
s'arracher les cheveux (F98.4)
se ronger les ongles (F98.8)
sucer son pouce (F98.8)
syndrome de Gilles de la Tourette (F95.2)
tics de l'enfance et de l'adolescence (F95)
trichotillomanie (F63.3)
troubles dissociatifs (F44.-)
zézaiement (F80.8)

F45.0 Somatisation

Les caractéristiques essentielles de ce trouble sont des symptômes physiques multiples, récurrents et variables dans le temps, précédant habituellement de plusieurs années la première consultation psychiatrique. Dans la plupart des cas, les sujets entretiennent, depuis longtemps, des relations complexes avec les services médicaux, spécialisés et non spécialisés, et ont subi de nombreuses investigations ou interventions exploratrices qui se sont révélées négatives. Les symptômes peuvent renvoyer à n'importe quel système ou partie du corps, mais concernent avant tout l'appareil gastro-intestinal (douleurs, éructations, régurgitations, vomissements, nausées) et la peau (prurit, sensations de brûlures, fourmillements, engourdissements, taches cutanées, décoloration de la peau, irritations cutanées). Les plaintes concernant des règles douloureuses ou des douleurs pendant les rapports sexuels sont également fréquentes.

Le trouble s'accompagne souvent d'une dépression et d'une anxiété importantes, pouvant justifier un traitement spécifique.

Le trouble est chronique mais fluctuant, et entraîne souvent une altération du comportement social, interpersonnel et familial. Il est beaucoup plus fréquent chez les femmes que chez les hommes, et débute habituellement chez l'adulte jeune.

Les différents traitements prescrits, habituellement des tranquillisants et des analgésiques, induisent souvent une dépendance médicamenteuse ou un abus de médicaments.

F4

Directives pour le diagnostic

Le diagnostic repose sur chacun des éléments suivants :

(a) antécédents de plaintes somatiques multiples et variables, pendant au moins deux ans ne pouvant être expliquées par un trouble somatique identifiable;

(b) refus persistant d'accepter les conclusions et les propos rassurants des médecins confirmant l'absence de toute cause organique pouvant rendre compte des symptômes;

(c) les symptômes s'accompagnent d'une perturbation du comportement et conduisent à une altération du fonctionnement social et familial.

Inclure : trouble psychosomatique multiple
plaintes multiples

Diagnostic différentiel. On doit évoquer :

Un trouble somatique. Lors de l'évolution au long cours d'une Somatisation, le patient peut présenter une authentique maladie physique; cette probabilité est la même que dans la population générale du même groupe d'âge. Dès que des modifications apparaissent dans l'intensité ou la stabilité des plaintes somatiques, on doit évoquer la survenue d'une maladie physique et poursuivre les investigations et les examens.

Un trouble de l'humeur (dépression) ou un trouble anxieux. La Somatisation s'accompagne habituellement de symptômes dépressifs et anxieux, d'intensité variable; il n'est pas nécessaire de spécifier la présence de ces symptômes, sauf s'ils sont suffisamment sévères et persistants pour justifier un diagnostic indépendant. Une Somatisation survenant après 40 ans peut être la première manifestation d'un authentique trouble dépressif, surtout chez les hommes.

Un trouble hypocondriaque. Dans la Somatisation, le sujet met l'accent sur les symptômes et leurs effets; dans l'Hypocondrie il est préoccupé à l'idée d'être atteint d'une maladie grave, évolutive et incapacitante. Dans la Somatisation, le sujet demande un traitement pour faire disparaître ses symptômes; dans l'Hypocondrie, il est en quête d'investigations devant permettre d'identifier ou de confirmer la nature de la maladie sous-jacente. Dans la Somatisation, le sujet a habituellement tendance à abuser de médicaments et à être peu compliant; dans l'Hypocondrie, il craint les médicaments et leurs effets secondaires et cherche à se rassurer par des visites fréquentes auprès de médecins différents.

Un trouble délirant (p. ex. une schizophrénie avec idées délirantes somatiques, ou un trouble dépressif avec idées délirantes hypocondriaques). Dans les troubles délirants, les convictions délirantes ont un caractère bizarre et concernent habituellement un nombre restreint de symptômes physiques relativement stables.

Les syndromes moins durables (c.-à.-d. ne persistant pas au-delà de 2 ans) et moins caractéristiques doivent être classés sous F45.1 (trouble somatoforme indifférencié).

F45.1 Trouble somatoforme indifférencié

Cette catégorie doit être envisagée devant des plaintes somatiques multiples, variables dans le temps et persistantes, mais ne répondant pas au tableau clinique complet et typique d'une Somatisation. Exemples : plaintes ne présentant pas le caractère insistant et dramatique d'une Somatisation; plaintes relativement peu nombreuses; absence d'altération des relations interpersonnelles, en particulier familiales, ou des autres caractéristiques habituellement associées à une Somatisation. Le trouble peut s'accompagner ou non d'éléments de présomption en faveur d'une cause psychologique. La mise en évidence de facteurs organiques pouvant expliquer la survenue des symptômes fait éliminer le diagnostic.

On ne doit pas faire ce diagnostic tant que l'existence d'une maladie physique n'a pas été exclue formellement et tant que l'évaluation psychiatrique n'est pas terminée.

Inclure : trouble psychosomatique indifférencié.

Diagnostic différentiel. Il est le même que pour le syndrome complet de la Somatisation (F45.0).

F45.2 Trouble hypocondriaque

La caractéristique essentielle de ce trouble est une préoccupation persistante concernant la présence éventuelle d'un ou de plusieurs troubles somatiques graves et évolutifs, se traduisant par des plaintes somatiques persistantes ou par une préoccupation durable concernant l'apparence physique. Des sensations et des signes physiques normaux ou anodins sont souvent interprétés par le sujet comme étant anormaux ou pénibles. L'attention du sujet se focalise habituellement sur un ou deux organes ou systèmes. Dans certains cas, le sujet précise la maladie physique ou l'anomalie redoutée; mais, même dans ce cas, sa conviction d'être atteint de cette maladie, ou d'être atteint de telle maladie plutôt que de telle autre, varie d'une consultation à l'autre. Par ailleurs, le sujet n'exclut pas habituellement la possibilité que la maladie redoutée soit associée à une ou à plusieurs autres maladies.

Il existe souvent une dépression ou une anxiété importantes, pouvant justifier un diagnostic additionnel. Le trouble débute rarement après 50 ans. L'évolution des symptômes et du handicap est habituellement chronique et fluctuante. Les craintes concernant l'existence d'une ou de plusieurs maladies (nosophobies) doivent être classées ici, mais on ne doit pas faire un diagnostic de trouble hypocondriaque en cas d'idées délirantes fixes concernant le fonctionnement physiologique ou les formes du corps.

Le trouble survient aussi bien chez les hommes que chez les femmes. Il n'existe pas d'antécédents familiaux particuliers, contrairement à ce qu'on observe dans la Somatisation.

Ces sujets, en particulier ceux qui présentent une forme mineure de trouble hypocondriaque, sont souvent pris en charge par les services de santé primaire ou les services médicaux spécialisés non psychiatriques. Ils sont réticents à consulter un psychiatre, sauf lorsqu'une telle consultation a pu avoir lieu au début de l'évolution du trouble, ou lorsqu'il existe une bonne collaboration entre le somaticien et le psychiatre. Le trouble entraîne un handicap de degré très variable; la présence des symptômes conduit certains patients à tyranniser ou à manipuler leur famille et les services sociaux; seule une minorité de patients continuent à fonctionner de façon pratiquement normale.

F4

Directives pour le diagnostic

Le diagnostic repose sur les deux éléments suivants :

(a) conviction d'être atteint d'une ou de plusieurs maladies somatiques graves, fondée sur la présence d'un ou de plusieurs symptômes persistants, alors que les investigations et les examens répétés ne mettent en évidence aucune cause organique plausible; ou préoccupation persistante concernant un défaut ou une disgrâce physique;

(b) refus persistant d'accepter les conclusions et les propos rassurants des médecins confirmant l'absence de toute maladie ou anomalie somatique pouvant rendre compte des symptômes.

Inclure : dysmorphophobie (non délirante)
hypocondrie
névrose hypocondriaque
nosophobie
peur d'une dysmorphie corporelle.

Diagnostic différentiel. On doit évoquer :

Une Somatisation. Dans le trouble hypocondriaque, les craintes du sujet sont focalisées sur une maladie et sur ses effets plutôt que sur des symptômes isolés. Dans le trouble hypocondriaque, les préoccupations du sujet concernent habituellement une seule ou deux maladies physiques, précises et fixes, alors que dans la Somatisation les craintes sont en rapport avec des manifestations multiples et variables. Par ailleurs, le trouble hypocondriaque est aussi fréquent chez les hommes que chez les femmes et il n'existe pas d'antécédents familiaux particuliers.

Un trouble dépressif. Quand les symptômes dépressifs sont au premier plan et quand ils précèdent la survenue des idées hypocondriaques, on doit évoquer un trouble dépressif primaire.

Un trouble délirant. Dans le trouble hypocondriaque, la conviction d'être atteint d'une maladie n'a pas le caractère de fixité des idées délirantes somatiques rencontrées dans certains troubles dépressifs et dans la schizophrénie. Les préoccupations délirantes concernant l'apparence physique (anomalie ou malformation) doivent être classées sous F22.- (trouble délirant).

Un trouble anxieux et un trouble panique. Les manifestations somatiques de l'anxiété sont parfois interprétées comme des signes d'une maladie physique grave, mais au cours de ces troubles, les patients peuvent habituellement être rassurés par des explications concernant l'origine physiologique des symptômes et ils ne développent pas la conviction d'être atteint d'une maladie physique.

F45.3 Dysfonctionnement neurovégétatif somatoforme

Le patient attribue ses symptômes à un trouble physique affectant un système ou un organe innervé et contrôlé, en grande partie ou entièrement, par le système neurovégétatif : système cardio-vasculaire, gastro-intestinal, et respiratoire (certains aspects du système urogénital sont également inclus ici). Les formes fréquentes et caractéristiques du trouble concernent les systèmes cardio-vasculaire («névrose cardiaque»), respiratoire (hyperventilation et hoquet psychogènes) et gastro-intestinal («névrose gastrique» et «diarrhée nerveuse»). Les symptômes sont habituellement de deux types, aucun des deux n'évoquant un trouble somatique de l'organe ou du système concerné. Le diagnostic repose surtout sur les symptômes du premier type, qui concernent des plaintes en rapport avec des signes objectifs d'un hyperfonctionnement neurovégétatif, p. ex. des palpitations, une transpiration, des bouffées de chaleur ou des frissons, des tremblements. Le deuxième type concerne des plaintes plus idiosyncrasiques, subjectives, non spécifiques et variables, p. ex. des douleurs vagues, des sensations de brûlure, de lourdeur, d'oppression, de gonflement ou d'étirement, attribués par le patient à un organe ou à un système spécifique (les symptômes neurovégétatifs peuvent également être attribués à un organe ou un système spécifique). La présence simultanée de symptômes neurovégétatifs et de plaintes subjectives non spécifiques, dont l'origine est invariablement attribuée à un organe ou un système déterminé, réalise un tableau clinique caractéristique.

Chez de nombreux patients atteints de ce trouble il existe, aussi, des arguments déterminants en faveur d'un stress psychologique ou de difficultés ou de problèmes actuels qui semblent liés au trouble lui-même; mais ceci n'est pas le cas chez bon nombre de patients qui répondent malgré tout entièrement au critères de ce trouble.

Certaines formes de ce trouble peuvent s'accompagner de perturbations mineures d'une fonction physiologique, p. ex. un hoquet, une aérophagie ou une hyperventilation, mais ces dernières n'interfèrent avec la fonction physiologique essentielle d'un organe ou d'un système.

Directives pour le diagnostic

Le diagnostic repose sur chacun des éléments suivants :
(a) présence de symptômes d'une hyperactivité neurovégétative, p. ex des palpitations, des sueurs, des tremblements, des bouffées de chaleur ou des frissons, persistants et gênants;
(b) présence d'autres plaintes subjectives que le sujet attribue à un organe ou système spécifique;
(c) préoccupations et craintes quant à la présence possible d'une maladie grave (souvent non spécifiée) de l'organe ou du système désigné, non soulagées par les explications et les propos rassurants et répétés des médecins;
(d) absence de toute perturbation significative de la structure ou de la fonction du système ou de l'organe désigné.

Diagnostic différentiel. Dans l'Anxiété généralisée, les manifestations psychologiques associées à l'hyperactivité neurovégétative (p. ex. une peur et une anxiété anticipatoire) sont au premier plan, et les autres symptômes ne sont pas toujours attribués à une atteinte somatique. Dans la Somatisation, les symptômes neurovégétatifs sont moins constants, moins marqués et moins durables que les nombreuses autres sensations et manifestations, et les symptômes sont moins systématiquement attribués à un organe ou à un système précis.

Exclure : facteurs psychologiques et comportementaux associés à des maladies ou à des troubles classés ailleurs (F54)

Le cinquième caractère du code peut être utilisé pour noter les formes cliniques, en fonction de l'organe ou du système auquel le patient attribue l'origine de ses symptômes :

F45.30 Cœur et système cardio-vasculaire

Inclure : asthénie neurocirculatoire
névrose cardiaque
syndrome de Da Costa

F45.31 Œsophage et estomac

Inclure : formes psychogènes d'aérophagie, de dyspepsie, de hoquet et de spasme du pylore
névrose gastrique

F45.32 Intestins

Inclure : formes psychogènes de flatulence, de « colon irritable », de diarrhée et de ballonnement

F4

F45.33 Système respiratoire

Inclure : formes psychogènes de toux et d'hyperventilation

F45.34 Système uro-génital

Inclure : formes psychogènes de pollakiurie et de dysurie

F45.38 Autre organe ou système

F45.4 Syndrome douloureux somatoforme persistant

La plainte essentielle concerne une douleur intense et persistante, s'accompagnant d'un sentiment de détresse, non expliquée entièrement par un processus physiologique ou un trouble physique et survenant dans un contexte de conflits émotionnels et de problèmes psychosociaux suffisamment importants pour être considérés par un clinicien comme la cause essentielle du trouble. Le trouble assure habituellement au patient une aide et une sollicitude accrues de l'entourage et des médecins.
Une douleur considérée comme psychogène mais survenant au cours d'un trouble dépressif ou d'une schizophrénie ne doit pas être classée ici. Quand une douleur peut être expliquée par un mécanisme physiopathologique connu ou présumé (ce qui est le cas p. ex. d'un spasme musculaire ou d'une migraine), mais qu'il existe des arguments en faveur du rôle étiologique de facteurs psychologiques, on doit porter d'une part un diagnostic de F54 (Facteurs psychologiques ou comportementaux associés à des troubles ou des maladies classés ailleurs) et d'autre part un diagnostic figurant dans un autre chapitre de la CIM-10, p. ex. migraine (G43.-).

Inclure : céphalées psychogènes
dorsalgie psychogène
douleur somatoforme
psychalgie

Diagnostic différentiel. La présentation histrionique d'une douleur de nature organique constitue le problème de diagnostic différentiel le plus fréquemment rencontré. Les patients qui se plaignent d'une douleur de nature organique, pour laquelle une cause physique n'a pas encore pu être identifiée, peuvent s'affoler ou devenir revendicateurs et chercher ainsi à attirer l'attention d'autrui. La Somatisation s'accompagne souvent de douleurs variées, mais les manifestations douloureuses sont moins durables ou moins dominantes que les autres plaintes.

Exclure : céphalées de tension (G44.2)
dorsalgie SAI (M54.9)
douleur SAI, aiguë ou chronique (R52.-)

F45.8 Autres troubles somatoformes

Dans ces troubles, les plaintes concernent des manifestations qui ne sont pas médiées par le système neurovégétatif et qui se rapportent à des systèmes ou à des parties du corps spécifiques; ils se différencient ainsi de la Somatisation (F45.0) et du trouble somatoforme indifférencié (F45.1), dans lesquels l'origine des symptômes et des sentiments de détresse est attribuée à des systèmes ou parties du corps multiples et variables. Il n'existe pas d'atteinte lésionnelle.

On doit également classer ici tout autre trouble des sensations non classé ailleurs, non dû à un trouble physique, survenant en étroite relation temporelle avec des événements ou des problèmes stressants, ou conduisant à une prise en charge accrue par l'entourage ou les médecins. Exemples : sensations de gonflement, impressions de mouvement sous la peau ou paresthésies (fourmillements ou engourdissements). On doit également inclure ici :

(a) la « boule hystérique » (dysphagie due à une impression de boule dans la gorge et autres formes de dysphagie) ;
(b) le torticolis psychogène et tout autre trouble psychogène se traduisant par une spasticité musculaire (à l'exception du syndrome de Gilles de la Tourette) ;
(c) le prurit psychogène (à l'exception des lésions cutanées spécifiques d'origine psychogène, p. ex. une alopécie, une dermatite, un eczéma ou un urticaire) ;
(d) la dysménorrhée psychogène (à l'exception de la dyspareunie (F52.6) et de la frigidité F52.0) et
(e) le grincement des dents (bruxisme).

F4

F45.9 Trouble somatoforme, sans précision

Inclure : trouble psychophysiologique ou psychosomatique non spécifié.

F48 Autres troubles névrotiques

F48.0 Neurasthénie

Il existe des variations culturelles importantes dans les manifestations de ce trouble, qui comporte deux types essentiels, ayant de nombreux points communs. Dans le premier type, la caractéristique essentielle est une plainte concernant une fatigue accrue après des efforts mentaux, souvent associée à une certaine diminution des performances professionnelles et des capacités à affronter les tâches quotidiennes. La fatigabilité mentale est décrite typiquement comme une distractibilité due à une intrusion désagréable d'associations et de souvenirs, une difficulté de concentration ou une pensée globalement inefficace. Dans le deuxième type, l'accent est mis sur des sensations de faiblesse corporelle ou physique et un sentiment d'épuisement après des efforts minimes, associés à des courbatures, des douleurs musculaires et une incapacité à se détendre. Les deux types comportent habituellement plusieurs autres sensations physiques désagréables, telles que des sensations vertigineuses, des céphalées de tension et une impression d'instabilité globale. Il existe par ailleurs souvent une inquiétude concernant une dégradation de la santé mentale et physique, une irritabilité, une anhédonie, et des degrés variables de dépression et d'anxiété mineures. Il existe souvent une insomnie d'endormissement, une insomnie du milieu de la nuit ou une hypersomnie.

Directives pour le diagnostic

Le diagnostic repose sur les éléments suivants :

(a) la présence de plaintes et de préoccupations persistantes concernant soit une fatigue accrue après des efforts mentaux, soit une faiblesse et un épuisement physique même après des efforts minimes;

(b) la présence d'au moins deux des symptômes suivants :
- des douleurs musculaires,
- des étourdissements,
- des céphalées de tension,
- des troubles du sommeil,
- une incapacité à se détendre,
- une irritabilité,
- une dyspepsie;

(c) l'absence de symptômes neurovégétatifs ou dépressifs suffisamment sévères ou prolongés pour justifier un diagnostic indépendant.

Inclure : syndrome asthénique

Diagnostic différentiel. Dans de nombreux pays, on ne porte plus guère le diagnostic de neurasthénie. Les cas correspondant à ce diagnostic dans le passé répondent actuellement souvent aux critères d'un trouble dépressif ou anxieux. Il y a toutefois des cas qui correspondent davantage à la description de la neurasthénie qu'à celle d'un autre syndrome névrotique, en particulier dans certaines cultures. Avant d'évoquer un diagnostic de neurasthénie, on doit d'abord éliminer une maladie dépressive ou un trouble anxieux. Le syndrome se caractérise avant tout par des plaintes concernant une fatigabilité et un état de faiblesse et des préoccupations concernant une diminution des capacités mentales et physiques (alors que les troubles somatoformes se caractérisent avant tout par des plaintes somatiques et des préoccupations concernant la présence d'une maladie organique). Quand le syndrome neurasthénique survient au décours d'une maladie physique (surtout après une grippe, une hépatite virale, ou une mononucléose infectieuse), ce dernier diagnostic doit également être noté.

Exclure : asthénie SAI (R53)
«burn-out» (Z73.0)
malaise et fatigue (R53)
psychasthénie (F48.8)
syndrome asthénique post-viral (G93.3).

F48.1 Syndrome de dépersonnalisation-déréalisation

Trouble au cours duquel le sujet se plaint d'une altération qualitative de son activité mentale, de son corps, ou de son environnement, ceux-ci étant perçus comme irréels, lointains, ou «robotisés». Le sujet peut avoir l'impression de ne plus être l'auteur de ses propres pensées, représentations, ou souvenirs; que ses mouvements et ses comportements ne sont plus vraiment les siens; que son corps est sans vie, détaché, ou anormal pour une autre raison; que son entourage manque de couleur et de vie, est artificiel ou ressemble à une scène de théâtre sur laquelle tout le monde joue un rôle.

Dans certains cas, le sujet peut avoir l'impression de s'observer à partir d'une certaine distance, ou avoir le sentiment d'être mort. Les plaintes relatives à une perte des émotions constituent les plus fréquentes des multiples manifestations caractérisant ce trouble.
La forme pure et isolée de ces troubles est rare. Les phénomènes de dépersonnalisation-déréalisation surviennent plus fréquemment dans un contexte de maladie dépressive, de trouble phobique, et de trouble obsessionnel--compulsif. Certains éléments du syndrome peuvent également survenir chez des sujets ne présentant pas de trouble psychique, au cours d'un état de fatigue, d'une privation sensorielle, d'une intoxication par des substances hallucinogènes, ou encore constituer des phénomènes hypnagogiques ou hypnopompiques. Le syndrome de dépersonnalisation-déréalisation peut également être rapproché des «expériences de mort imminente» accompagnant les situations impliquant un risque vital.

Directives pour le diagnostic

Le diagnostic repose sur (a) ou (b) et doit répondre à (c) et (d) :

(a) présence de symptômes de dépersonnalisation : le sujet perçoit ses sentiments ou expériences comme détachés, lointains, perdus ou ne lui appartenant pas;
(b) présence de symptômes de déréalisation : le sujet perçoit les objets, les gens ou l'environnement comme irréels, distants, artificiels, sans couleur ou sans vie;
(c) l'insight est conservé : le sujet réalise que le changement a lieu en lui-même et n'est pas imposé de l'extérieur par d'autres personnes ou d'autres forces.
(d) le trouble ne survient pas dans un contexte d'obnubilation de la conscience, d'état confusionnel d'origine toxique, ou d'épilepsie.

Diagnostic différentiel. Le trouble doit être distingué d'autres troubles comportant un «changement de la personnalité», vécu ou observé, p. ex. une schizophrénie (avec idées délirantes de transformation corporelle, d'influence ou de contrôle), un trouble dissociatif (dans lequel le sujet n'est pas conscient de l'existence du changement) et un début de démence. L'aura précédant une crise épileptique temporale, et certains états épileptiques post-critiques peuvent également comporter des syndromes de dépersonnalisation et de déréalisation comme manifestations secondaires.
Le syndrome de dépersonnalisation-déréalisation peut survenir dans le contexte d'un trouble dépressif, phobique, obsessionnel-compulsif ou schizophrénique identifiables. Dans de tels cas, le diagnostic doit être celui du trouble principal.

F48.8 Autres troubles névrotiques spécifiés

On doit classer ici les troubles mixtes du comportement, des émotions et des croyances, fréquemment observés dans certaines cultures, mais dont l'étiologie et la position nosologique restent incertaines, p. ex. le syndrome de Dhat (état de faiblesse attribué par le sujet à l'éjaculation), le Koro (crainte que le pénis va rentrer dans l'abdomen et entraîner la mort) et le

Latah (le sujet réagit par des imitations et de façon automatique). Comme ces symptômes sont étroitement liés à des croyances et à des modes de comportement particuliers à certaines cultures, ils ne doivent pas être considérés comme délirants.

Inclure : Koro
Latah
névrose professionnelle, y compris la crampe de l'écrivain
névrose psychasthénique
psychasthénie
syncope psychogène
syndrome de Briquet
syndrome de Dhat

F48.9 Trouble névrotique, sans précision

Inclure : névrose SAI.

F50-F59 Syndromes comportementaux associés à des perturbations physiologiques et à des facteurs physiques

Plan général de cette section

F50 Troubles de l'alimentation

F50.0 Anorexie mentale
F50.1 Anorexie mentale atypique
F50.2 Boulimie (bulimia nervosa)
F50.3 Boulimie atypique
F50.4 Hyperphagie associée à d'autres perturbations physiologiques
F50.5 Vomissements associés à d'autres perturbations psychologiques
F50.8 Autres troubles de l'alimentation
F50.9 Trouble de l'alimentation, sans précision

F51 Troubles du sommeil non organiques

F51.0 Insomnie non organique
F51.1 Hypersomnie non organique
F51.2 Trouble du rythme veille-sommeil non organique
F51.3 Somnambulisme
F51.4 Terreurs nocturnes
F51.5 Cauchemars
F51.8 Autres troubles du sommeil non organiques
F51.9 Trouble du sommeil non organique, sans précision

F52 Dysfonctionnement sexuel, non dû à un trouble ou à une maladie organique

F52.0 Absence ou perte de désir sexuel
F52.1 Aversion sexuelle et manque de plaisir sexuel
.10 aversion sexuelle
.11 manque de plaisir sexuel
F52.2 Échec de la réponse génitale
F52.3 Dysfonctionnement orgasmique
F52.4 Éjaculation précoce
F52.5 Vaginisme non organique
F52.6 Dyspareunie non organique
F52.7 Activité sexuelle excessive
F52.8 Autres dysfonctionnements sexuels, non dus à un trouble ou à une maladie organique
F52.9 Dysfonctionnement sexuel non dû à un trouble ou à une maladie organique, sans précision

F53 Troubles mentaux et troubles du comportement associés à la puerpéralité, non classés ailleurs

F53.0 Troubles mentaux et troubles du comportement légers associés à la puerpéralité, non classés ailleurs
F53.1 Troubles mentaux et troubles du comportement sévères associés à la puerpéralité, non classés ailleurs
F53.8 Autres troubles mentaux et troubles du comportement associés à la puerpéralité, non classés ailleurs
F53.9 Trouble mental de la puerpéralité, sans précision

F54 Facteurs psychologiques ou comportementaux, associés à des maladies ou à des troubles classés ailleurs

F55 Abus de substances n'entraînant pas de dépendance

F55.0 Antidépresseurs
F55.1 Laxatifs
F55.2 Analgésiques
F55.3 Antiacides
F55.4 Vitamines
F55.5 Stéroïdes et hormones
F55.6 Préparations spécifiques à base de plantes et remèdes populaires
F55.8 Autres substances n'entraînant pasde dépendance
F55.9 Sans précision

F59 Syndromes comportementaux non spécifiés associés à des perturbations physiologiques ou à des facteurs physiques

F50 Troubles de l'alimentation

Les troubles de l'alimentation comprennent deux syndromes spécifiques importants, l'anorexie mentale et la boulimie (bulimia nervosa), les troubles anorexiques et boulimiques moins spécifiques, l'hyperphagie associée à des perturbations psychologiques, et les vomissements associés à des perturbations psychologiques.

Exclure : anorexie ou perte d'appétit SAI (R63.0)
pica de l'enfance (F98.3)
soins alimentaires difficiles ou inadéquats (F63.3)
trouble de l'alimentation de la première et de la deuxième enfance (F98.2)

F50.0 Anorexie mentale

L'anorexie mentale est un trouble caractérisé par une perte de poids intentionnelle, induite ou maintenue par le patient. Le trouble survient habituellement chez une adolescente ou une jeune femme, mais il peut également survenir chez un adolescent ou un jeune homme, de même que chez un enfant proche de la puberté ou une femme plus âgée jusqu'à la ménopause. L'anorexie mentale constitue un syndrome indépendant dans la mesure où :

(a) il est facile d'identifier les éléments caractérisant le trouble et d'en faire le diagnostic avec une bonne fidélité inter-juges;

(b) les études à long terme ont montré qu'une proportion considérable des patients qui n'ont pas guéri continuent à présenter de façon chronique les caractéristiques essentielles d'une anorexie mentale.

On ignore toujours les causes fondamentales de l'anorexie mentale, mais il existe de plus en plus d'arguments permettant de penser que des facteurs socioculturels et biologiques sont impliqués dans sa survenue, de même que des mécanismes psychologiques peu spécifiques et une vulnérabilité particulière de la personnalité. Le trouble s'accompagne d'une dénutrition de gravité variable, entraînant des modifications endocriniennes et métaboliques secondaires et des perturbations des fonctions physiologiques. On ne sait pas encore avec certitude si les modifications endocriniennes caractéristiques sont exclusivement dues à la dénutrition et aux conséquences directes ou indirectes (perturbations électrolytiques) de certains comportements (p. ex. la restriction des choix alimentaires, une pratique excessive d'exercices physiques, des vomissements provoqués et l'utilisation de laxatifs), ou si d'autres facteurs interviennent également.

Directives pour le diagnostic

Le diagnostic repose sur la présence de chacun des éléments suivants :

(a) poids corporel inférieur à la normale de 15 % (perte de poids ou poids normal jamais atteint) ou Index de Masse Corporelle de Quetelet *

---

* Index de Masse Corporelle de Quetelet = $\frac{\text{Poids (kgs)}}{\text{(Taille)}^2\ \text{(mètres)}}$ (à partir de l'âge de 16 ans).

inférieur ou égal à 17,5). Chez les patients prépubères, prise de poids inférieure à celle qui est escomptée pendant la période de croissance;

(b) la perte de poids est provoquée par le sujet par le biais d'un évitement des «aliments qui font grossir», fréquemment associé à au moins une des manifestations suivantes : des vomissements provoqués, l'utilisation de laxatifs, une pratique excessive d'exercices physiques, l'utilisation de «coupe-faim» ou de diurétiques;

(c) une psychopathologie spécifique consistant en une perturbation de l'image du corps associée à l'intrusion d'une idée surinvestie : la peur de grossir. Le sujet s'impose une limite de poids inférieure à la normale, à ne pas dépasser.

(d) présence d'un trouble endocrinien diffus de l'axe hypothalamo-hypophyso-gonadique avec aménorrhée chez la femme (des saignements vaginaux peuvent toutefois persister sous thérapie hormonale substitutive, le plus souvent prise dans un but contraceptif), perte d'intérêt sexuel et impuissance chez l'homme. Le trouble peut s'accompagner d'un taux élevé d'hormone de croissance ou de cortisol, de modifications du métabolisme périphérique de l'hormone thyroïdienne et d'anomalies de la sécrétion d'insuline;

(e) quand le trouble débute avant la puberté, les manifestations de cette dernière sont retardées ou stoppées (arrêt de la croissance; chez les filles, absence de développement des seins et aménorrhée primaire; chez les garçons, absence de développement des organes génitaux). Après la guérison, la puberté se déroule souvent normalement; les règles n'apparaissent toutefois que tardivement.

F5

Diagnostic différentiel. Le trouble peut s'accompagner de symptômes dépressifs ou obsessionnels, ainsi que de traits de personnalité faisant évoquer un trouble de la personnalité; dans ce cas, il est parfois difficile de décider s'il convient de porter un ou plusieurs diagnostics. On doit exclure toutes les maladies somatiques pouvant être à l'origine d'une perte de poids chez le sujet jeune, en particulier une maladie chronique invalidante, une tumeur cérébrale et certaines maladies intestinales comme la maladie de Crohn et les syndromes de malabsorption.

Exclure : perte d'appétit (R63.0)
perte d'appétit psychogène (F50.8)

F50.1 Anorexie mentale atypique

On doit faire un diagnostic d'anorexie mentale atypique quand un ou plusieurs des symptômes-clé de l'anorexie mentale (F50.0) sont absents, p. ex. l'aménorrhée ou une perte significative de poids, le tableau clinique étant par ailleurs relativement typique. On rencontre souvent cette forme d'anorexie mentale dans l'exercice de la psychiatrie de liaison ou dans la pratique de médecine générale. Les formes légères d'anorexie mentale, dans lesquelles chacun des symptômes-clé est présent, mais sans qu'aucun ne revête une intensité sévère, peuvent également être classés ici. Les troubles de l'alimentation qui évoquent une anorexie mentale mais qui sont dus à une affection physique connue ne doivent pas être notés ici.

F50.2 Boulimie (Bulimia nervosa)

La boulimie est un syndrome caractérisé par des accès répétés d'hyperphagie et une préoccupation excessive concernant le contrôle du poids corporel, conduisant le sujet à adopter des mesures extrêmes pour neutraliser la prise de poids liée à la nourriture. Le terme doit être réservé à une forme de boulimie apparentée à l'anorexie mentale, dont elle partage la psychopathologie. L'âge de survenue et la répartition selon le sexe sont semblables à ceux de l'anorexie mentale (la boulimie a toutefois tendance à débuter à un âge un peu plus tardif). Le trouble peut se surajouter ou succéder à une anorexie mentale persistante (bien que l'inverse soit également possible). Une patiente initialement anorexique peut sembler s'améliorer parce qu'elle prend du poids et parce que ses règles réapparaissent, puis passer à une phase prolongée associant accès hyperphagiques et vomissements. Des vomissements répétés peuvent donner lieu à une perturbation des électrolytes, à des complications physiques (tétanie, crises convulsives, arythmie cardiaque, faiblesse musculaire), et à une sévère perte de poids supplémentaire.

Directives pour le diagnostic

Le diagnostic repose sur la présence de chacun des éléments suivants :

(a) préoccupation persistante concernant l'alimentation, besoin irrésistible de nourriture, et épisodes d'hyperphagie avec consommation rapide de grandes quantités de nourriture en un temps limité;

(b) le sujet tente de neutraliser la prise de poids liée à la nourriture en recourant à l'un au moins des moyens suivants : des vomissements provoqués, l'utilisation abusive de laxatifs, l'alternance avec des périodes de jeûne, l'utilisation de «coupe-faim», de préparations thyroïdiennes ou de diurétiques. Quand la boulimie survient chez des patients diabétiques, ceux- ci peuvent sciemment négliger leur traitement insulinique;

(c) des manifestations psychopathologiques, p. ex. une crainte morbide de grossir, amenant le sujet à s'imposer un poids très précis, nettement inférieur au poids prémorbide représentant le poids optimal ou idéal selon le jugement du médecin. Dans les antécédents, on retrouve souvent, mais pas toujours, un épisode d'anorexie mentale, survenu de quelques mois à plusieurs années auparavant; il peut s'agir d'une anorexie mentale authentique ou d'une forme cryptique mineure avec perte de poids modérée ou phase transitoire d'aménorrhée.

Inclure : boulimie SAI
hyperorexia nervosa.

Diagnostic différentiel. On doit évoquer :

(a) un trouble du tractus gastro-intestinal supérieur entraînant des vomissements répétés (mais ne comportant pas les manifestations psychopathologiques caractéristiques d'un trouble de l'alimentation);

(b) une anomalie plus globale de la personnalité, quand le trouble de l'alimentation s'accompagne d'autres manifestations pathologiques, p. ex.

une dépendance à l'alcool ou un trouble des conduites (avec délits mineurs, tel qu'un vol à l'étalage);
(c) un trouble dépressif (d'autant plus que les symptômes dépressifs sont fréquents chez les patients boulimiques).

50.3 Boulimie (bulimia nervosa) atypique

On doit faire un diagnostic de boulimie atypique quand un ou plusieurs des symptômes-clé de la boulimie (F50.2) sont absents, le tableau clinique étant par ailleurs relativement typique. Ce diagnostic s'applique surtout à des sujets qui ont un poids normal voire excessif, mais qui présentent des périodes typiques d'hyperphagie associée à des vomissements ou un abus de laxatifs. Les syndromes boulimiques partiels s'accompagnent souvent de symptômes dépressifs; quand les symptômes dépressifs justifient un diagnostic indépendant, on doit faire à la fois un diagnostic de boulimie atypique et un diagnostic de trouble dépressif.

Inclure : boulimie à poids normal

F50.4 Hyperphagie associée à d'autres perturbations psychologiques

On doit noter ici les hyperphagies avec obésité consécutives à des événements stressants. Les deuils, accidents, interventions chirurgicales, et autres événements éprouvants, peuvent être suivis d'une «obésité réactionnelle», en particulier chez les sujets ayant tendance à prendre facilement du poids.

Les perturbations psychologiques causées par une obésité ne doivent pas être notées ici. Un sujet obèse peut se sentir gêné par son poids, manquer d'assurance dans ses relations interpersonnelles et surestimer sa corpulence. Les perturbations psychologiques dues à une obésité doivent être classées ailleurs, p. ex. sous F38.- (autres troubles de l'humeur [affectifs]), F41.2 (trouble anxieux et dépressif mixte), ou F48.9 (trouble névrotique, sans précision), et on doit noter le type d'obésité sous E66.

Les obésités consécutives à un traitement prolongé par neuroleptiques, antidépresseurs ou d'autres types de médicaments doivent également être classées ailleurs, sous E66.1 (obésité induite par des médicaments), et on doit utiliser un code supplémentaire du chapitre XX (causes externes) pour identifier le médicament.

Les régimes amaigrissants peuvent induire des symptômes affectifs mineurs, p. ex. une anxiété, une agitation, un état de faiblesse ou une irritabilité, et parfois des symptômes dépressifs sévères («dépression d'un régime amaigrissant»).

On doit noter les symptômes affectifs sous F30-F39 ou F40-49, le régime sous F50.8 (autres troubles de l'alimentation) et le type d'obésité sous E66.-.

Inclure : hyperphagie psychogène

Exclure : obésité (E66.-)
hyperphagie SAI (R63.2)

F50.5 Vomissements associés à d'autres perturbations psychologiques

Outre les vomissements provoqués caractéristiques d'une anorexie mentale ou d'une boulimie, des vomissements répétés peuvent survenir au cours d'un trouble dissociatif (F44.-), en tant que symptômes physiques d'une hypocondrie (F45.2), et au cours de la grossesse, où des facteurs émotionnels peuvent favoriser la survenue de nausées et de vomissements répétés.

Inclure : hyperemesis gravidarum psychogène
vomissements psychogènes

Exclure : nausées et vomissements SAI (R11)

F50.8 Autres troubles de l'alimentation

Inclure : perte d'appétit psychogène
Pica non organique de l'adulte

F50.9 Trouble de l'alimentation, sans précision

F51 Troubles du sommeil non organiques

Les troubles du sommeil sont subdivisés en deux sous-groupes principaux :

(a) les dyssomnies, où la principale perturbation concerne la quantité, la qualité et l'horaire du sommeil; elles sont d'origine essentiellement psychogène, c.-à.-d. dues à des facteurs émotionnels. Elles comportent trois groupes de troubles : l'insomnie, l'hypersomnie et le trouble du rythme veille-sommeil;

(b) les parasomnies, où la principale perturbation concerne la survenue d'événements épisodiques anormaux pendant le sommeil; chez l'enfant, elles sont liées essentiellement au développement, chez l'adulte elles sont d'origine essentiellement psychogène. Elles comportent trois groupes de troubles : le somnambulisme, les terreurs nocturnes et les cauchemars.

Cette catégorie ne comprend que les troubles du sommeil dans lesquels on attribue un rôle étiologique prépondérant à des facteurs émotionnels. Les troubles du sommeil d'origine organique, p. ex. le syndrome de Kleine-Levin (G47.8) doivent être notés ailleurs, dans le chapitre VI (G47.-). Les troubles du sommeil non psychogènes, p. ex. la narcolepsie et la cataplexie (G47.4), les troubles organiques du rythme veille-sommeil (G47.2), les apnées du sommeil (G47.3) et les troubles moteurs épisodiques (y compris les myoclonies nocturnes, G25.3) doivent également être notés dans le chapitre VI. L'énurésie doit être notée sous F98 (autres troubles émotionnels et autres troubles du comportement apparaissant habituellement durant l'enfance ou à l'adolescence); l'énurésie nocturne primaire en rapport avec un retard de maturation du contrôle vésical pendant le sommeil doit être notée parmi les symptômes impliquant le système urinaire, sous R33.8 dans le chapitre XVIII (R).

Dans nombre de cas, une perturbation du sommeil n'est que l'un des symptômes d'un autre trouble mental ou physique. Même quand un trouble spécifique du sommeil semble constituer une perturbation indépendante, de nombreux facteurs psychiques ou physiques peuvent favoriser sa survenue. Pour savoir si, chez un patient donné, un trouble du sommeil est une perturbation indépendante ou simplement l'une des manifestations d'un autre trouble (classé ailleurs dans le chapitre V ou dans d'autres chapitres de la CIM-10), on doit se fonder sur des éléments cliniques et évolutifs, de même que sur des considérations et des priorités thérapeutiques. Quand la perturbation du sommeil est une des plaintes prépondérantes, on doit de toute façon faire un diagnostic de trouble du sommeil. En règle générale, il est toutefois préférable de porter ce diagnostic conjointement à d'autres diagnostics pertinents décrivant la psychopathologie et la physiopathologie caractérisant un cas donné.

Exclure : troubles du sommeil d'origine organique (G47.-)

F51.0 Insomnie non organique

Trouble du sommeil dans lequel la durée ou la qualité du sommeil ne sont pas satisfaisantes et qui persiste pendant une période prolongée. Un diagnostic d'insomnie ne doit pas se baser principalement sur l'existence d'un écart par rapport à la quantité de sommeil habituellement considérée comme normale. En effet, certains sujets (qualifiés de «petits dormeurs») dorment très peu sans pour autant se plaindre d'insomnie, alors que d'autres souffrent d'un sommeil de mauvaise qualité dont la quantité est pourtant considérée comme normale, subjectivement ou objectivement.

On distingue trois types d'insomnie : difficulté d'endormissement, difficulté du maintien du sommeil et réveil matinal précoce (par ordre de fréquence décroissante). La plupart des patients se plaignent d'une combinaison de ces variétés d'insomnie. Habituellement, l'insomnie survient pendant des périodes de stress. Elle a tendance à être plus fréquente chez les femmes, les personnes âgées, les sujets souffrant de troubles psychologiques, et les sujets socialement défavorisés et économiquement faibles. Une insomnie persistante peut conduire à une peur croissante de ne pas trouver le sommeil, associée à une préoccupation par les conséquences du manque de sommeil; ainsi peut s'installer un cercle vicieux pérennisant le problème.

Au moment de se coucher, les insomniaques sont tendus, anxieux, inquiets ou déprimés et leurs pensées défilent. Ils sont préoccupés par leur sommeil, leurs problèmes, leur santé, la mort. Ils recourent souvent à des médicaments ou à l'alcool pour se calmer. Le lendemain, ils se sentent souvent épuisés physiquement et psychiquement, déprimés, inquiets, tendus, irritables et soucieux.

Chez les enfants, les troubles du sommeil doivent être distingués des difficultés à aller se coucher à des heures régulières ((Z62.0 : surveillance inadéquate de la part des parents, Chapitre XXI).

Directives pour le diagnostic

Le diagnostic repose sur les caractéristiques cliniques essentielles suivantes :

(a) difficulté d'endormissement ou difficulté à rester endormi, ou sommeil de qualité non satisfaisante;

(b) présence de cette perturbation du sommeil au moins trois fois par semaine pendant au moins un mois;

(c) préoccupation par le manque de sommeil et appréhension excessive de ses conséquences, présente aussi bien la nuit que le jour;

(d) la quantité ou la qualité non satisfaisante du sommeil s'accompagne d'une souffrance marquée, ou interfère avec les activités courantes de la vie quotidienne.

On doit faire un diagnostic d'insomnie quand l'unique plainte du sujet porte sur le caractère non satisfaisant de la quantité ou de la qualité du sommeil. On doit également faire un diagnostic d'insomnie quand le sujet présente d'autres symptômes psychiatriques, p. ex. dépressifs, anxieux ou obsessionnels, mais quand il se plaint avant tout de mal dormir ou attribue les autres symptômes à la présence de son trouble du sommeil. Quand une insomnie s'accompagne d'un autre trouble suffisamment marqué et persistant pour justifier un traitement spécifique, ce dernier trouble doit également être noté. La plupart des sujets qui souffrent d'une insomnie chronique sont habituellement préoccupés par la perturbation de leur sommeil, mais dénient l'existence de problèmes émotionnels; on doit faire un examen psychiatrique complet avant de conclure que les troubles du sommeil ne sont pas liés à des facteurs psychologiques.

L'insomnie est un symptôme commun à de nombreux troubles mentaux, p. ex. les troubles de l'humeur, les troubles névrotiques, les troubles mentaux organiques, les troubles mentaux et les troubles du comportement liés à l'utilisation de substances psycho-actives, la schizophrénie et les troubles de l'alimentation, et elle est souvent associée à un autre trouble du sommeil, p. ex. des cauchemars. Elle est également fréquente au cours des affections physiques douloureuses ou responsables d'un inconfort physique, et elle peut aussi être liée à la prise de certains médicaments. Quand elle représente l'un des symptômes d'un trouble mental ou d'une maladie physique, sans être la plainte dominante, on doit porter le diagnostic du trouble mental ou physique sous-jacent. On ne doit pas faire un diagnostic d'insomnie quand la diminution de la quantité ou de la qualité du sommeil est associée à un autre trouble du sommeil, p. ex. des cauchemars, un trouble du rythme veille-sommeil, des apnées du sommeil ou des myoclonies. Dans chacun des cas précédents, on doit néanmoins faire un diagnostic additionnel d'insomnie si cette dernière constitue l'une des plaintes dominantes et si elle est ressentie par le patient comme pathologique en soi.

Les «insomnies transitoires» ne justifient pas un diagnostic d'insomnie. Les perturbations transitoires du sommeil font partie de la vie quotidienne. Un manque de sommeil lié à la présence de facteurs de stress psychosociaux et ne persistant que quelques nuits, ne doit pas être noté ici. Quand il est associé à d'autres manifestations cliniques significatives, il peut être classé ailleurs, p. ex. sous F43.0 (réaction aiguë à un facteur de stress) ou F43.2 (troubles de l'adaptation).

F51.1 Hypersomnie non organique

L'hypersomnie est caractérisée soit par une somnolence excessive au cours de la journée ou par des attaques de sommeil (non expliquées par une durée inadéquate de sommeil nocturne), soit par une prolongation de la période de transition entre le sommeil et l'éveil complet. Quand une hypersomnie ne peut pas être attribuée à une cause organique définie, elle est habituellement liée à un trouble mental, en particulier à un trouble de l'humeur : phase dépressive d'un trouble affectif bipolaire (F31.3, F31.4, ou F31.5), trouble dépressif récurrent (F33.-) ou épisode dépressif (F32.-). Dans certains cas, aucun trouble mental spécifique n'est présent, bien qu'on puisse souvent mettre en évidence des éléments psychopathologiques à l'origine des troubles du sommeil.

Les sujets hypersomniaques établissent parfois d'eux-mêmes une relation entre leur tendance à s'endormir de façon intempestive et certaines situations désagréables survenant au cours de la journée. Ils peuvent également nier la présence d'une telle relation, même quand celle-ci paraît évidente à un clinicien expérimenté. Dans d'autres cas, il n'existe aucun facteur émotionnel ou psychologique manifeste et c'est l'absence de facteurs organiques qui fait supposer que l'origine du trouble est probablement psychogène.

F5

Directives pour le diagnostic

Le diagnostic repose sur les caractéristiques cliniques essentielles suivantes :

(a) somnolence diurne excessive ou attaques de sommeil (non expliquées par une quantité insuffisante de sommeil nocturne) ou prolongation de la période de transition entre le sommeil et l'éveil complet (ivresse du sommeil);

(b) présence quotidienne de cette perturbation du sommeil pendant plus d'un mois ou pendant des périodes de plus courte durée mais récurrentes; elle s'accompagne d'une souffrance marquée ou interfère avec les activités courantes de la vie quotidienne;

(c) absence de symptômes associés évoquant une narcolepsie (cataplexie, paralysie du sommeil, hallucinations hypnagogiques) ou des apnées du sommeil (pauses respiratoires nocturnes, ronflement intermittent typique);

(d) absence de toute affection neurologique ou médicale pouvant expliquer la somnolence diurne.

Quand l'hypersomnie est l'un des symptômes d'un autre trouble mental, p. ex un trouble de l'humeur, on doit porter le diagnostic du trouble sous-jacent et on doit faire un diagnostic additionnel d'hypersomnie non organique si cette dernière constitue la plainte dominante du sujet. Quand l'hypersomnie n'est pas associée à un autre trouble mental, on doit porter un diagnostic isolé d'hypersomnie.

Diagnostic différentiel. On doit distinguer en premier lieu l'hypersomnie d'une narcolepsie. Dans la narcolepsie (G47.4), il existe habituellement plusieurs symptômes typiques, notamment une cataplexie, une paralysie du sommeil et des hallucinations hypnagogiques; les attaques de sommeil sont irrépressibles et procurent habituellement un sommeil réparateur; le sommeil nocturne est fragmenté et écourté. Dans l'hypersomnie, les attaques de sommeil diurnes sont habituellement moins fréquentes, mais plus longues; le patient est souvent capable de s'opposer à leur survenue; la durée du sommeil nocturne est habituellement prolongée et le sujet éprouve des difficultés considérables à se réveiller complètement (ivresse du sommeil).

L'hypersomnie non organique doit être distinguée des hypersomnies liées aux apnées du sommeil ou à une autre cause organique. Dans les apnées du sommeil, la somnolence diurne excessive est le plus souvent associée à des pauses respiratoires pendant le sommeil, des ronflements intermittents typiques, une obésité, une hypertension, une impuissance, des troubles cognitifs, une motilité accrue et des sueurs profuses nocturnes, des céphalées matinales et des troubles de la coordination. Lorsqu'on soupçonne la présence d'apnées du sommeil, on doit confirmer le diagnostic et quantifier les phénomènes d'apnée par des enregistrements polysomnographiques.

La distinction entre une hypersomnie non organique et une hypersomnie due à une cause organique bien définie (p. ex. une encéphalite, une méningite, une commotion ou une autre lésion cérébrale, une tumeur cérébrale, une lésion cérébro-vasculaire, une maladie dégénérative ou une autre maladie neurologique, un trouble métabolique, une intoxication, une anomalie endocrinienne, un syndrome post-irradiation) repose sur la mise en évidence du facteur organique causal, sur les caractéristiques cliniques et sur les résultats d'examens complémentaires appropriés.

F51.2 Trouble du rythme veille-sommeil non organique

La caractéristique essentielle de ce trouble est une absence de synchronisation entre le rythme veille-sommeil propre à un individu et le rythme veille-sommeil requis par l'environnement, le sujet se plaignant soit d'insomnie soit d'hypersomnie. Ce trouble peut être soit psychogène soit d'origine organique présumée, selon la participation relative de facteurs psychologiques ou organiques. Les personnes dont les périodes d'éveil et de sommeil se répartissent de façon désorganisée et variable présentent très souvent des manifestations psychopathologiques évidentes, le plus souvent en rapport avec un trouble psychiatrique, p. ex. un trouble de la personnalité ou un trouble de l'humeur. Chez les individus qui changent souvent d'horaire de travail ou qui voyagent souvent par avion en changeant de fuseaux horaires, le dérèglement circadien est de nature essentiellement biologique, mais des facteurs émotionnels peuvent également être impliqués dans sa survenue, dans la mesure où il s'accompagne fréquemment d'un sentiment de détresse. Le trouble peut également consister en une avance de phase par rapport au rythme veille-sommeil souhaité par le sujet, ce qui peut relever soit d'une défaillance intrinsèque de l'oscillateur circadien (horloge biologique), soit d'une utilisation anormale des repères temporels qui entraînent les horloges biologiques (cette situation peut toutefois être en relation avec un trouble émotionnel ou cognitif).

On ne doit porter un diagnostic de F51.2 que lorsque le trouble du rythme veille-sommeil est lié avant tout à des perturbations psychopathologiques. Les troubles d'origine probablement organique doivent être classés sous G47.2 (troubles du rythme veille-sommeil d'origine organique). Il appartient au clinicien de juger lesquels de ces facteurs, psychologiques ou organiques, sont les plus importants et s'il doit porter un diagnostic de F51.2 ou de G47.2.

Directives pour le diagnostic

Le diagnostic repose sur les caractéristiques cliniques essentielles suivantes :

(a) absence de synchronisation entre le rythme veille-sommeil propre à un individu et le rythme veille-sommeil requis par son environnement et partagé par la plupart des gens;

(b) la perturbation du rythme veille-sommeil est à l'origine d'une insomnie pendant la période normale du sommeil et d'une hypersomnie pendant la période de veille, présente presque quotidiennement, pendant au moins un mois ou pendant des périodes de plus courte durée mais récurrentes;

(c) la quantité, la qualité et l'horaire du sommeil ne sont pas satisfaisants et s'accompagnent d'une souffrance marquée, ou interfèrent avec les activités courantes de la vie quotidienne.

Quand la perturbation n'est pas liée à un autre trouble mental ou physique identifiable, on doit porter un diagnostic isolé de trouble du rythme veille-sommeil. La présence de symptômes psychiatriques, p. ex. de symptômes anxieux, dépressifs ou hypomaniaques, ne fait pas éliminer le diagnostic si le trouble du rythme veille-sommeil constitue la plainte dominante du sujet. Quand d'autres symptômes psychiatriques sont suffisamment nets et persistants pour répondre aux critères d'un trouble mental spécifique, ce dernier doit être noté séparément.

Inclure : inversion psychogène du rythme circadien, du rythme nycthéméral ou du rythme de sommeil

F51.3 Somnambulisme

Le somnambulisme concerne une altération de l'état de conscience tenant à la fois du sommeil et de la veille. Durant un épisode de somnambulisme, l'individu se lève du lit, habituellement au cours du premier tiers du sommeil nocturne et il déambule; ces manifestations s'accompagnent d'un niveau réduit de vigilance et de réactivité, et d'une maladresse motrice. Au cours d'un épisode de Somnambulisme, le sujet peut quitter sa chambre ou, plus rarement, son domicile, et risque de se blesser. Le plus souvent toutefois, il retourne dans son lit, spontanément ou guidé par une autre personne. Quand il se réveille — à la fin d'un épisode de somnambulisme ou le lendemain — le sujet ne garde habituellement aucun souvenir de l'épisode.
Le somnambulisme est étroitement lié aux terreurs nocturnes (F51.4). Les deux troubles sont associés au sommeil lent profond (phases 3 et 4 du sommeil). De nombreux patients ont des antécédents familiaux de l'un des deux

troubles, et des antécédents personnels de chacun des deux. Ces deux troubles sont particulièrement fréquents chez les enfants et sont probablement liés à des facteurs de développement. Dans certains cas, ils se manifestent pour la première fois à l'occasion d'une maladie fébrile. Quand ils débutent ou persistent à l'âge adulte, ils ont tendance à être associés à de nombreuses caractéristiques psychopathologiques. Ils surviennent parfois pour la première fois chez le sujet âgé ou au début d'une démence. Certains spécialistes considèrent actuellement que ces deux troubles font partie d'une même entité nosologique : ils offrent en effet de nombreuses similitudes cliniques et pathogéniques et le diagnostic différentiel dépend habituellement de la sévérité relative de chacun. Dans la CIM-10, ils sont individualisés par des codes distincts, autant pour des raisons historiques que pour permettre de noter des différences d'intensité entre leurs manifestations cliniques respectives.

Directives pour le diagnostic

Le diagnostic repose sur les caractéristiques cliniques essentielles suivantes :

(a) épisodes répétés au cours desquels le sujet se lève du lit, habituellement au cours du premier tiers du sommeil nocturne, et déambule;

(b) au cours de l'épisode, le sujet a un visage inexpressif, le regard fixe, ne réagit guère aux efforts de son entourage pour influencer sa conduite ou pour communiquer avec lui et ne peut être réveillé qu'avec beaucoup de difficultés;

(c) au réveil (à la fin de l'épisode de somnambulisme ou le lendemain matin), le sujet ne garde aucun souvenir de l'épisode;

(d) quelques minutes après le réveil d'un épisode de somnambulisme, les activités mentales et le comportement ne sont plus perturbés (il existe parfois une brève période initiale de confusion ou de désorientation);

(e) absence de tout élément en faveur d'un trouble mental organique (p. ex. une démence) ou d'un autre trouble physique (p. ex. une épilepsie).

Diagnostic différentiel. On doit distinguer le somnambulisme des crises épileptiques psychomotrices. Les crises d'épilepsie psychomotrice surviennent rarement exclusivement la nuit. Au cours d'une crise épileptique, le sujet ne répond pas du tout aux stimuli de l'environnement et on observe plus souvent des persévérations motrices telles que des mouvements de déglutition ou de frottements des mains. Le diagnostic d'épilepsie est confirmé par la présence de décharges épileptiques objectivables sur le tracé EEG. La présence de crises épileptiques ne permet cependant pas d'éliminer un somnambulisme associé.

On doit également distinguer le somnambulisme d'une fugue dissociative (voir F44.1). Une fugue dissociative dure plus longtemps, comporte peu de perturbations de la conscience, et le sujet reste capable de comportements complexes et orientés vers un but. Les fugues dissociatives sont rares chez l'enfant et surviennent habituellement à l'état de veille.

F51.4 Terreurs nocturnes

Les terreurs nocturnes ou terreurs du sommeil constituent des épisodes nocturnes au cours desquels une terreur et une panique extrêmes sont associées à une vocalisation intense, à une agitation motrice et à un hyperfonctionnement neurovégétatif. L'individu s'assied ou se lève, habituellement durant le premier tiers du sommeil nocturne, avec un cri de terreur. Assez souvent, il court jusqu'à la porte comme s'il essayait de s'échapper; en fait, il ne quitte que rarement sa chambre. Le sujet réagit peu aux efforts de son entourage pour modifier le cours de l'épisode; ces efforts peuvent être suivis, pendant au moins quelques minutes, d'une désorientation et de persévérations motrices, et aggraver la peur du sujet. Au réveil, le sujet ne garde habituellement aucun souvenir de l'épisode. Il peut se blesser accidentellement au cours d'un épisode.

Les terreurs nocturnes sont étroitement liées au somnambulisme. (voir F51.3). Les deux troubles sont liés à des facteurs génétiques, organiques, psychologiques et de développement, et présentent les mêmes caractéristiques cliniques et physiopathologiques. Certains spécialistes considèrent actuellement que les deux troubles font partie d'une même entité nosologique.

F5

Directives pour le diagnostic

Le diagnostic repose sur les caractéristiques cliniques essentielles suivantes :

(a) épisodes répétés de réveil, débutant par un cri de terreur et caractérisés par la présence d'une anxiété intense, d'une agitation motrice et d'un hyperfonctionnement neurovégétatif se traduisant par des symptômes tels que tachycardie, polypnée, dilatation pupillaire et transpiration;

(b) les épisodes persistent typiquement pendant 1 à 10 minutes et surviennent au cours du premier tiers du sommeil nocturne;

(c) le sujet réagit peu aux efforts de son entourage pour influencer l'épisode de terreur nocturne; dans presque tous les cas, ces efforts sont suivis, pendant au moins quelques minutes, d'une désorientation et de persévérations motrices;

(d) le souvenir de l'événement, s'il existe, est très limité (habituellement à une ou deux images mentales fragmentaires);

(e) absence d'éléments en faveur d'un trouble physique, p. ex. une tumeur cérébrale ou une épilepsie.

Diagnostic différentiel. On doit distinguer les Terreurs nocturnes des Cauchemars. Les cauchemars ou «mauvais rêves» ne comportent ni vocalisation ni agitation motrice ou du moins celles-ci sont elles moins prononcées. Alors que les terreurs nocturnes surviennent au cours du premier tiers de la nuit, les cauchemars peuvent survenir à tout moment. On peut facilement réveiller le sujet, et ce dernier garde un souvenir net et détaillé de son rêve.

Les terreurs nocturnes doivent également être distinguées des crises épileptiques survenant pendant le sommeil. Il est rare que les crises surviennent exclusivement la nuit. Par ailleurs, des anomalies EEG sont en faveur du diagnostic d'épilepsie.

F51.5 Cauchemars

Le cauchemar est une expérience de rêve chargée d'anxiété ou de peur s'accompagnant d'un souvenir très détaillé du contenu du rêve. Cette expérience de rêve est très intense et comporte habituellement comme thèmes des menaces pour l'existence, la sécurité ou l'estime de soi. Assez souvent, les cauchemars ont tendance à se répéter avec des thèmes identiques ou similaires. Les épisodes typiques comportent un certain degré d'activation neurovégétative mais pas d'activité verbale ou motrice notable. Au réveil, le sujet est rapidement orienté et bien éveillé. Il est parfaitement capable de communiquer, et peut raconter en détail son rêve, immédiatement après le réveil et au cours de la matinée.

Les cauchemars de l'enfant sont habituellement liés à une phase spécifique du développement émotionnel et aucune caractéristique psychopathologique n'y est associée de façon systématique. En revanche, les adultes ont souvent un degré marqué de psychopathologie associée, habituellement sous la forme d'un trouble de la personnalité. Certains médicaments psychotropes comme la réserpine, la thioridazine, les antidépresseurs tricycliques et les benzodiazépines peuvent provoquer des cauchemars. L'arrêt brutal de médicaments qui suppriment le sommeil paradoxal, c.-à.-d. la phase du sommeil liée au rêve, (p. ex. les hypnotiques non benzodiazépiniques), induit un rebond de sommeil paradoxal, pouvant s'accompagner d'une activité onirique accrue et de cauchemars plus fréquents.

Directives pour le diagnostic

Le diagnostic repose sur les caractéristiques cliniques essentielles suivantes :

(a) réveils répétés au cours du sommeil nocturne ou de la sieste. Le sujet se souvient de façon précise et intense de rêves très effrayants, comportant habituellement un danger pour la survie, la sécurité ou l'estime de soi. Les réveils peuvent survenir à tout moment, mais se produisent généralement au cours de la seconde moitié de la période de sommeil;

(b) lorsque le sujet se réveille après un cauchemar, il est rapidement orienté et bien éveillé;

(c) les rêves et les perturbations du sommeil résultant des réveils provoquent un sentiment de détresse significatif.

Inclure : rêves d'angoisse

Diagnostic différentiel. Les cauchemars doivent être distingués des terreurs nocturnes. Les terreurs nocturnes surviennent dans le premier tiers de la période de sommeil et s'accompagnent d'une anxiété intense, de cris de terreur, de mouvements corporels exagérés et de manifestations neurovégétatives très importantes. Le sujet ne se souvient pas des détails de son rêve, ni immédiatement après l'épisode, ni le lendemain matin au réveil.

F51.8 Autres troubles du sommeil non organiques

F51.9 Trouble du sommeil non organique, sans précision

Inclure : trouble émotionnel du sommeil SAI

F52 Dysfonctionnement sexuel non dû à un trouble ou à une maladie organique

Cette catégorie regroupe différents types de troubles ne permettant pas d'avoir des relations sexuelles satisfaisantes. Il peut s'agir d'un manque de désir, d'un manque de plaisir, d'une défaillance des processus physiologiques nécessaires à l'accomplissement de l'acte sexuel (p. ex. absence d'érection) ou d'une incapacité à atteindre l'orgasme ou à le différer.

La réponse sexuelle est un processus psychosomatique et, le plus souvent, des mécanismes psychologiques et somatiques interviennent conjointement pour expliquer un dysfonctionnement sexuel. Ces troubles sont parfois dus à une cause psychologique ou organique bien définie, mais il est souvent difficile d'évaluer l'importance respective des facteurs psychologiques ou organiques impliqués, en particulier quand il s'agit d'une dyspareunie ou d'un trouble de l'érection; dans ce dernier cas, on doit faire un diagnostic de dysfonctionnement sexuel d'étiologie mixte ou incertaine.

Certains types de dysfonctionnements sexuels se rencontrent aussi bien chez l'homme que chez la femme (p. ex. absence de désir sexuel). Les femmes se plaignent surtout de la qualité subjective des rapports sexuels (p. ex. absence de désir ou de plaisir sexuel). Elles peuvent également se plaindre de l'absence d'une réponse spécifique, en particulier d'une absence d'orgasme, mais l'altération d'une réponse déterminée retentit souvent sur les autres réponses. L'absence d'orgasme est souvent responsable d'une perte de plaisir ou de désir sexuel en général. Chez les hommes, le désir sexuel peut persister malgré l'échec d'une réponse spécifique (absence d'érection ou absence d'éjaculation). Pour faire un diagnostic approprié à chaque cas, on ne doit pas se limiter à la plainte actuelle du sujet, mais tenir compte de l'ensemble de sa vie sexuelle.

Exclure : Koro (F48.8)
syndrome de Dhat (F48.8)

F52.0 Absence ou perte de désir sexuel

La perte de désir sexuel constitue le problème principal et n'est pas secondaire à d'autres difficultés sexuelles comme une absence d'érection ou une dyspareunie. Il peut y avoir plaisir sexuel et excitation sexuelle en l'absence de désir sexuel (en fait, une activité sexuelle est fort improbable dans ce cas)

Inclure : baisse du désir sexuel
frigidité

F52.1 Aversion sexuelle et absence de plaisir sexuel

F52.10 Aversion sexuelle
La perspective d'une relation sexuelle avec un partenaire est ressentie très négativement et provoque une peur ou une anxiété telle que l'activité sexuelle est évitée.

F52.11 Absence de plaisir sexuel
Les réponses sexuelles surviennent normalement et conduisent à l'orgasme mais sans atteindre le plaisir souhaité. Cette plainte est beaucoup plus fréquente chez la femme que chez l'homme.

Inclure : anhédonie sexuelle.

F52.2 Échec de la réponse génitale

Chez les hommes, le problème principal est un trouble des fonctions érectiles, c.-à.-d. une difficulté à obtenir ou à maintenir une érection suffisante pour un rapport satisfaisant. Si le trouble est limité à certaines situations (p. ex. érection normale uniquement lors de la masturbation ou pendant le sommeil) ou à certains partenaires, il est probablement psychogène. Dans les autres cas, la nature psychogène du trouble des fonctions érectiles doit être confirmée par des examens spécialisés (p. ex. mesure de la turgescence pénienne nocturne) ou par l'accessibilité à un traitement psychologique.
Chez les femmes, le problème principal est une sécheresse vaginale ou un manque de lubrification vaginale. Le problème peut être psychogène ou secondaire à une pathologie locale (p. ex. une infection) ou à un déficit en œstrogènes (p. ex. post-ménopausique). La sécheresse vaginale constitue rarement la plainte prédominante, sauf quand elle est liée à un déficit post-ménopausique en œstrogènes.

Inclure : impuissance psychogène
trouble de l'érection chez l'homme
trouble de la réponse sexuelle chez la femme

F52.3 Dysfonctionnement orgasmique

Absence ou retard de l'orgasme. Le trouble peut être situationnel (c.-à.-d. limité à certaines situations, auquel cas il est probablement psychogène) ou général (auquel cas il peut être difficile d'exclure la présence de facteurs étiologiques physiques ou constitutionnels, sauf quand le trouble répond favorablement à un traitement psychologique). Le dysfonctionnement orgasmique est plus fréquent chez la femme que chez l'homme.

Inclure : anorgasmie psychogène
inhibition de l'orgasme

F52.4 Éjaculation précoce

Incapacité à différer suffisamment l'éjaculation pour que les deux partenaires trouvent du plaisir dans les rapports sexuels. Dans les cas sévères, l'éjaculation peut avoir lieu avant la pénétration vaginale ou en l'absence d'érection. Il est peu probable que l'éjaculation précoce soit liée à une origine organique; elle peut toutefois représenter une réaction psychologique à une atteinte organique (p. ex. absence d'érection ou douleur). Quand l'érection nécessite une stimulation prolongée, l'intervalle entre l'obtention d'une érection suffisante et l'éjaculation est raccourci; dans ce cas, l'éjaculation semble prématurée mais le problème primaire est celui d'une érection retardée.

F52.5 Vaginisme non organique

Spasme des muscles du plancher pelvien qui entourent le vagin, entraînant une occlusion de l'ouverture vaginale. L'intromission est impossible ou douloureuse. Le vaginisme peut être secondaire à une douleur d'origine locale, auquel cas on ne doit pas faire un diagnostic de vaginisme non organique.

Inclure : vaginisme psychogène

F52.6 Dyspareunie non organique

La dyspareunie (ou douleur pendant les rapports sexuels) survient aussi bien chez la femme que chez l'homme. Elle peut souvent être attribuée à une cause pathologique locale et doit alors être classée avec l'affection causale. Dans certains cas, aucune cause manifeste ne peut être mise en évidence, à l'exception de facteurs émotionnels. Cette catégorie doit être utilisée uniquement en l'absence d'un autre dysfonctionnement sexuel primaire (p. ex. un vaginisme ou une sécheresse vaginale).

Inclure : dyspareunie psychogène

F52.7 Activité sexuelle excessive

Des pulsions sexuelles excessives peuvent constituer la seule plainte, chez l'homme comme chez la femme, habituellement à la fin de l'adolescence ou au début de l'âge adulte. Quand elles sont secondaires à un trouble affectif (F30-F39) ou quand elles surviennent au début d'une démence (F00-F03), on doit faire le diagnostic du trouble sous-jacent.

Inclure : nymphomanie
satyriasis

F52.8 Autres dysfonctionnements sexuel, non dus à un trouble ou une maladie organique

F52.9 Dysfonctionnement sexuel non dû à un trouble ou une maladie organique, sans précision

F53 Troubles mentaux et troubles du comportement associés à la puerpéralité, non classés ailleurs

Classer ici uniquement les troubles mentaux associés à la puerpéralité (apparaissant dans les six semaines qui suivent l'accouchement) qui ne répondent pas aux critères d'un autre trouble classé ailleurs dans le chapitre V (F), soit parce que les informations disponibles ne sont pas suffisantes, soit parce qu'ils présentent des caractéristiques cliniques supplémentaires particulières ne permettant pas de les classer ailleurs de façon appropriée. On peut généralement classer les troubles mentaux associés à la puerpéralité sans recourir à des codes spéciaux (F53.0 -.9). Il suffit pour cela de noter deux diagnostics : celui d'un trouble mental spécifique classé ailleurs dans le chapitre V(F) (habituellement un trouble de l'humeur, F30-39), et celui de la catégorie O99.3 (Troubles mentaux et maladies du système nerveux compliquant la puerpéralité) classée dans le chapitre XV(O).

F53.0 Troubles mentaux et troubles du comportement légers associés à la puerpéralité, non classés ailleurs

Inclure : dépression après un accouchement SAI
dépression du post-partum SAI.

F53.1 Troubles mentaux et troubles du comportement sévères associés à la puerpéralité, non classés ailleurs

Inclure : psychose puerpérale SAI.

F53.8 Autres troubles mentaux et troubles du comportement associés à la puerpéralité, non classés ailleurs

F53.9 Trouble mental de la puerpéralité, sans précision

F54 Facteurs psychologiques ou comportementaux associés à des maladies ou à des troubles classés ailleurs

Cette catégorie doit être utilisée pour noter la présence de facteurs psychologiques ou comportementaux supposés avoir joué un rôle majeur dans la survenue d'un trouble physique classé dans l'un des autres chapitres de la CIM-10. Les perturbations psychiques résultant de ces facteurs sont habituellement légères et souvent persistantes (p. ex. une inquiétude, un conflit émotionnel ou une appréhension), et ne justifient pas un diagnostic de l'un des troubles décrits dans le chapitre V. On doit utiliser un code additionnel pour classer le trouble physique. (Dans certains cas, rares, le clinicien peut estimer qu'un trouble psychiatrique patent est à l'origine du trouble physique; il doit alors utiliser un second code supplémentaire pour noter ce trouble psychiatrique).

Exemples d'utilisation de cette catégorie : asthme (F54 et J45.-); neurodermite (F54 et L23-L25); eczéma (F54 et L23-L25); ulcère gastrique (F54 et K25.-); colite muqueuse (F54 et K58.-); recto-colite hémorragique (F54 et K51.-); urticaire (F54 et L50.-).

Inclure : facteurs psychologiques influençant une affection physique

Exclure : céphalées de tension (G44.2).

F55 Abus de substances n'induisant pas de dépendance

Des spécialités pharmaceutiques et des remèdes populaires très divers peuvent être concernés. Trois groupes sont particulièrement importants : les médicaments psychotropes n'induisant pas de dépendance (p. ex. les antidépresseurs), les laxatifs, et les analgésiques pouvant être achetés sans ordonnance (p. ex. l'aspirine et le paracétamol). Il peut s'agir de substances initialement recommandées ou prescrites par un médecin, mais employées par la suite de façon inutilement prolongée et souvent excessive. L'abus de ces substances est facilité par la possibilité de se les procurer sans ordonnance.

L'utilisation persistante et injustifiée de ces substances entraîne fréquemment des dépenses superflues et des contacts inutiles avec les professionnels de la santé ou leurs équipes et induit parfois des effets somatiques nocifs. Les sujets s'opposent souvent aux tentatives faites pour leur déconseiller ou leur interdire l'utilisation du produit; en ce qui concerne les laxatifs et les analgésiques, ils peuvent négliger les avertissements relatifs à des complications somatiques telles un trouble des fonctions rénales ou des perturbations électrolytiques (même quand celles-ci sont déjà présentes). Tout en ayant habituellement une appétence manifeste pour la substance, le sujet ne présente pas de symptômes de dépendance (F1x.2) ou de sevrage (F1x.3) comme dans le cas des substances psycho-actives spécifiées en F10-F19.

On peut utiliser le quatrième caractère du code pour noter le type de substance concernée :

F55.0 Antidépresseurs

(p. ex. tricycliques, tétracycliques ou inhibiteurs de la monoamine oxydase)

F55.1 Laxatifs

F55.2 Analgésiques

(ne figurant pas parmi les substances psycho-actives citées sous F10-F19, p. ex. aspirine, paracétamol, phénacétine)

F55.3 Antiacides

F55.4 Vitamines

F55.5 Corticostéroïdes ou hormones

F55.6 Préparations spécifiques à base de plantes et remèdes populaires

F55.8 Autres substances n'induisant pas de dépendance

(p. ex. diurétiques)

F55.9 Sans précision

Exclure : abus de substances psycho-actives induisant une dépendance (F10-F19)

F59 Syndromes comportementaux non spécifiés associés à des perturbations physiologiques ou à des facteurs physiques

Inclure : dysfonctionnement physiologique psychogène SAI.

F60-F69
Troubles de la personnalité et du comportement chez l'adulte *

Plan général de cette section

F60 Troubles spécifiques de la personnalité

F60.0 Personnalité paranoïaque
F60.1 Personnalité schizoïde
F60.2 Personnalité dyssociale
F60.3 Personnalité émotionnellement labile
.30 type impulsif
.31 type borderline
F60.4 Personnalité histrionique
F60.5 Personnalité anankastique
F60.6 Personnalité anxieuse [évitante]
F60.7 Personnalité dépendante
F60.8 Autres troubles spécifiques de la personnalité
F60.9 Trouble de la personnalité, sans précision

F61 Troubles mixtes de la personnalité et autres troubles de la personnalité

F61.0 Troubles mixtes de la personnalité
F61.1 Modifications gênantes de la personnalité, non classables en F60 ou F62

F62 Modifications durables de la personnalité non attribuables à une lésion ou à une maladie cérébrale

F62.0 Modification durable de la personnalité après une expérience de catastrophe
F62.1 Modification durable de la personnalité après une maladie psychiatrique
F62.8 Autres modifications durables de la personnalité
F62.9 Modification durable de la personnalité, sans précision

F63 Troubles des habitudes et des impulsions

F63.0 Jeu pathologique
F63.1 Tendance pathologique à allumer des feux [pyromanie]
F63.2 Tendance pathologique à commettre des vols [kleptomanie]
F63.3 Trichotillomanie
F63.8 Autres troubles des habitudes et des impulsions
F63.9 Trouble des habitudes et des impulsions, sans précision

* Ce 4e caractère du code ne figure pas dans la version abrégée du Chapitre V (F) qui est publiée dans les volumes de base de la CIM-10.

F64 Troubles de l'identité sexuelle

F64.0 Transsexualisme
F64.1 Transvestisme bivalent
F64.2 Trouble de l'identité sexuelle de l'enfance
F64.8 Autres troubles de l'identité sexuelle
F64.9 Trouble de l'identité sexuelle, sans précision

F65 Troubles de la préférence sexuelle

F65.0 Fétichisme
F65.1 Transvestisme fétichiste
F65.2 Exhibitionnisme
F65.3 Voyeurisme
F65.4 Pédophilie
F65.5 Sadomasochisme
F65.6 Troubles multiples de la préférence sexuelle
F65.8 Autres troubles de la préférence sexuelle
F65.9 Trouble de la préférence sexuelle, sans précision

F66 Problèmes psychologiques et comportementaux associés au développement sexuel et à l'orientation sexuelle

F66.0 Trouble de la maturation sexuelle
F66.1 Orientation sexuelle égo-dystonique
F66.2 Problème relationnel lié à l'orientation sexuelle
F66.8 Autres troubles du développement psychosexuel
F66.9 Trouble du développement psychosexuel, sans précision

L'orientation sexuelle peut être notée à l'aide du 5e caractère du code :

.x0 hétérosexualité
.x1 homosexualité
.x2 bisexualité
.x8 autre, y compris prépubertaire

F68 Autres troubles de la personnalité et du comportement chez l'adulte

F68.0 Majoration de symptômes physiques pour des raisons psychologiques
F68.1 Production intentionnelle ou simulation de symptômes ou d'une incapacité, soit physiques soit psychologiques [trouble factice]
F68.8 Autres troubles spécifiés de la personnalité et du comportement chez l'adulte

F69 Trouble de la personnalité et du comportement chez l'adulte, sans précision

Introduction

Cette section regroupe différents états et types de comportement cliniquement significatifs qui ont tendance à persister et qui sont l'expression caractéristique de la manière de vivre de l'individu, de concevoir sa propre personne et d'établir des rapports avec autrui. Certains de ces états et types de comportement apparaissent précocement au cours du développement individuel sous l'influence conjointe de facteurs constitutionnels et sociaux, tandis que d'autres sont acquis plus tardivement au cours de la vie.

F60-F62 Troubles spécifiques de la personnalité, troubles mixtes de la personnalité et autres troubles de la personnalité, modifications durables de la personnalité

Ces différents types d'état comprennent des modalités de comportement profondément enracinées et durables, consistant en des réactions inflexibles à des situations personnelles et sociales de nature très variée. Ils représentent des déviations extrêmes ou significatives des perceptions, des pensées, des sensations et particulièrement des relations avec autrui par rapport à celles d'un individu moyen d'une culture donnée. De tels types de comportement sont en général stables et englobent de multiples domaines du comportement et du fonctionnement psychologique. Ils sont souvent, mais pas toujours, associés à une souffrance subjective et à une altération du fonctionnement et des performances sociales d'intensité variable.

Les troubles de la personnalité et les modifications de la personnalité se distinguent les uns des autres par leur date de début et leur mode d'apparition. Les troubles de la personnalité apparaissent au cours du développement, dans l'enfance ou l'adolescence, et se poursuivent à l'âge adulte. Ils ne sont pas secondaires à un autre trouble mental ou à une affection cérébrale, bien qu'ils puissent précéder d'autres troubles ou coexister avec ceux-ci. En revanche, une modification de la personnalité est acquise habituellement à l'âge adulte, à la suite de stress sévères ou prolongés, d'une isolation extrême de l'environnement, de troubles psychiatriques sévères, de maladies ou de lésions cérébrales (une modification de la personnalité associée à ces dernières est classée sous F07.-).

Chacun des états de ce groupe peut être classé selon l'aspect prédominant de ses manifestations comportementales. Cependant, le classement dans ce domaine ne peut, à ce jour, dépasser la description d'une série de catégories et de sous-catégories non exclusives les unes des autres et ayant en commun certaines caractéristiques.

Les troubles de la personnalité sont donc subdivisés selon des groupes de traits qui représentent les manifestations comportementales les plus fréquentes ou les plus évidentes. Les sous-catégories ainsi décrites sont largement reconnues comme étant les principales formes des déviations de la personnalité. Pour porter le diagnostic de trouble de la personnalité, le clinicien doit prendre en compte tous les aspects du fonctionnement personnel; cependant — dans un souci de simplicité et d'efficacité — la formulation diagnostique se réfère exclusivement à des dimensions ou à des traits atteignant un seuil de sévérité déterminé.

L'évaluation doit se fonder sur le plus grand nombre possible de sources d'informations. Il suffit parfois d'un seul entretien pour pouvoir évaluer un trouble de la personnalité, mais en général plusieurs entretiens sont nécessaires, de même que le recueil d'informations biographiques auprès d'autres personnes.

Deux états, classés auparavant parmi les troubles de la personnalité : la cyclothymie et le trouble schizotypique, sont désormais classés dans d'autres catégories, la cyclothymie en F3 et le trouble schizotypique en F2, en raison de points communs significatifs avec les autres troubles de ces sections (aspects phénoménologiques, histoire familiale, mode d'évolution).

Les subdivisions de la catégorie F62 (modification de la personnalité) sont fondées sur la cause ou les circonstances de cette modification, p. ex. une expérience de catastrophe, un stress ou un état de tension prolongé, ou une maladie psychiatrique (à l'exception de la schizophrénie résiduelle, classée en F20.5).

Il est important de bien faire la distinction entre les troubles de la personnalité et les troubles décrits dans les autres sections du chapitre V(F). Si une anomalie de la personnalité précède ou suit un trouble psychiatrique (limité dans le temps ou chronique), on doit faire deux diagnostics. L'utilisation d'un système multiaxial — qui complétera la classification des troubles mentaux et des facteurs psychosociaux — facilitera l'enregistrement de ces états et de ces troubles.

Il existe d'importantes variations culturelles ou régionales dans les manifestations des anomalies de la personnalité, mais les connaissances spécifiques dans ce domaine sont encore rares. Les cas qui sont fréquemment identifiés dans une région donnée du monde, mais qui ne correspondent à aucune des sous-catégories décrites ci-après, peuvent être classés dans la rubrique « autres anomalies de la personnalité » et notés à l'aide d'un cinquième caractère du code spécifique à un pays ou à une région. De même, des variations locales dans les manifestations des cas évoqués ci-dessous peuvent être formulées dans les directives pour le diagnostic.

F60 Troubles spécifiques de la personnalité

Il s'agit de perturbations sévères de la constitution caractérologique et des tendances comportementales de l'individu, concernant habituellement plusieurs secteurs de la personnalité, et s'accompagnant en général de difficultés personnelles et sociales considérables. Les troubles de la personnalité apparaissent habituellement dans l'enfance ou l'adolescence et persistent à l'âge adulte. Par conséquent, un diagnostic de trouble de la personnalité est rarement approprié avant l'âge de 16 ou 17 ans. Des directives générales pour le diagnostic s'appliquant à l'ensemble des troubles de la personnalité sont présentées ci-dessous. Elles sont suivies de descriptions supplémentaires concernant chaque sous-catégorie.

Directives pour le diagnostic

Il s'agit d'états non directement imputables à une lésion ou à une maladie cérébrale ou à un autre trouble psychiatrique, et qui répondent aux critères suivants :

(a) attitudes et comportements nettement dysharmonieux, dans plusieurs secteurs du fonctionnement, p. ex. l'affectivité, la sensibilité, le contrôle des impulsions, la manière de percevoir ou de penser, et le mode de relation à autrui;

(b) le mode de comportement anormal est durable, persistant et n'est pas limité à des épisodes de maladie mentale;

(c) le mode de comportement anormal est profondément enraciné et clairement inadapté à des situations personnelles et sociales très variées;
(d) ces manifestations apparaissent toujours dans l'enfance ou l'adolescence et se poursuivent à l'âge adulte;
(e) ce trouble est à l'origine d'une souffrance personnelle considérable mais qui peut être d'apparition tardive;
(f) le trouble est habituellement, mais pas toujours, associé à une dégradation du fonctionnement professionnel et social.

Il peut être nécessaire d'élaborer des critères spécifiques pour tenir compte des normes, règles et contraintes propres à une culture donnée. Pour poser le diagnostic d'une des sous-catégories énumérées ci-après, on doit habituellement avoir constaté la présence indiscutable d'au moins trois des caractéristiques ou comportements indiqués dans la description du trouble.

F60.0 Personnalité paranoïaque

Trouble de la personnalité caractérisé par :
(a) une sensibilité excessive aux échecs ou aux rebuffades;
(b) un refus de pardonner les insultes ou les préjudices et une tendance rancunière tenace;
(c) un caractère soupçonneux et une tendance envahissante à déformer les événements en interprétant les actions impartiales ou amicales d'autrui comme hostiles ou méprisantes;
(d) un sens tenace et combatif de ses propres droits légitimes hors de proportion avec la situation réelle;
(e) des doutes répétés et injustifiés sur la fidélité du conjoint ou du partenaire;
(f) une tendance à surévaluer sa propre importance, se manifestant par des attitudes de perpétuelles références à soi-même;
(g) une préoccupation par des explications sans fondement, à type de conspiration, concernant les événements qui se déroulent autour de soi ou dans le monde en général.

Inclure : personnalité paranoïaque expansive
fanatique
quérulente
sensitive

Exclure : schizophrénie (F20.-)
trouble délirant (F22.-)

F60.1 Personnalité schizoïde

Trouble de la personnalité caractérisé par :
(a) une incapacité à éprouver du plaisir;
(b) une froideur, un détachement ou un émoussement de l'affectivité;
(c) une incapacité à exprimer aussi bien des sentiments chaleureux et tendres envers les autres que de la colère;
(d) une indifférence aux éloges comme à la critique;
(e) un intérêt réduit pour les relations sexuelles (compte-tenu de l'âge);

(f) une préférence marquée pour les activités solitaires;
(g) une préoccupation excessive par l'imaginaire et l'introspection;
(h) un désintérêt pour les relations amicales et une absence d'amis proches ou de confidents (ou un seul);
(i) une indifférence nette aux normes et conventions sociales.

Exclure : schizophrénie (F20.-)
syndrome d'Asperger (F84.5)
trouble délirant (F22.0)
trouble schizoïde de l'enfance (F84.5)
trouble schizotypique (F21)

F60.2 Personnalité dyssociale

Trouble de la personnalité habituellement repéré en raison de l'écart considérable qui existe entre le comportement et les normes sociales établies. Il est caractérisé par :
(a) une indifférence froide envers les sentiments d'autrui;
(b) une attitude irresponsable manifeste et persistante, un mépris des normes, des règles et des contraintes sociales;
(c) une incapacité à maintenir durablement des relations, alors même qu'il n'existe pas de difficulté à établir des relations;
(d) une très faible tolérance à la frustration et un abaissement du seuil de décharge de l'agressivité, y compris de la violence;
(e) une incapacité à éprouver de la culpabilité ou à tirer un enseignement des expériences, notamment des sanctions;
(f) une tendance nette à blâmer autrui ou à fournir des justifications plausibles pour expliquer un comportement à l'origine d'un conflit entre le sujet et la société.

Le trouble peut s'accompagner d'une irritabilité persistante. La présence d'un trouble des conduites pendant l'enfance ou l'adolescence renforce le diagnostic, mais un tel trouble n'est pas toujours retrouvé.

Inclure : personnalité amorale
antisociale
asociale
psychopathique
sociopathique

Exclure : personnalité émotionnellement labile (F60.3)
troubles des conduites (F91.-)

F60.3 Personnalité émotionnellement labile

Trouble de la personnalité caractérisé par une tendance à agir avec impulsivité et sans considération pour les conséquences possibles, associée à une instabilité de l'humeur. Les capacités d'anticipation sont souvent très réduites et des éclats de colère peuvent conduire à de la violence ou à des comportements explosifs; ceux-ci sont volontiers déclenchés lorsque les actes impulsifs sont contrariés ou critiqués par autrui. Deux variantes de ce trouble de la personnalité sont spécifiées; toutes deux ont en commun l'impulsivité et le manque de contrôle de soi.

F60.30 type impulsif
Les caractéristiques prédominantes sont l'instabilité émotionnelle et le manque de contrôle des impulsions. Des accès de violence ou des comportements menaçants sont courants, particulièrement lorsque le sujet est critiqué par autrui.

Inclure : personnalité agressive
personnalité explosive

Exclure : personnalité dyssociale (F60.2)

F60.31 type borderline
Plusieurs des caractéristiques de la personnalité émotionnellement labile sont présentes; de plus, l'image de soi, les objectifs et les préférences personnelles (y compris sexuelles) sont perturbés ou incertains et des sentiments permanents de vide sont habituellement présents. Une tendance à s'engager dans des relations intenses et instables conduit souvent le sujet à des crises émotionnelles et peut être associée à des efforts démesurés pour éviter les abandons et à des menaces répétées de suicide ou à des gestes auto-agressifs (ceux-ci peuvent également survenir sans facteurs déclenchants manifestes).

Inclure : personnalité borderline
limite

F60.4 Personnalité histrionique

Trouble de la personnalité caractérisé par :
(a) une dramatisation, un théâtralisme, une hyperexpressivité émotionnelle;
(b) une suggestibilité, et le fait d'être facilement influencé par autrui ou par les circonstances;
(c) une affectivité superficielle et labile;
(d) un désir permanent de distractions, et d'activités où le sujet est le centre d'attention d'autrui;
(e) un aspect ou comportement de séduction inapproprié;
(f) une préoccupation excessive par le souci de plaire physiquement.

Le trouble peut s'accompagner d'un égocentrisme, d'une indulgence excessive envers soi-même, d'un désir permanent d'être apprécié, d'une tendance à être facilement blessé, et d'un comportement manipulateur persistant, visant à satisfaire ses propres besoins.

Inclure : personnalité hystérique
psycho-infantile

F60.5 Personnalité anankastique

Trouble de la personnalité caractérisé par :
(a) une indécision, des doutes et une prudence excessive;

(b) une préoccupation par les détails, les règles, les inventaires, l'ordre, l'organisation ou les programmes;
(c) un perfectionnisme qui entrave l'achèvement des tâches;
(d) une scrupulosité extrême, une méticulosité et un souci excessif de la productivité aux dépens de son propre plaisir et des relations interpersonnelles;
(e) un discours recherché et une attitude excessivement conformiste;
(f) une rigidité et un entêtement;
(g) une insistance pour que les autres se conforment exactement à sa manière de faire ou une réticence déraisonnable pour laisser les autres faire quoi que ce soit;
(h) une intrusion de pensées et d'impulsions importunes s'imposant au sujet.

Inclure : personnalité compulsive
obsessionnelle

Exclure : trouble obsessionnel-compulsif (F42.-)

F60.6 Personnalité anxieuse (évitante)

Trouble de la personnalité caractérisé par :
(a) un sentiment envahissant et persistant de tension et d'appréhension;
(b) une perception de soi comme socialement incompétent, sans attrait ou inférieur aux autres;
(c) une préoccupation excessive par la crainte d'être critiqué ou rejeté dans les situations sociales;
(d) un refus de nouer des relations à moins d'être certain d'être accepté sans critique;
(e) une restriction du style de vie résultant du besoin de sécurité;
(f) un évitement des activités sociales ou professionnelles impliquant des contacts importants avec autrui de peur d'être critiqué, désavoué ou rejeté.

Le trouble peut s'accompagner d'une hypersensibilité à la critique ou au rejet.

F60.7 Personnalité dépendante

Trouble de la personnalité caractérisé par :
(a) le fait d'autoriser ou d'encourager les autres à prendre la plupart des décisions importantes de la vie à sa place;
(b) une subordination de ses propres besoins à ceux de personnes dont on dépend et une soumission excessive à leur volonté;
(c) une réticence à faire des demandes, même justifiées, aux personnes dont on dépend;
(d) un sentiment de malaise ou d'impuissance quand le sujet est seul en raison d'une peur excessive de ne pouvoir se prendre en charge seul;
(e) une préoccupation par la peur d'être abandonné par la personne avec qui le sujet a une relation proche et d'être livré à soi-même;

(f) une capacité réduite à prendre des décisions dans la vie quotidienne sans être rassuré ou conseillé de manière excessive par autrui.

Le trouble peut s'accompagner d'une perception de soi comme faible, incompétent et manquant d'énergie.

Inclure : personnalité à conduite d'échec
asthénique
inadéquate
passive

F60.8 Autres troubles spécifiques de la personnalité

Troubles de la personnalité qui ne correspondent à aucune des sous-catégories spécifiques décrites de F60.0 à F60.7.

Inclure : personnalité de type «haltlos», excentrique, immature, narcissique, passive-agressive, psycho-névrotique

F60.9 Trouble de la personnalité, sans précision

Inclure : personnalité pathologique SAI
névrose de caractère

F61 Troubles mixtes de la personnalité et autres troubles de la personnalité

Cette catégorie concerne des anomalies et des troubles de la personnalité, souvent pathologiques, mais ne présentant pas les caractéristiques symptomatiques spécifiques des troubles décrits sous F60. Le diagnostic de ces troubles soulève donc souvent des difficultés. Dans la CIM-10, on spécifie deux types, à l'aide du quatrième caractère du code; tous les autres types doivent être notés sous F61.8.

F61.0 ** Troubles mixtes de la personnalité

Présence de caractéristiques relevant de plusieurs des troubles décrits sous F60, mais sans prédominance d'un groupe déterminé de symptômes permettant de faire un diagnostic plus spécifique.

F61.1 ** Modifications gênantes de la personnalité

Modifications non classables en F60.- ou F62.- et considérées comme accessoires par rapport à un diagnostic principal de trouble affectif ou anxieux concomitant.

Exclure : accentuation de certains traits de personnalité (Z73.1)

** Ce quatrième caractère du code ne figure pas dans la version abrégée du Chapitre V(F) incluse dans les volumes de base de la CIM-10

F62 Modifications durables de la personnalité non attribuables à une lésion ou à une maladie cérébrale

Cette catégorie concerne des anomalies de la personnalité et du comportement de l'adulte, survenant en l'absence de troubles préalables de la personnalité et succédant à un facteur de stress, soit catastrophique, soit excessif et prolongé, ou à une maladie psychiatrique sévère. Ce diagnostic ne doit être porté que lorsqu'on a la preuve d'un changement manifeste et durable des modes de perception, de relation ou de pensée relatifs à l'entourage ou à soi-même. La modification de la personnalité doit être significative et s'accompagner d'un comportement rigide et mal adapté, absent avant la survenue de l'événement pathogène. Cette modification ne doit pas représenter une manifestation d'un autre trouble mental ni un symptôme résiduel d'un trouble mental antérieur. Une persistance aussi durable de la modification de la personnalité se rencontre habituellement dans les suites d'une expérience traumatique dévastatrice, mais elle peut également se développer au décours d'un trouble mental sévère, récurrent ou prolongé. Il peut être très difficile de distinguer une modification de la personnalité ainsi acquise d'un trouble préexistant de la personnalité qui se révèle et s'aggrave à la suite de stress, de tensions ou d'une expérience psychotique. On ne doit faire le diagnostic de modification durable de la personnalité que si le changement représente une manière d'être permanente et différente, que l'on peut rapporter étiologiquement à un événement extrême, profondément traumatisant. Le diagnostic ne doit pas être fait si le trouble de la personnalité est secondaire à une lésion ou à une maladie cérébrale grave (dans ce cas, on doit faire un diagnostic de F07.0).

Exclure : trouble de la personnalité et du comportement dus à une maladie, une lésion, ou un dysfonctionnement cérébral (FO7.-)

F6

F62.0 Modification durable de la personnalité après une expérience de catastrophe

Modification durable de la personnalité faisant suite à l'exposition à un facteur de stress catastrophique. Le facteur de stress doit être d'une intensité telle qu'il n'est pas nécessaire d'invoquer une vulnérabilité personnelle pour rendre compte de l'impact sur la personnalité. Exemples : emprisonnement en camp de concentration, torture, désastres, exposition prolongée à des situations représentant un danger vital (p. ex. la situation d'otage, la captivité prolongée avec risque d'être tué à tout moment).
Un état de stress post-traumatique (F43.1) peut précéder ce type de modification de la personnalité; dans ce cas, la modification de la personnalité peut être considérée comme une séquelle chronique et irréversible de ce trouble. Dans d'autres circonstances, la modification durable de la personnalité décrite ci-après se développe en l'absence de phase préliminaire d'état de stress post-traumatique manifeste. Les modifications durables de la personnalité observées après une exposition brève à une expérience de danger vital comme un accident de voiture ne doivent pas être incluses. En

effet, d'après des recherches récentes, une telle évolution témoigne d'une vulnérabilité psychologique préexistante.

Directives pour le diagnostic

La modification de la personnalité doit être permanente et se traduire par des caractéristiques rigides et inadaptées, à l'origine d'une dégradation du fonctionnement interpersonnel, social et professionnel. En général, le changement de personnalité doit être confirmé par un tiers bien informé. Pour porter ce diagnostic, on doit établir la présence de caractéristiques auparavant absentes, p. ex. :
(a) une attitude hostile et méfiante envers le monde;
(b) un retrait social;
(c) des sentiments de vide ou de perte d'espoir;
(d) l'impression permanente d'être «sur la brèche», comme si on était constamment menacé;
(e) un détachement.

Cette modification de la personnalité doit exister depuis au moins deux ans. Par ailleurs, elle ne doit être imputable ni à un trouble antérieur de la personnalité ni à un autre trouble mental, à l'exception d'un état de stress post-traumatique (F43.1). Enfin, on doit exclure toute lésion ou maladie cérébrale grave susceptible de causer un tableau clinique similaire.

Inclure : modification de la personnalité après des expériences :
. de captivité prolongée avec risque d'être tué à tout moment
. de désastre
. de camp de concentration
. d'exposition prolongée à des situations représentant un danger vital, comme le fait d'être victime du terrorisme
. de torture

Exclure : état de stress post-traumatique (F43.1)

F62.1 Modification durable de la personnalité après une maladie psychiatrique

Modification de la personnalité imputable à l'expérience traumatisante d'une maladie psychiatrique sévère. Le changement ne peut pas être expliqué par un trouble antérieur de la personnalité et doit être distingué d'une schizophrénie résiduelle et d'autres états morbides correspondant à la guérison incomplète d'un trouble mental antérieur.

Directives pour le diagnostic

Le changement doit être permanent; il se manifeste par un mode de perception et de fonctionnement rigide et inadapté conduisant à des difficultés interpersonnelles, sociales ou professionnelles durables ainsi qu'à une souffrance subjective. Il ne doit y avoir aucun argument probant en faveur de l'existence d'un trouble antérieur de la personnalité qui pourrait expliquer le changement, et le diagnostic ne doit pas se fonder sur les symptômes résiduels d'un trouble mental antérieur. La modification de la personnalité apparaît après la guérison clinique d'un trouble mental au cours duquel le sujet a éprouvé une tension émotionnelle extrême qui a altéré l'image de soi. Les réactions et attitudes d'autrui envers le patient après la maladie comptent pour beaucoup dans le déterminisme et l'accentuation du niveau de stress. On ne peut véritablement bien comprendre ce type de modification de la personnalité que si l'on prend en compte l'expérience émotionnelle subjective ainsi que la personnalité antérieure, son niveau d'adaptation et ses points faibles spécifiques.

Pour faire un diagnostic de modification de la personnalité, il faut mettre en évidence des éléments cliniques comme :

(a) une dépendance excessive et une attitude exigeante envers autrui;
(b) la conviction d'avoir été transformé ou marqué par la maladie au point de s'isoler socialement et d'être devenu incapable d'établir ou de maintenir des relations personnelles étroites et confiantes;
(c) une passivité, une réduction des intérêts et un moindre engagement dans les activités de loisirs auxquelles le sujet se livrait précédemment;
(d) des plaintes persistantes relatives à la santé (le sujet affirme fréquemment ou constamment se sentir souffrant), parfois associées à des plaintes hypocondriaques et à un comportement de malade;
(e) une humeur dysphorique ou labile non due à un trouble mental actuel ou aux symptômes affectifs résiduels d'un trouble mental antérieur;
(f) une altération significative du fonctionnement social et professionnel.

Les manifestations citées ci-dessus doivent avoir été présentes durant une période de deux années ou plus. La modification de la personnalité n'est pas attribuable à une lésion ou à une maladie cérébrale grave. Un diagnostic antérieur de schizophrénie ne fait pas éliminer ce diagnostic.

F62.8 Autres modifications durables de la personnalité

Inclure : trouble durable de la personnalité après des expériences non mentionnées sous F62.0 et F62.1, comme un trouble lié à un syndrome algique chronique, ou une modification durable de la personnalité après un deuil

F62.9 Modification durable de la personnalité, sans précision

F63 Troubles des habitudes et des impulsions

Cette catégorie regroupe certains troubles du comportement qu'on ne peut pas classer ailleurs. Ils se caractérisent par des actes répétitifs, sans motivation rationnelle apparente, allant généralement à l'encontre des intérêts du sujet ou de ceux d'autres personnes. Le sujet dit être sous l'emprise d'impulsions à agir qu'il ne peut pas contrôler. On ne connaît pas encore la cause de ces troubles. Ils ont été regroupés ici en raison de certaines similitudes de leur tableau clinique, mais cela ne signifie pas qu'ils partagent d'autres caractéristiques importantes. Par convention, la prise excessive et régulière d'alcool ou d'autres substances psycho-actives (F10-F19), ainsi que les troubles des habitudes et des impulsions concernant le comportement sexuel (F65.-) ou alimentaire (F50.-) ont été exclus de cette catégorie.

F63.0 Jeu pathologique

Trouble consistant en des épisodes répétés et fréquents de jeu qui dominent la vie du sujet au détriment des valeurs et des obligations sociales, professionnelles, matérielles et familiales.
Ces personnes peuvent mettre leur travail en péril, contracter des dettes importantes, mentir ou transgresser la loi pour obtenir de l'argent ou tenter d'échapper au paiement de leurs dettes. Le sujet décrit un besoin urgent de jouer, difficile à contrôler, s'accompagnant d'idées et d'images représentant l'acte de jouer et les circonstances qui l'entourent. Ces préoccupations et envies sont souvent plus importantes dans les périodes de tension accrue. Ce trouble est également appelé «jeu compulsif»; mais ce terme semble moins approprié car d'une part le comportement n'est pas compulsif à proprement parler et d'autre part ce trouble n'a aucun rapport avec le trouble obsessionnel-compulsif.

Directives pour le diagnostic

La caractéristique essentielle est le jeu répété de façon persistante qui continue et prend souvent de l'ampleur malgré des répercussions sociales défavorables comme la ruine matérielle, la détérioration des relations familiales et la perturbation de la vie personnelle.

Inclure : jeu compulsif

Diagnostic différentiel. Le jeu pathologique doit être distingué :
(a) de l'habitude de jouer et de faire des paris (Z72.6) (ces personnes jouent fréquemment par passion ou pour tenter de gagner de l'argent et peuvent réfréner leur habitude en cas de grosses pertes ou d'autres désagréments);
(b) du jeu excessif chez les patients maniaques (F30);
(c) du jeu chez les personnalités dyssociales (F60.2) (ces personnes font preuve de perturbations plus générales et durables du comportement social, à en juger par leurs actes agressifs ou d'autres manifestations de leur indifférence évidente à l'égard du bien-être et des sentiments d'autrui).

F63.1 Tendance pathologique à allumer des feux [pyromanie]

Trouble caractérisé par des actes -ou des tentatives- multiples visant à mettre le feu aux objets et aux biens sans motif apparent, associé à des préoccupations idéiques persistantes concernant le feu et l'incendie. Ces sujets peuvent également manifester un intérêt excessif pour les véhicules des pompiers, pour l'équipement utilisé contre le feu, pour tout autre élément associé au feu ou encore pour l'appel des sapeurs-pompiers.

Directives pour le diagnostic

Les caractéristiques essentielles sont :
(a) des incendies volontaires répétés sans mobile apparent d'ordre pécuniaire, de vengeance ou d'extrémisme politique;
(b) un intérêt très vif à contempler des feux;
(c) un état de tension croissante avant l'acte et une excitation intense après sa réalisation.

Diagnostic différentiel. On doit éliminer :
(a) les incendies volontaires provoqués par des individus indemnes de troubles psychiatriques patents (dans ces cas, il y a un mobile manifeste) (Z03.2 : observation pour suspicion de trouble mental);
(b) les incendies provoqués par un sujet jeune présentant un trouble des conduites (F91.1) (dans ce cas, il existe d'autres troubles du comportement comme des vols, des actes agressifs ou un absentéisme scolaire);
(c) les incendies provoqués par un adulte présentant une personnalité dyssociale (F60.2) (dans ce cas, on met en évidence d'autres troubles du comportement social, comme des conduites agressives ou d'autres signes d'indifférence vis-à-vis des biens et des sentiments d'autrui);
(d) les incendies provoqués au cours d'une schizophrénie (F20.-) (dans ce cas, les feux sont typiquement allumés en réponse à des idées délirantes ou à des ordres hallucinatoires);
(e) les incendies provoqués au cours des troubles psychiatriques organiques (F00-F09) (dans ces cas, le feu est allumé accidentellement, du fait d'une confusion mentale, de troubles de la mémoire, d'un manque de conscience des conséquences de ses actes, ou d'une combinaison de ces facteurs).

La démence ou les états organiques aigus peuvent amener à mettre le feu par inadvertance. D'autres causes sont : l'ivresse aiguë, l'alcoolisme chronique ou les intoxications à d'autres substances psycho-actives (F1).

F63.2 Tendance pathologique à commettre des vols [kleptomanie]

Trouble caractérisé par une impossibilité répétée de résister à des impulsions de vol d'objets. Les objets ne sont pas volés pour leur utilité immédiate ou leur valeur monétaire; le sujet peut, au contraire, les jeter, les donner, ou encore les accumuler.

Directives pour le diagnostic

Le sujet éprouve habituellement une tension croissante avant le passage à l'acte et une grande satisfaction pendant et immédiatement après sa réalisation. Bien que quelques efforts de dissimulation soient habituels, le sujet ne prend pas toutes les précautions nécessaires pour rendre cette dissimulation complète. De plus, le vol est un acte solitaire effectué sans complice. Entre les épisodes de kleptomanie dans les magasins ou dans d'autres endroits, le sujet peut éprouver de l'angoisse, de l'abattement ou un sentiment de culpabilité, mais cela ne l'empêche pas pour autant de récidiver. Il est rare de rencontrer des cas correspondant à cette description qui ne soient pas consécutifs à un autre trouble, mentionné ailleurs.

Diagnostic différentiel. Le vol pathologique doit être distingué :

(a) d'un vol à l'étalage répété chez des personnes ne présentant aucun trouble psychique manifeste (dans ces cas, les vols sont préparés minutieusement et il y a un mobile évident de gain personnel);

(b) d'un trouble mental organique (dans ce cas, le trouble est souvent associé à de fréquents défauts de paiement de marchandises par suite d'oublis ou d'autres manifestations de détérioration intellectuelle);

(c) d'un trouble dépressif (F30-F39) avec vol (certains sujets dépressifs commettent des vols et continuent à le faire aussi longtemps que le trouble persiste).

F63.3 Trichotillomanie

Trouble caractérisé par une perte visible des cheveux, causée par une impossibilité répétée de résister aux impulsions de s'arracher les cheveux. L'arrachage des cheveux est habituellement précédé par une sensation croissante de tension et suivi d'un sentiment de soulagement ou de satisfaction. On ne porte pas ce diagnostic quand le sujet présente une affection inflammatoire préexistante du cuir chevelu, ou quand il s'arrache les cheveux à la suite d'idées délirantes ou d'hallucinations.

Exclure : mouvements stéréotypés consistant à se tirer les cheveux (F98.4)

F63.8 Autres troubles des habitudes et des impulsions

Cette catégorie doit être utilisée pour noter d'autres variétés de comportements inadaptés persistants et répétés, non secondaires à un syndrome psychiatrique identifié. Le sujet ne parvient pas, et ce de façon répétitive, à résister à des impulsions le poussant à adopter ce comportement, avec une période prodromique de tension suivie d'un sentiment de soulagement lors de la réalisation de l'acte.

Inclure : trouble explosif intermittent

F63.9 Trouble des habitudes et des impulsions, sans précision

F64 Troubles de l'identité sexuelle

F64.0 Transsexualisme

Il s'agit d'un désir de vivre et d'être accepté en tant que personne appartenant au sexe opposé. Ce désir s'accompagne habituellement d'un sentiment de malaise ou d'inadaptation envers son propre sexe anatomique et du souhait de subir une intervention chirurgicale ou un traitement hormonal afin de rendre son corps aussi conforme que possible au sexe désiré.

Directives pour le diagnostic

Pour faire ce diagnostic, l'identité de type transsexuelle doit avoir été présente d'une manière persistante pendant au moins deux ans, ne pas être un symptôme d'un autre trouble mental tel qu'une schizophrénie, et ne pas être associée à une autre anomalie sexuelle génétique ou chromosomique.

F64.1 Transvestisme bivalent

Ce terme désigne le fait de porter des vêtements du sexe opposé pendant une partie de son existence, de façon à se satisfaire de l'expérience temporaire d'appartenir au sexe opposé, mais sans désir d'un changement de sexe définitif ou d'une modification chirurgicale. Le transvestisme bivalent doit être distingué du transvestisme fétichiste (F65.1) dans la mesure où le port de vêtements de l'autre sexe ne s'accompagne ici d'aucune excitation sexuelle.

Inclure : trouble de l'identité sexuelle chez l'adulte ou l'adolescent, type non transsexuel

Exclure : transvestisme fétichiste (F65.1).

F64.2 Trouble de l'identité sexuelle de l'enfance

Trouble débutant habituellement dans la première enfance (et toujours bien avant la puberté), caractérisé par un désarroi intense et persistant relatif au sexe assigné, accompagné d'un désir d'appartenir à l'autre sexe (ou d'une affirmation d'en faire partie). L'enfant est préoccupé en permanence par les vêtements et les activités propres au sexe opposé et rejette son propre sexe. Ce trouble, probablement peu fréquent, ne se limite pas à un refus des stéréotypes comportementaux associés à chaque sexe. Il doit exister une perturbation profonde de l'identité sexuelle normale pour porter ce diagnostic; il ne suffit pas qu'une fille soit simplement un «garçon manqué» ou qu'un garçon soit une «fille manquée». Le diagnostic n'est plus porté lorsque le sujet a atteint l'âge de la puberté.
Le trouble de l'identité sexuelle de l'enfance présente de nombreuses caractéristiques communes avec les autres troubles de l'identité classés dans cette section; pour cette raison, il a été classé sous F64.- et non pas sous F90-F98.

Directives pour le diagnostic

La caractéristique diagnostique essentielle est un désir puissant et persistant d'appartenir à l'autre sexe (ou une affirmation d'en faire partie) associé à un rejet intense des caractéristiques du sexe assigné (comportement, attributs, vêtements). Ces manifestations existent habituellement dès l'âge préscolaire. En tout cas, le diagnostic n'est possible que si elles ont été apparentes avant la puberté. Dans les deux sexes, il existe parfois un rejet des structures anatomiques de son propre sexe; cette dernière manifestation est néanmoins inhabituelle et probablement rare. Typiquement, les enfants nient être perturbés par leur trouble de l'identité sexuelle; ils peuvent cependant souffrir de conflits avec leur famille ou des enfants de leur âge du fait de l'écart entre ce qu'ils sont et ce qu'on attend d'eux, ou être victimes d'un rejet ou de moqueries.

On en sait davantage sur ce trouble chez les garçons que chez les filles. Typiquement, dès l'âge préscolaire, les garçons sont préoccupés par les stéréotypes des activités ou des jeux féminins. Il existe souvent une préférence pour les vêtements de fille ou de femme. Mais un tel changement vestimentaire ne procure pas d'excitation sexuelle (à l'inverse du transvestisme fétichiste chez les adultes : F65.1). Il peut y avoir un désir très intense de participer aux jeux et aux passe-temps des filles; les poupées sont souvent leur jouet favori et les filles sont généralement leurs compagnons de jeu. L'ostracisme social se développe dès les premières années d'école, avec un maximum au milieu de l'enfance (moqueries et humiliations de la part des autres garçons). Les comportements nettement féminins peuvent diminuer au début de l'adolescence. Mais les études longitudinales montrent qu'environ un à deux tiers des garçons ayant un trouble de l'identité sexuelle de l'enfance présentent une orientation homosexuelle au cours de l'adolescence et au-delà. Cependant, un très petit nombre présente un transsexualisme à l'âge adulte (bien que la plupart des adultes transsexuels aient eu un problème d'identité sexuelle dans leur enfance).

Les troubles de l'identité sexuelle sont moins fréquents chez les filles que chez les garçons dans les échantillons cliniques, mais on ignore si ce sex ratio est le même dans la population générale. Comme chez les garçons, le trouble se manifeste habituellement précocement par des stéréotypes comportementaux de l'autre sexe. Typiquement, les filles ont pour camarades des garçons et montrent un vif intérêt pour les sports et les jeux brutaux. Elles manquent d'intérêt pour les poupées et pour les rôles féminins dans les jeux de type «papa et maman» ou «maison». Les filles ayant un trouble de l'identité sexuelle ne sont pas victimes du même degré d'ostracisme social que les garçons bien qu'elles puissent souffrir de moqueries dans la grande enfance ou à l'adolescence. La plupart d'entre elles abandonnent leur intérêt excessif pour les activités et les vêtements masculins lorsqu'elles approchent de l'adolescence mais certaines d'entre elles gardent une identification masculine et peuvent avoir une orientation homosexuelle.

Le trouble s'accompagne rarement d'un rejet persistant des structures anatomiques de son propre sexe. Une fille atteinte de ce trouble peut affirmer de façon répétée qu'elle a un pénis ou que celui-ci va se développer, refuser d'uriner assise, ne pas vouloir avoir de seins ou de règles. Un garçon peut affirmer qu'en grandissant il deviendra une femme, que son pénis ou ses testicules sont dégoûtants ou vont disparaître, ou bien qu'il serait préférable de ne pas en avoir.

Exclure : orientation sexuelle égodystonique (F66.1)
trouble de la maturation sexuelle (F66.0)

F64.8 Autres troubles de l'identité sexuelle

F64.9 Trouble de l'identité sexuelle, sans précision

Inclure : trouble du rôle sexuel SAI

F65 Troubles de la préférence sexuelle

Inclure : paraphilies

Exclure : problèmes associés à l'orientation sexuelle (F66.-)

F65.0 Fétichisme

Utilisation d'objets inanimés comme stimulus pour l'excitation et la satisfaction sexuelle. De nombreux fétiches sont des prolongements du corps, comme les vêtements ou les chaussures. Il s'agit également souvent d'une texture particulière comme le caoutchouc, le plastique ou le cuir. Les objets fétiches varient dans leur importance selon les individus. Dans certains cas, ils ne servent qu'à renforcer l'excitation sexuelle, atteinte par ailleurs dans des conditions normales (p. ex. le fait d'avoir un partenaire qui porte un vêtement particulier).

Directives pour le diagnostic

On ne doit porter un diagnostic de fétichisme que si le fétiche représente la source la plus importante de la stimulation sexuelle ou s'il est essentiel à l'obtention d'une réponse sexuelle satisfaisante.

Les fantaisies fétichistes sont courantes; elles ne constituent pas en elles-mêmes un trouble sauf quand elles conduisent à des rituels contraignants et inacceptables, perturbant les relations sexuelles et responsables d'une souffrance personnelle.

Le fétichisme concerne presqu'exclusivement les hommes.

F6

F65.1 Transvestisme fétichiste

Port de vêtements du sexe opposé, principalement dans le but d'obtenir une excitation sexuelle.

Directives pour le diagnostic

Ce trouble doit être distingué du fétichisme simple dans la mesure où les vêtements et les accessoires fétichistes ne sont pas seulement portés, mais sont agencés pour créer l'apparence d'une personne du sexe opposé. Plusieurs articles vestimentaires sont habituellement portés; il s'agit souvent d'un ensemble complet incluant perruque et maquillage. Le transvestisme fétichiste se distingue du transvestisme transsexuel par son association claire avec une excitation sexuelle et par le besoin de se débarrasser des vêtements une fois l'orgasme atteint et l'excitation sexuelle retombée. Des antécédents de transvestisme fétichiste sont habituellement rapportés par les transsexuels et constituent probablement, dans ces cas, une phase précoce du développement d'un transsexualisme.

Inclure : fétichisme avec transvestisme

F65.2 Exhibitionnisme

Tendance récurrente ou persistante à exposer ses organes génitaux à des étrangers (en général du sexe opposé) ou à des gens dans des endroits publics, sans désirer ou solliciter un contact plus étroit. Il y a habituellement, mais non constamment, une excitation sexuelle au moment de l'exhibition et l'acte est, en général, suivi d'une masturbation. Les manifestations de cette tendance peuvent se limiter à des moments de crise ou de stress émotionnel puis disparaître pendant des périodes prolongées.

Directives pour le diagnostic

L'exhibitionnisme ne concerne pratiquement que des hétérosexuels masculins s'exhibant dans certains endroits publics, à des adolescentes ou à des femmes adultes, tout en restant à une distance respectable. La vie sexuelle de certains d'entre eux se résume à l'exhibitionnisme. D'autres gardent cette habitude parallèlement à une vie sexuelle conjugale active; le besoin exhibitionniste devient parfois plus pressant lors des conflits conjugaux. La plupart des exhibitionnistes ressentent leur besoin comme difficile à contrôler et étranger à eux-mêmes. Le fait que le témoin paraisse choqué, effrayé ou impressionné, accroît souvent l'excitation de l'exhibitionniste.

F65.3 Voyeurisme

Tendance récurrente ou persistante à observer des personnes lorsqu'elles se livrent à des activités sexuelles ou intimes comme le déshabillage. Cela survient à l'insu de la personne observée, et conduit généralement à une excitation sexuelle et à une masturbation.

F65.4 Pédophilie

Préférence sexuelle pour les enfants, généralement d'âge prépubère ou au début de la puberté. Certains pédophiles sont uniquement attirés par les filles, d'autres uniquement par les garçons, et d'autres encore par les deux sexes.

La pédophilie est rarement mise en évidence chez les femmes. Les contacts entre adultes et adolescents sexuellement matures sont socialement désapprouvés, en particulier si les participants sont du même sexe, mais ne sont pas nécessairement associés à la pédophilie. Un épisode isolé, notamment si c'est un adolescent lui-même qui a pris l'initiative, ne signe pas la présence d'une tendance persistante ou prédominante, qui est requise pour ce diagnostic. On inclut cependant dans cette catégorie les hommes qui, tout en gardant une préférence pour des partenaires sexuels adultes, se tournent habituellement vers les enfants comme substitut en raison d'une frustration chronique dans leur recherche de contacts appropriés. Les hommes agressant sexuellement leurs propres enfants peuvent agresser aussi d'autres enfants à l'occasion. Dans les deux cas, ce comportement s'apparente à la pédophilie.

F65.5 Sadomasochisme

Préférence pour une activité sexuelle qui implique douleur, humiliation ou asservissement. Si le sujet préfère être l'objet d'une telle stimulation, on parle de masochisme. S'il préfère en être l'exécutant, il s'agit de sadisme. Souvent, un individu parvient à une excitation sexuelle par des comportements à la fois sadiques et masochistes.

Un degré minime de stimulation sadomasochiste est souvent utilisé pour augmenter une activité sexuelle par ailleurs normale. Cette catégorie ne doit être utilisée que si l'activité sadomasochiste est la source la plus importante de la stimulation ou si elle est nécessaire à l'obtention d'une satisfaction sexuelle.

Le sadisme sexuel est parfois difficile à distinguer soit de la cruauté dans des situations sexuelles, soit de la colère sans relation avec l'érotisme. Le diagnostic peut être clairement établi lorsque la violence est nécessaire pour atteindre un état d'excitation érotique.

Inclure : masochisme
sadisme

F65.6 Troubles multiples de la préférence sexuelle

Parfois, une personne présente plusieurs anomalies de la préférence sexuelle sans qu'aucune d'entre elles ne soit au premier plan. L'association la plus fréquente regroupe le fétichisme, le transvestisme et le sadomasochisme.

F65.8 Autres troubles de la préférence sexuelle

Autres types de préférence et d'activité sexuelle, relativement rares, comme le fait de proférer des obscénités au téléphone, de se frotter à autrui dans des endroits publics bondés de monde à la recherche d'une stimulation sexuelle (frotteurisme), ou comme l'activité sexuelle avec un animal (bestialité), l'emploi de la strangulation ou de l'anoxie pour augmenter l'excitation sexuelle ou encore la préférence pour des partenaires ayant une anomalie anatomique particulière (p. ex. un membre amputé).

Ces pratiques érotiques sont trop variées et trop rares pour nombre d'entre elles pour justifier une désignation particulière pour chacune. Boire de l'urine, se barbouiller avec des excréments ou se transpercer le prépuce ou le bout des seins peut faire partie du répertoire comportemental du sadomasochisme. Des rituels masturbatoires de nature variée sont habituels mais des pratiques plus exceptionnelles comme l'introduction d'objets dans le rectum ou l'urètre ou une auto-strangulation partielle — lorsqu'elles remplacent les contacts sexuels habituels — relèvent de cette catégorie. La nécrophilie doit également être notée ici.

Inclure : frotteurisme
nécrophilie

F65.9. Trouble de la préférence sexuelle, sans précision

Inclure : déviation sexuelle SAI

F66 Problèmes psychologiques et comportementaux associés au développement sexuel et à l'orientation sexuelle

N.B. L'orientation sexuelle n'est pas, en elle-même, à considérer comme un trouble.

Le cinquième caractère du code peut être utilisé pour indiquer des variations du développement sexuel ou de l'orientation sexuelle susceptibles d'être à l'origine de problèmes pour le sujet :

F66.x0 hétérosexualité

F66.x1 homosexualité

F66.x2 bisexualité

(à n'utiliser que s'il existe à l'évidence une attirance sexuelle pour les sujets des deux sexes)

F66.x8 autres, y compris prépubertaire

F66.0 Trouble de la maturation sexuelle

Le patient doute de son identité ou de son orientation sexuelle et sa souffrance est responsable d'anxiété ou de dépression. La plupart du temps, ceci survient chez des adolescents qui ne sont pas certains de leur orientation, homosexuelle, hétérosexuelle ou bisexuelle, ou chez des sujets qui, après une période d'orientation sexuelle apparemment stable, souvent dans une relation de longue durée, découvrent un changement dans leur orientation sexuelle.

F66.1 Orientation sexuelle égo-dystonique

Il n'existe pas de doute quant à l'identité sexuelle ou la préférence sexuelle, mais le sujet désire être différent, en raison de troubles psychologiques et comportementaux associés, et il peut chercher à se faire traiter pour changer.

F66.2 Problème relationnel lié à l'orientation sexuelle

L'anomalie de l'identité sexuelle ou de la préférence sexuelle entraîne des difficultés dans l'établissement et le maintien de relations sexuelles avec un partenaire.

F66.8 Autres troubles du développement psychosexuel

F66.9 Trouble du développement psychosexuel, sans précision

F68 Autres troubles de la personnalité et du comportement chez l'adulte

F68.0 Majoration de symptômes physiques pour des raisons psychologiques

Symptômes physiques compatibles avec — et initialement dus à — un trouble, une maladie ou un handicap physique, mais amplifiés ou entretenus par l'état psychique du patient. Le sujet adopte une attitude histrionique (recherche de l'attention d'autrui) comprenant parfois aussi des plaintes surajoutées (habituellement non spécifiques) sans substrat somatique. Le sujet réagit habituellement par un sentiment de détresse à la douleur ou au handicap provoqués par son affection physique, et redoute, parfois à juste titre, une persistance ou une aggravation de son handicap ou de sa douleur. L'insatisfaction relative au résultat du traitement ou des investigations et la déception quant à la qualité des soins médicaux (telle qu'elle est perçue), peuvent aussi représenter un facteur déclenchant. Dans certains cas, il existe une motivation claire comme la recherche d'une compensation financière à la suite d'accidents ou de blessures. Le syndrome ne disparaît pas toujours rapidement même lorsque la revendication est entièrement satisfaite.

Inclure : névrose de compensation

F6

F68.1 Production intentionnelle ou simulation de symptômes ou d'incapacités, soit physiques, soit psychologiques [trouble factice]

Simulation répétée et cohérente de symptômes, en l'absence d'un trouble physique ou mental avéré. En ce qui concerne les symptômes physiques, cela peut aller jusqu'aux automutilations par coupures, pour se faire saigner, ou à l'auto-injection de substances toxiques. L'imitation de la douleur et des saignements persistants peuvent faire illusion au point que des investigations et des interventions chirurgicales répétées sont parfois réalisées dans plusieurs cliniques ou hôpitaux différents et ce malgré la négativité des examens.

Les motifs de ce type de comportement sont presque toujours obscurs et probablement internes; cet état est le plus souvent interprété comme un trouble des conduites visant à acquérir un statut de malade ou à présenter un comportement de malade. Les sujets qui ont ce mode de comportement présentent habituellement les signes de nombreuses autres anomalies de la personnalité et des relations interpersonnelles.

La simulation proprement dite, définie également comme la production intentionnelle et délibérée de symptômes ou d'incapacités physiques ou psychologiques, mais motivée par des stress ou par d'autres raisons externes doit être notée sous Z76.5 et non dans cette section du chapitre V(F). Les mobiles externes les plus couramment rencontrés dans la simulation comprennent le fait de chercher à échapper à des poursuites judiciaires ou au service militaire, à obtenir des drogues illicites, des indemnités, une pension, ou de meilleures conditions de vie. La simulation est relativement courante en milieu militaire et judiciaire et relativement peu fréquente dans la vie civile ordinaire.

Inclure : patient itinérant
syndrome de Munchhausen
syndrome du patient poly-hospitalisé

Exclure : dermatitis factitia (L98.1)
enfant battu (T74.1)
simulation (Z76.5 : sujet simulant une maladie)
syndrome de Munchhausen par personne interposée (abus à enfant) (T74.8)

F68.8 Autres troubles spécifiés de la personnalité et du comportement chez l'adulte

Cette catégorie doit être utilisée pour noter n'importe quel trouble spécifié de la personnalité et du comportement chez l'adulte qui ne peut être classé dans aucune des catégories mentionnées ci-dessus.

Inclure : trouble du caractère SAI
trouble relationnel SAI.

F69 Trouble de la personnalité et du comportement chez l'adulte, sans précision

Utiliser ce code en dernier ressort si on juge qu'il existe un trouble de la personnalité et du comportement chez l'adulte mais qu'on manque d'informations pour attribuer cet état à une catégorie spécifique.

F70 - F79
Retard mental

Plan général de cette section

F70 Retard mental léger

F71 Retard mental moyen

F72 Retard mental grave

F73 Retard mental profond

F78 Autres formes de retard mental

F79 Retard mental, sans précision

On peut utiliser le quatrième caractère du code pour préciser la gravité des troubles du comportement, quand ces derniers ne sont pas dus à un autre trouble associé :

F7x.0 absence de troubles du comportement ou troubles du comportement non significatifs

F7x.1 troubles du comportement significatifs nécessitant une surveillance ou un traitement

F7x.8 autres troubles du comportement

F7x.9 sans précision concernant les troubles du comportement

Introduction

Le retard mental est un arrêt du développement mental ou un développement mental incomplet, caractérisé essentiellement par une insuffisance des facultés qui déterminent le niveau global d'intelligence, c.-à.-d. les fonctions cognitives, le langage, la motricité et les performances sociales. Le retard mental peut accompagner un autre trouble mental ou physique, ou survenir isolément. Les sujets qui ont un retard mental peuvent présenter n'importe quel autre trouble mental, la prévalence des autres troubles mentaux étant au moins trois à quatre fois plus élevée que dans la population générale. Les sujets atteints de retard mental sont particulièrement vulnérables à l'exploitation par autrui et aux sévices physiques ou sexuels. Les capacités d'adaptation sont toujours réduites; cette déficience n'est parfois pas évidente chez des sujets présentant un retard mental léger et vivant dans un environnement protégé où ils peuvent être assistés.

On peut utiliser le quatrième caractère du code pour préciser la gravité des troubles du comportement, quand ces derniers ne sont pas dus à un autre trouble associé :

F7x.0 absence de troubles du comportement ou troubles du comportement non significatifs

F7x.1 troubles du comportement significatifs nécessitant une surveillance ou un traitement

F7x.8 autres troubles du comportement

F7x.9 sans précision concernant les troubles du comportement

Quand la cause du retard mental est connue, elle doit être notée à l'aide d'un code supplémentaire figurant dans un autre chapitre de la CIM-10. Exemple : retard mental sévère (F72) en rapport avec un syndrome d'insuffisance thyroïdienne congénitale (E00).

La présence d'un retard mental ne fait pas éliminer des diagnostics additionnels de troubles classés ailleurs dans le Chapitre V (F). Cependant, en raison des difficultés de communication rencontrées dans le retard mental, il est nécessaire, plus que dans d'autres cas, de fonder le diagnostic sur des symptômes objectivables. Exemple : pour un diagnostic de dépression, sur la présence d'un ralentissement psychomoteur, d'une perte d'appétit et de poids, ou d'une perturbation du sommeil.

Directives pour le diagnostic

L'intelligence ne constitue pas une faculté univoque. Son évaluation repose sur l'appréciation d'un grand nombre de facultés différentes, plus ou moins spécifiques. Chez un individu donné, ces facultés se développent en général simultanément et atteignent un niveau comparable; il peut toutefois y avoir des discordances importantes dans ce développement, en particulier chez les sujets présentant un retard mental. Un retard mental grave peut s'accompagner d'un handicap important dans un domaine déterminé (p. ex. le langage), mais de facultés relativement développées dans un autre domaine (p. ex. celui des tâches visuo-spatiales simples). Ceci pose problème lorsqu'on cherche à classer un sujet dans un sous-groupe déterminé de retard mental. L'évaluation du niveau intellectuel doit prendre en considération toutes les informations disponibles, en particulier les résultats de l'examen clinique, les capacités adaptatives (en tenant compte du contexte socioculturel du sujet), et les résultats des tests psychométriques.

Le diagnostic repose sur la présence d'une réduction du fonctionnement intellectuel, à l'origine d'une diminution des capacités d'adaptation aux exigences quotidiennes de l'environnement social. La présence d'un autre trouble mental ou physique a une influence majeure sur le tableau clinique et sur l'usage que le sujet peut faire de ses facultés. Le choix de la catégorie appropriée de retard mental repose sur une évaluation globale des aptitudes, et non pas sur celle d'une déficience ou d'une faculté spécifique. Plusieurs niveaux de quotient intellectuel sont proposés pour guider le diagnostic; on doit les utiliser avec souplesse et tenir compte des problèmes de validité transculturelle. Les catégories présentées ci-dessous constituent des subdivisions arbitraires d'un continuum complexe; elles ne peuvent pas être définies avec une précision absolue. Le Q.I. doit être évalué à l'aide de tests d'intelligence standardisés, passés de façon individuelle, et adaptés aux normes culturelles locales. On doit sélectionner un test d'intelligence adapté au niveau de fonctionnement de l'individu et à certains déficits spécifiques (p. ex. un trouble du langage de type expressif, un trouble auditif ou une anomalie physique). Les échelles de maturité et d'adaptation sociale, standardisées en fonction des normes locales, doivent être cotées, si possible, à l'aide d'un entretien avec un membre de la famille ou d'une autre personne qui s'occupe du sujet et qui connaît bien ses capacités dans la vie quotidienne. Quand on ne peut pas utiliser une méthode standardisée pour évaluer le niveau intellectuel et le degré d'adaptation sociale, les résultats des évaluations doivent être considérées comme provisoires.

F70 Retard mental léger

Les sujets présentant un retard mental léger apprennent à parler avec un certain retard, mais acquièrent habituellement une maîtrise du langage suffisante pour converser avec autrui et pour participer à l'entretien clinique. La plupart des sujets atteignent une autonomie complète en ce qui concerne les besoins quotidiens (alimentation, toilette, habillage, contrôle sphinctérien) et les tâches pratiques et domestiques, même si le développement se fait plus lentement que chez les sujets d'intelligence normale. Les difficultés concernent essentiellement les performances scolaires, en particulier l'apprentissage de la lecture et de l'écriture. L'évolution d'un retard mental léger peut toutefois être influencée très favorablement par des programmes éducatifs différenciés, visant à développer les facultés et à compenser les déficiences. Les sujets appartenant à la limite supérieure de cette classe peuvent habituellement être employés à des tâches demandant des compétences plus pratiques que théoriques, p. ex. des travaux manuels peu ou pas qualifiés. Quand le sujet vit dans un contexte socioculturel requérant peu de performances scolaires, le retard mental léger ne constitue pas toujours un problème en soi. Quand il s'accompagne d'une immaturité émotionnelle et sociale importante, le déficit intellectuel se traduit en revanche par des manifestations évidentes, p. ex. une incapacité à assumer les responsabilités de la vie conjugale, une incapacité à élever des enfants ou des difficultés à se conformer aux normes et exigences de la vie en société.

En général, les difficultés comportementales, émotionnelles et sociales des sujets présentant un retard mental léger, et les modalités de traitement et d'assistance qu'elles nécessitent, s'apparentent plus aux difficultés rencontrées chez des sujets d'intelligence normale qu'à celles de sujets présentant un retard mental moyen ou sévère. On décèle de plus en plus souvent chez de tels sujets une étiologie organique, mais il ne s'agit pas encore de la majorité des cas.

Directives pour le diagnostic

Un Q.I. de 50 à 69 à des tests d'intelligence standardisés et appropriés indique la présence d'un retard mental léger. L'acquisition de la compréhension et de l'utilisation du langage est souvent retardée, mais à des degrés variables. Les problèmes de communication peuvent entraver l'acquisition de l'indépendance; ces problèmes peuvent persister à l'âge adulte. Une étiologie organique peut être mise en évidence chez une minorité seulement de sujets. Le trouble peut être associé à un autisme, un autre trouble du développement, une épilepsie, un trouble des conduites, ou une incapacité physique grave. Ces troubles doivent être notés séparément.

Inclure : débilité mentale
déficience mentale légère
oligophrénie légère

F71 Retard mental moyen

Dans cette catégorie de retard mental, l'acquisition de la compréhension et de l'utilisation du langage est retardée et limitée. La maîtrise des soins corporels et de la motricité est également retardée, et certains sujets ont besoin d'une assistance tout au long de leur vie. Les progrès scolaires restent limités; certains sujets peuvent toutefois acquérir des rudiments de lecture, d'écriture et de calcul. Des programmes éducatifs adaptés au rythme d'apprentissage et aux aptitudes de ces sujets peuvent leur permettre de développer leurs capacités et d'acquérir certaines facultés élémentaires. A l'âge adulte, les sujets présentant un retard mental moyen sont habituellement capables de réaliser des tâches pratiques simples, soigneusement structurées et supervisées par un personnel compétent. Ces sujets sont rarement indépendants à l'âge adulte. En revanche, il n'ont habituellement pas de difficultés à se déplacer, sont physiquement actifs, et peuvent en règle générale bénéficier d'un apprentissage social leur permettant d'entrer en contact et de communiquer avec autrui ou de participer à des activités sociales simples.

Directives pour le diagnostic

Le retard mental moyen correspond habituellement à un Q.I. de 35 à 49. Les facultés des sujets de ce groupe sont souvent hétérogènes : certains sujets ont des performances plus élevées dans le domaine visuo-spatial que dans les tâches impliquant le langage; d'autres sujets sont très maladroits, mais aiment être en contact avec autrui et tenir des conversations simples. Le degré de développement du langage est variable : certains sujets peuvent participer à des conversations simples; chez d'autres, la maîtrise du langage est à peine suffisante pour leur permettre d'exprimer leurs besoins élémentaires. Certains sujets n'arrivent jamais à utiliser le langage, mais ils peuvent comprendre des instructions simples et apprendre à se servir de signes manuels pour compenser partiellement leur problème de langage. Chez la plupart des sujets appartenant à cette catégorie de retard mental, on peut mettre en évidence une étiologie organique. Dans une proportion non négligeable de cas, le retard mental moyen est associé à un autisme infantile ou à un autre trouble global du développement : ces troubles ont une influence majeure sur le tableau clinique et sur le besoin d'assistance. Le trouble est par ailleurs souvent associé à une épilepsie ou à une anomalie neurologique ou physique, mais le sujet parvient habituellement à se déplacer sans aide. On met parfois en évidence un autre trouble psychiatrique, mais, en raison du faible niveau de développement du langage, le diagnostic reste difficile à préciser et doit être étayé par des informations fournies par des personnes qui connaissent bien le sujet. Les troubles associés doivent être classés de façon indépendante.

Inclure : déficience mentale moyenne
imbécillité
oligophrénie moyenne

F72 Retard mental grave

Le tableau clinique, les facteurs étiologiques, et les troubles associés sont semblables à ceux du retard mental moyen; les niveaux inférieurs de performance, déjà signalés à propos de ce dernier, sont au premier plan dans le retard mental grave. La plupart des sujets de cette catégorie de retard mental présentent un déficit moteur important ou d'autres déficiences, témoignant de la présence d'une altération ou d'une anomalie cliniquement significative du développement du système nerveux central.

Directives pour le diagnostic

Le retard mental grave correspond habituellement à un Q.I. de 20 à 34.

Inclure : déficience mentale grave
oligophrénie grave

F73 Retard mental profond

Le Q.I. est inférieur à 20, ce qui signifie que les sujets atteints de retard mental profond sont gravement limités dans leur capacité à comprendre les demandes et les instructions et à y répondre. La plupart des sujets de cette catégorie de retard mental sont incapables de se déplacer ou sont sévèrement limités dans leur motricité; ils sont incontinents et incapables de communiquer, si ce n'est de façon très rudimentaire et non verbale. Ils ne sont guère ou pas capables de s'occuper de leurs besoins élémentaires et nécessitent une assistance et une surveillance permanentes.

Directives pour le diagnostic

Le Q.I. est inférieur à 20. La compréhension et l'usage du langage sont très limités, les sujets arrivant tout au plus à comprendre des instructions élémentaires et à exprimer des demandes rudimentaires. Ils peuvent acquérir des facultés visuo-spatiales très simples (p. ex. faire des tris ou des regroupements simples) et participer, avec une aide et une surveillance appropriées, à certaines tâches domestiques ou pratiques. Dans la plupart des cas, on peut mettre en évidence une cause organique. Le trouble s'accompagne habituellement d'un déficit neurologique grave ou d'une autre déficience physique affectant la motricité, d'une épilepsie, et de troubles visuels ou auditifs. Enfin, le retard mental profond est très souvent associé à une forme sévère de trouble envahissant du développement, en particulier à un autisme atypique; cette dernière association est plus fréquente chez les sujets qui sont capables de se déplacer.

Inclure : déficience mentale profonde
idiotie oligophrénie profonde

F78 Autres formes de retard mental

Cette catégorie doit être réservée à des cas où l'évaluation du degré de retard intellectuel par les procédés habituels est particulièrement difficile, voire impossible, en raison d'un handicap sensoriel ou physique associé. Exemples : retard mental chez un sujet aveugle ou sourd-muet ou chez un sujet présentant une perturbation grave du comportement ou une incapacité physique grave.

F79 Retard mental, sans précision

Présence d'un retard mental, mais les informations sont insuffisantes pour permettre de classer le trouble dans l'une des catégories précédentes.

Inclure : débilité mentale SAI
déficience mentale SAI
oligophrénie SAI

F80-F89
Troubles du développement psychologique

Plan général de cette section

F80 Troubles spécifiques du développement de la parole et du langage

F80.0 Trouble spécifique de l'acquisition de l'articulation
F80.1 Trouble de l'acquisition du langage, de type expressif
F80.2 Trouble de l'acquisition du langage, de type réceptif
F80.3 Aphasie acquise avec épilepsie [syndrome de Landau-Kleffner]
F80.8 Autres troubles du développement de la parole et du langage
F80.9 Trouble du développement de la parole et du langage, sans précision

F81 Troubles spécifiques des acquisitions scolaires

F81.0 Trouble spécifique de la lecture
F81.1 Trouble spécifique de l'orthographe
F81.2 Trouble spécifique de l'arithmétique
F81.3 Trouble mixte des acquisitions scolaires
F81.8 Autres troubles des acquisitions scolaires
F81.9 Trouble des acquisitions scolaires, sans précision

F82 Trouble spécifique du développement moteur

F83 Troubles spécifiques mixtes du développement

F84 Troubles envahissants du développement

F84.0 Autisme infantile
F84.1 Autisme atypique
F84.2 Syndrome de Rett
F84.3 Autre trouble désintégratif de l'enfance
F84.4 Trouble hyperkinétique associé à un retard mental et à des mouvements stéréotypés
F84.5 Syndrome d'Asperger
F84.8 Autres troubles envahissants du développement
F84.9 Trouble envahissant du développement, sans précision

F88 Autres troubles du développement psychologique

F89 Trouble du développement psychologique, sans précision

Introduction

Les troubles classés sous F80- F89 ont en commun :

(a) un début obligatoirement dans la première ou la deuxième enfance;
(b) une altération ou un retard du développement de fonctions étroitement liées à la maturation biologique du système nerveux central;
(c) une évolution continue sans rémissions ni rechutes (ce qui contraste avec l'évolution de nombreux troubles mentaux).

Dans la plupart des cas, les fonctions atteintes concernent le langage, le repérage visuo-spatial ou la coordination motrice. Il est caractéristique de ces perturbations du développement qu'elles s'atténuent progressivement avec l'âge (des déficits légers peuvent toutefois persister à l'âge adulte). Habituellement, l'altération ou le retard sont présents dès l'âge où il est possible de les mettre en évidence avec certitude, et ne sont pas précédés d'une période de développement normal. La plupart de ces affections surviennent beaucoup plus souvent chez les garçons que chez les filles.

Il est caractéristique de ces troubles du développement qu'on retrouve des troubles similaires ou apparentés dans les antécédents familiaux et il est probable que des facteurs génétiques jouent un rôle important dans l'étiologie de nombre de ces cas (mais non de tous). Des facteurs d'environnement influencent souvent le développement des fonctions atteintes, mais dans la plupart des cas il ne s'agit pas d'influences primordiales.

Bien qu'il existe un large consensus sur la conceptualisation d'ensemble des troubles figurant dans cette section, leur étiologie n'est pas connue dans la plupart des cas et les limites et subdivisions précises de ces troubles du développement restent incertaines. Par ailleurs, deux types de troubles, inclus dans ce chapitre, ne correspondent pas entièrement aux concepts généraux définis ci-dessus. Premièrement, dans certains troubles, tels que le trouble désintégratif de l'enfance, le syndrome de Landau-Kleffner et certains cas d'autisme, il est certain qu'existe une première phase de développement normal. Ces troubles ont été inclus ici parce que, bien que leur début soit différent, leurs caractéristiques et leur évolution offrent beaucoup de similitudes avec le groupe des troubles du développement; de plus, on ne sait pas encore s'ils en sont étiologiquement distincts. Deuxièmement, certains troubles sont définis essentiellement en terme de déviance, plutôt qu'en terme de retard du développement; ceci s'applique particulièrement à l'autisme. Les troubles autistiques sont inclus ici parce que, bien que définis en terme de déviance, un certain degré de retard de développement existe presque constamment. De plus, il existe des recoupements avec les autres troubles du développement, tant en ce qui concerne les caractéristiques des cas individuels que la nature des troubles survenant dans une même famille.

F80 Troubles spécifiques du développement de la parole et du langage

Troubles dans lesquels les modalités normales d'acquisition du langage sont altérées dès les premiers stades du développement. Ces troubles ne sont pas directement attribuables à des anomalies neurologiques, des anomalies de l'appareil phonatoire, des troubles sensoriels, un retard mental ou des facteurs d'environnement. L'enfant peut être capable de mieux communiquer ou de mieux comprendre dans certaines situations très familières, mais ses capacités de langage sont toujours altérées quel que soit le contexte.

Diagnostic différentiel

Comme pour les autres troubles du développement, la première difficulté de ce diagnostic concerne la distinction d'avec les variations normales du développement. L'âge de début du langage oral et le délai d'acquisition d'un langage bien établi varient beaucoup d'un enfant à l'autre. De telles variations normales sont peu ou pas significatives sur le plan clinique. En effet, la grande majorité des enfants qui parlent tard ont un développement ultérieur tout à fait normal. A l'opposé, les enfants présentant un trouble spécifique du langage et de la parole ont de multiples problèmes associés, même si la plupart finissent par acquérir un niveau normal de langage. Le retard de langage est souvent suivi de difficultés en lecture et en orthographe, d'anomalies dans les relations interpersonnelles, de troubles du comportement et de troubles émotionnels. Il est donc important de faire un diagnostic précoce et exact des troubles du langage et de la parole. Il n'y a pas de frontière précise entre ces troubles et les extrêmes des variations normales, mais quatre critères principaux sont utiles pour évoquer la présence d'un trouble cliniquement significatif : la sévérité, l'évolution, la symptomatologie et les problèmes associés.

En règle générale, un retard de langage peut être considéré comme anormal quand il dépasse la limite de deux déviations standard. Un retard de cette sévérité s'accompagne habituellement d'autres problèmes. Chez les enfants plus âgés, la sévérité du retard, exprimée en termes statistiques, est moins utile au diagnostic, parce qu'il y a une tendance naturelle à l'amélioration spontanée. Dans ce cas, l'évolution reste un indicateur utile. Si le degré actuel de l'atteinte est faible, mais qu'il existe des antécédents de troubles sévères, il est probable que le fonctionnement actuel représente les séquelles d'un trouble significatif plutôt qu'une simple variation de la normale. L'attention doit être portée aux modalités de fonctionnement de la parole et du langage; si l'aspect est anormal (c.-à.-d. déviant et pas seulement un aspect approprié mais correspondant à une phase plus précoce du développement), ou si la parole et le langage de l'enfant utilisent des éléments qualitativement anormaux, le trouble est probablement cliniquement significatif. De même, si le retard dans certains aspects spécifiques de la parole et du langage s'accompagne d'un retard scolaire (p. ex. d'un retard spécifique de la lecture ou de l'orthographe), d'anomalies dans les relations interpersonnelles, de troubles du comportement ou de troubles émotionnels, il ne constitue probablement pas une simple variation de la normale.

La seconde difficulté diagnostique concerne la distinction d'avec un retard mental ou un retard global du développement. Étant donné que l'intelligence inclut les performances verbales, il est probable que si le Q.I. de l'enfant est significativement inférieur à la moyenne, son niveau de langage sera, aussi, inférieur à la moyenne. Le diagnostic de trouble spécifique du développement implique que le retard spécifique s'écarte significativement du niveau général des fonctions cognitives. Ainsi, lorsqu'un retard de langage fait simplement partie d'un retard mental général ou d'un retard global du développement, on ne doit pas faire un diagnostic de F80; dans ce cas, on doit faire un diagnostic de retard mental (F70-F79). Cependant, il est courant, dans le cas d'un retard mental, d'observer une inégalité dans les différentes performances intellectuelles, avec, en particulier, une atteinte plus sévère du langage que des performances non verbales. Lorsque cette inégalité est suffisamment marquée pour apparaître dans le fonctionnement quotidien, on doit faire à la fois un diagnostic de trouble spécifique du développement de la parole et du langage et un diagnostic de retard mental (F70-F79).
La troisième difficulté concerne le diagnostic différentiel avec un trouble secondaire à une surdité sévère, à un trouble neurologique ou à une autre anomalie anatomique. Une surdité sévère chez le jeune enfant conduira pratiquement toujours à un retard important et à une distorsion marquée du développement du langage. Les troubles directement attribuables à une perte de l'audition ne doivent pas être inclus ici. Les troubles sévères du langage, de type réceptif, peuvent toutefois s'accompagner d'altérations partielles et sélectives de l'audition (notamment dans les hautes fréquences). On ne doit pas faire un diagnostic de F80-F89 si la sévérité de la perte de l'audition constitue une explication suffisante pour le retard de langage; en revanche, on doit faire un diagnostic de F80-F89 si l'hypoacousie est un élément de complication sans être une cause directe suffisante. Cette distinction ne peut être faite de façon absolue. Un principe similaire a été adopté pour les anomalies neurologiques et les pathologies anatomiques. Ainsi, un trouble de l'articulation directement dû à une fente palatine ou une dysarthrie résultant d'une infirmité motrice cérébrale, ne doit pas être classé sous F80-F89. D'un autre côté, la présence d'anomalies neurologiques discrètes, qui n'ont pas pu entraîner directement le retard, ne constitue pas une raison d'exclusion.

F80.0 Trouble spécifique de l'acquisition de l'articulation

Trouble spécifique du développement dans lequel l'utilisation par l'enfant des phonèmes est inférieure au niveau correspondant à son âge mental, mais avec un niveau linguistique normal.

Directives pour le diagnostic

L'âge d'acquisition des phonèmes et leur ordre d'apparition chronologique présentent des variations individuelles considérables.
Développement normal. A l'âge de 4 ans, les erreurs dans la production des phonèmes sont courantes, mais l'enfant est facilement compréhensible par

des étrangers. Vers 6 ou 7 ans, la plupart des phonèmes sont acquis. Quoique des difficultés puissent persister pour certaines combinaisons de sons, elles ne doivent pas entraîner de problèmes de communication. Vers 11 ou 12 ans, la maîtrise de pratiquement tous les phonèmes doit être acquise.

Développement anormal. L'acquisition des phonèmes est retardée ou déviante et s'accompagne d'une mauvaise articulation, entraînant des difficultés de compréhension par l'entourage; d'omissions, de déformations ou de substitutions de phonèmes; et de variations dans la combinaisons des phonèmes entre eux (l'enfant peut prononcer correctement des phonèmes lorsqu'ils sont dans certaines positions à l'intérieur des mots, mais pas dans d'autres).
Le diagnostic ne doit être posé que lorsque : l'importance du trouble de l'articulation se situe au-delà des variations normales pour l'âge de l'enfant; l'intelligence non verbale est dans les limites de la normale; le niveau linguistique (versant expressif et réceptif) se situe également dans les limites de la normale; les troubles de l'articulation ne sont pas directement dus à des anomalies sensorielles, anatomiques ou neurologiques; les défauts de prononciation sont manifestement anormaux par rapport au «parler habituel» dans le milieu socioculturel de l'enfant.

Inclure : dyslalie
lallation
trouble du développement de l'articulation
trouble du développement phonologique
trouble fonctionnel de l'articulation

Exclure : trouble de l'articulation dû à :
- une aphasie (R47.0)
- une apraxie (R48.2)
- un déficit auditif (H90-H91)
- un retard mental (F70-F79)
- une fente palatine ou une autre anomalie anatomique de l'appareil phonatoire ((Q35-Q38)
- un trouble de l'articulation associé à un trouble de l'acquisition du langage de type expressif ((F80.1) ou de type réceptif (80.2)

F8

F80.1 Trouble de l'acquisition du langage (de type expressif)

Trouble spécifique du développement dans lequel les capacités de l'enfant à utiliser le langage oral sont nettement inférieures au niveau correspondant à son âge mental, mais dans lequel la compréhension du langage se situe dans les limites de la normale. Le trouble peut s'accompagner d'un trouble de l'articulation.

Directives pour le diagnostic

Il existe d'importantes variations individuelles dans le développement normal du langage. L'absence d'apparition de mots isolés (y compris de mots déformés) vers l'âge de 2 ans, et l'absence de production de phrases de deux mots vers l'âge de 3 ans constituent des indices significatifs d'un retard. Les difficultés ultérieures comprennent : un développement limité du vocabulaire; l'utilisation excessive d'un répertoire restreint de mots généraux; des difficultés à sélectionner les mots appropriés; des substitutions de mots; des phrases abrégées; une syntaxe immature; des erreurs syntaxiques, consistant en particulier dans l'omission des terminaisons ou des préfixes; une mauvaise utilisation ou une non utilisation de formes grammaticales telles que prépositions, pronoms, articles, conjugaisons ou déclinaisons; des généralisations incorrectes de certaines règles, un manque de fluidité verbale et des difficultés d'organisation du discours lors du récit d'événements passés.

Les troubles du langage oral s'accompagnent souvent d'un retard ou d'un trouble de l'articulation.

Le diagnostic ne doit être posé que si la sévérité du retard de développement du langage (versant expressif) dépasse les limites des variations normales pour l'âge mental de l'enfant, et si les capacités de compréhension du langage sont normales pour l'âge mental (la compréhension du langage peut toutefois être légèrement inférieure à la moyenne). L'utilisation de signes non verbaux (comme les sourires et les gestes) et le «langage intérieur» — tel qu'il se révèle dans les jeux d'imagination ou de «faire semblant» — doivent être relativement intacts, de même que les capacités de communication sociale non verbale. L'enfant cherche à communiquer en dépit des troubles du langage et s'efforce de compenser son déficit par l'utilisation de gestes, de mimes ou de vocalisations non verbales. Le trouble peut toutefois s'accompagner, surtout chez les enfants d'âge scolaire, de difficultés relationnelles avec les autres enfants, de troubles émotionnels, de troubles du comportement, d'une hyperactivité ou de troubles de l'attention. Dans certains cas, il peut être associé à une perte auditive partielle (souvent sélective), mais celle-ci doit être d'une sévérité insuffisante pour expliquer le retard de langage. Un défaut d'échanges conversationnels ou une carence environnementale plus globale peuvent jouer un rôle majeur ou accessoire dans la genèse des troubles du développement du langage oral. Dans ce cas, le facteur d'environnement causal doit être noté à l'aide du code Z approprié (Chapitre XXI). Le trouble du langage parlé doit avoir été présent depuis la première enfance, sans qu'il y ait eu de phase nette et durable d'utilisation normale du langage (il n'est toutefois pas inhabituel d'observer une première période d'utilisation, apparemment normale, de quelques mots isolés, suivie d'une régression ou d'une impossibilité à progresser).

Inclure : dysphasie ou aphasie de développement, de type expressif

Exclure : aphasie acquise avec épilepsie [syndrome de Landau-Kleffner] (F80.3)
dysphasie ou aphasie de développement, de type réceptif (F80.2)
dysphasie ou aphasie SAI (R47.0)
mutisme électif (F94.0)
retard mental (F70-F79)
troubles envahissants du développement (F84.-)

F80.2 Trouble de l'acquisition du langage (de type réceptif)

Trouble spécifique du développement dans lequel les capacités de l'enfant à comprendre le langage sont inférieures au niveau correspondant à son âge mental. Dans la plupart des cas, le versant expressif est, lui aussi, nettement perturbé et il existe habituellement des troubles phonétiques.

Directives pour le diagnostic

Doivent être considérés comme significatifs d'un retard : le manque de réaction aux petits noms familiers (en l'absence d'indices non verbaux) vers 1 an, l'incapacité à nommer quelques objets courants vers 18 mois, et l'incapacité à exécuter des ordres simples et courants vers l'âge de 2 ans. Plus tard, les difficultés comprennent une incapacité à comprendre les structures grammaticales (p. ex. négation, interrogation, comparaison) et à saisir les aspects plus subtils du langage (p. ex. le ton de la voix ou les gestes).

Ce diagnostic ne doit être porté que lorsque l'importance du retard d'acquisition de la compréhension du langage excède les limites des variations normales pour l'âge mental de l'enfant et lorsque le trouble ne répond pas aux critères d'un trouble envahissant du développement. Dans presque tous les cas, on note également un retard important du langage dans son versant expressif, et il est habituel d'observer des troubles phonétiques. De toutes les variétés d'atteintes spécifiques de la parole et du langage, c'est celle où l'on rencontre le plus souvent des troubles associés (sociaux, affectifs, comportementaux). Ces troubles ne revêtent pas une forme spécifique; il s'agit souvent d'une instabilité, d'une inattention, d'un manque d'aisance sociale, d'un manque de contact avec les autres enfants, d'une anxiété, ou d'une sensibilité et d'une timidité excessives. Les enfants présentant les formes les plus graves d'atteinte réceptive du langage peuvent avoir un certain retard dans leur développement social, répondre par écholalie aux paroles qu'ils ne comprennent pas et présenter une certaine restriction de leurs centres d'intérêts. Ils diffèrent, cependant, des enfants autistes dans la mesure où ils ont habituellement des interactions sociales normales, jouent normalement à «faire semblant», recourent normalement à leurs parents pour être consolés, s'expriment à peu près normalement par des gestes, et ne présentent que des troubles mineurs de la communication non verbale. Le trouble peut s'accompagner d'un déficit de l'audition dans les aigus, mais dont la sévérité n'est pas suffisante pour expliquer les troubles du langage.

Inclure : aphasie de développement, de type Wernicke
aphasie ou dysphasie de développement, de type réceptif
surdité verbale
trouble réceptif auditif congénital

Exclure : aphasie acquise avec épilepsie [syndrome de Landau-Kleffner] (F80.4)
aphasie ou dysphasie de développement, de type expressif (F80.1)
aphasie ou dysphasie SAI (R47.0)

autisme infantile (F84.0 et 84.1)
mutisme électif (F94.0)
retard mental (F70-F79)
retard d'acquisition du langage secondaire à une surdité (H90-H91).

F80.3 Aphasie acquise avec épilepsie (syndrome de Landau-Kleffner)

Trouble dans lequel l'enfant, dont le langage s'est auparavant développé normalement, perd ses acquisitions linguistiques à la fois sur le versant expressif et réceptif, tout en gardant une intelligence normale. La survenue du trouble s'accompagne d'anomalies paroxystiques à l'EEG. (habituellement bilatérales, presque toujours au niveau des lobes temporaux, mais souvent plus diffuses), et dans la plupart des cas, de crises d'épilepsie. Le trouble apparaît habituellement entre trois et sept ans, mais il peut survenir plus tôt ou plus tard durant l'enfance. Dans un quart des cas, la perte du langage est progressive, en quelques mois; le plus souvent toutefois, elle est brutale, les acquisitions étant perdues en quelques jours ou quelques semaines. La relation temporelle entre la survenue des crises épileptiques et la perte du langage est variable, l'une des deux manifestations précédant l'autre (ou inversement) de quelques mois à deux ans. La gravité de l'atteinte du langage sur le versant réceptif est très caractéristique, des difficultés de compréhension auditive étant souvent la première manifestation du trouble. Certains enfants deviennent mutiques, d'autres ne peuvent produire que des sons à type de jargon, d'autres encore ne présentent qu'un déficit plus léger de la fluidité et du débit verbal, souvent accompagné de troubles de l'articulation. Dans certains cas, on observe une atteinte qualitative de la voix avec une perte des inflexions normales. Dans d'autres cas, les fonctions du langage apparaissent fluctuantes au cours des premiers stades du trouble. La survenue de troubles du comportement et de troubles émotionnels est assez habituelle dans les mois qui suivent la perte initiale du langage, mais ces troubles tendent à s'atténuer lorsque l'enfant découvre d'autres moyens de communication.

L'étiologie du trouble n'est pas connue; les caractéristiques cliniques laissent toutefois supposer qu'il pourrait être dû à un processus encéphalitique inflammatoire. L'évolution est très variable : le trouble guérit complètement dans environ un tiers des cas, alors que deux enfants sur trois gardent un déficit plus ou moins important du langage sur le versant réceptif.

Exclure : aphasie due à un traumatisme cérébral, une tumeur cérébrale, ou une autre affection connue
autisme (F84.0 et F84.1)
autres troubles désintégratifs de l'enfance (F84.3)

F80.8 Autres troubles du développement de la parole et du langage

Inclure : zézaiement

F80.9 Trouble du développement de la parole ou du langage, sans précision

On doit éviter autant que possible cette catégorie et l'utiliser uniquement pour classer des troubles non spécifiques, dans lesquels il existe une atteinte significative de l'acquisition de la parole et du langage, non attribuable à un retard mental ou à un trouble neurologique, sensoriel ou physique affectant directement la parole ou le langage.

Inclure : trouble du langage SAI

F81 Troubles spécifiques des acquisitions scolaires

Le concept de troubles spécifiques des acquisitions scolaires est directement comparable à celui de troubles spécifiques du développement de la parole et du langage (F80), et soulève à peu près les mêmes questions de définition et d'évaluation. Il s'agit de troubles dans lesquels les modalités habituelles d'apprentissage sont perturbées dès les premières étapes du développement. Ces perturbations ne peuvent pas être expliquées par un manque d'occasions d'apprentissage, un traumatisme cérébral ou une autre atteinte cérébrale acquise. On admet actuellement que ces troubles pourraient être dus à une altération du traitement cognitif des informations, attribuable, en grande partie, à un dysfonctionnement biologique. Comme pour la plupart des autres troubles du développement, ces troubles sont beaucoup plus fréquents chez les garçons.

Le diagnostic soulève cinq ordres de difficultés :

Premièrement, il est nécessaire de distinguer ces troubles des variations normales de la réussite scolaire. Les problèmes sont les mêmes que pour les troubles du langage et les critères proposés à cet endroit pour l'évaluation des anomalies s'appliquent également ici (avec les modifications nécessaires pour passer du langage aux performances scolaires).

Deuxièmement, il est nécessaire de tenir compte du développement. Ceci est important pour deux raisons :

(a) la sévérité des troubles : un retard de lecture d'un an n'a pas la même signification à l'âge de 7 ans qu'à l'âge de 14 ans.

(b) les modifications de la symptomatologie : il est courant qu'un retard de langage dans les années préscolaires ne se manifeste plus dans le langage oral, mais qu'il soit suivi d'un retard spécifique de la lecture qui, à son tour, régresse à l'adolescence, le problème principal persistant à l'âge adulte étant une dysorthographie sévère. Il s'agit de la même pathologie, mais ses manifestations se modifient avec l'âge. Les critères diagnostiques doivent prendre en compte cette évolution liée au développement.

Troisièmement, le fait que les acquisitions scolaires doivent être enseignées et apprises représente également une difficulté ; en effet, ces acquisitions ne sont pas seulement fonction de la maturation biologique. Inévitablement, le niveau des acquisitions dépend autant des conditions familiales et scolaires que des caractéristiques individuelles des enfants. Malheureusement, aucun moyen ne permet de distinguer nettement et sans ambiguïté les difficultés scolaires dues à un défaut d'expériences adéquates de celles dues à un trouble individuel. On a de bonnes raisons de supposer que cette distinction est réelle et cliniquement valable, mais le diagnostic est difficile dans les cas individuels.

Quatrièmement, les résultats de certains travaux sont certes en faveur de l'hypothèse de l'existence d'anomalies sous-jacentes du traitement cognitif des informations. Chez un enfant donné, il reste toutefois difficile de distinguer les troubles qui sont la cause de difficultés de lecture de ceux qui résultent de mauvaises performances en lecture ou qui leurs sont associés. Cette difficulté est compliquée par le fait que les troubles de la lecture peuvent être dus à plusieurs types d'anomalies cognitives.

Cinquièmement, il persiste des incertitudes sur la meilleure façon de subdiviser les troubles spécifiques des acquisitions scolaires.

Les enfants apprennent la lecture, l'écriture, l'orthographe et le calcul quand ils sont initiés à ces activités à la maison et à l'école. L'âge de début de la scolarité est très variable selon les pays, de même que les programmes scolaires, ce qui entraîne de grandes variations dans les performances qu'on attend des enfants à différents âges. Cette disparité d'exigences est particulièrement marquée pendant la scolarité élémentaire et primaire (c.-à.-d. jusqu'à l'âge de 11 ans). Ceci complique la mise au point de définitions opérationnelles des troubles des performances scolaires qui aient une validité internationale.

Malgré cela, dans tous les dispositifs éducatifs, il est clair qu'il y a une grande disparité des acquisitions scolaires au sein de chaque groupe d'âge chronologique, et que certains enfants ont une réussite insuffisante dans des domaines spécifiques par rapport à leur niveau général de fonctionnement intellectuel.

Les troubles spécifiques des acquisitions scolaires (TSAS) comprennent des ensembles de troubles qui se manifestent par des difficultés spécifiques et significatives des apprentissages scolaires. Ces difficultés d'apprentissage ne sont pas le résultat direct d'un autre trouble (p. ex. un retard mental, un déficit neurologique important, un trouble non corrigé de l'acuité visuelle ou auditive, ou un trouble émotionnel) bien qu'elles puissent être associées à ces affections. Les TSAS surviennent souvent conjointement à d'autres syndromes cliniques (p. ex. un déficit de l'attention ou un trouble des conduites), ou à d'autres troubles du développement (p. ex un trouble spécifique du développement moteur ou un trouble spécifique du développement de la parole et du langage).

L'étiologie des TSAS n'est pas encore connue, mais on présume la primauté de facteurs biologiques, interférant avec des facteurs non biologiques (p. ex les occasions d'apprentissage et la qualité de l'enseignement), dans la production des symptômes. Le fait que ces troubles soient liés à la maturation biologique n'implique pas que les enfants présentant ces troubles sont simplement à l'extrémité inférieure des variations de la normale et donc qu'ils rattraperont leur retard avec le temps. Des séquelles de ces troubles peuvent souvent persister à l'adolescence et à l'âge adulte. Cependant, il est nécessaire au diagnostic que ces troubles se manifestent sous une forme ou une autre pendant les premières années de la scolarisation. Les enfants peuvent présenter un retard scolaire à un stade ultérieur de leur cursus (p. ex. à cause d'un désintérêt, d'un mauvais enseignement, d'un trouble émotionnel, d'une augmentation ou d'un changement des exigences), mais de tels problèmes ne font pas partie du concept de TSAS.

Directives pour le diagnostic

Le diagnostic de chaque trouble spécifique des acquisitions scolaires repose sur plusieurs éléments fondamentaux :
Premièrement, l'altération des performances scolaires doit être cliniquement significative. Ceci peut être apprécié par :
– le niveau scolaire (mise en évidence d'un niveau qu'on peut s'attendre à trouver dans moins de 3 % de la population scolaire);
– les antécédents (les difficultés scolaires ont été précédées par des retards ou des anomalies du développement pendant les années préscolaires, le plus souvent dans le domaine de la parole ou du langage);
– les troubles associés (p. ex. une inattention, une hyperactivité, un trouble émotionnel ou un trouble des conduites);
– la symptomatologie (présence d'anomalies qualitatives qui ne se retrouvent pas habituellement dans un développement normal);
– la réponse aux mesures d'aide (les difficultés scolaires ne sont pas rapidement corrigées par une aide accrue à la maison ou à l'école).
Deuxièmement, l'atteinte doit être spécifique, c.-à.-d. qu'elle n'est pas entièrement imputable à un retard mental ou à une déficience plus légère de l'intelligence générale. Comme le Q.I. et les performances scolaires n'évoluent pas de manière strictement parallèle, cette distinction ne peut être établie que sur la base de tests de niveau scolaire standardisés, passés individuellement, et de tests de Q.I. correspondant au système éducatif et au contexte culturel. Ces tests doivent être utilisés en concordance avec des tables statistiques indiquant le niveau scolaire moyen attendu en fonction de l'âge chronologique et du Q.I. Cette dernière exigence est justifiée par l'importance des effets de régression statistique; les diagnostics fondés sur la soustraction du niveau scolaire de l'âge mental risquent d'être très trompeurs. En pratique clinique de routine il est toutefois probable que ces exigences ne pourront être respectées dans la plupart des cas. Aussi les directives cliniques se résument-elles à ce que le niveau des acquisitions de l'enfant soit très largement inférieur à celui attendu chez un enfant du même âge mental.
Troisièmement, la déficience doit être liée au développement, dans le sens où elle doit être présente dès les premières années de la scolarisation, et non pas acquise plus tard dans le processus éducatif. L'anamnèse scolaire de l'enfant doit apporter des arguments sur ce point.
Quatrièmement, il ne doit pas exister de facteurs externes suffisants pour expliquer les difficultés scolaires. Comme indiqué ci-dessus, un diagnostic de TSAS doit généralement reposer sur la mise en évidence d'un trouble significatif de la réussite scolaire, associé à des facteurs intrinsèques au développement de l'enfant. Cependant, les enfants ont besoin de conditions d'apprentissage adéquates pour pouvoir apprendre effectivement. Ainsi, si les mauvais résultats scolaires sont, à l'évidence, directement liés à une absence scolaire très prolongée, sans enseignement à la maison, ou à un enseignement manifestement inadapté, les troubles ne doivent pas être

notés ici. Les absences scolaires fréquentes ou la discontinuité de l'enseignement due à des changements d'école ne sont habituellement pas suffisants pour provoquer un retard scolaire d'un niveau correspondant à celui qui est nécessaire pour le diagnostic de TSAS. Cependant, de mauvaises conditions de scolarité peuvent compliquer ou aggraver le problème, auquel cas les facteurs scolaires doivent être notés à l'aide d'un code Z (Chaitre XXI).
Enfin, les TSAS ne doivent pas être directement dus à un déficit non corrigé de l'acuité visuelle ou auditive.

Diagnostic différentiel

Il est important, d'un point de vue clinique, de différencier les TSAS qui apparaissent en l'absence d'un trouble neurologique spécifique de ceux qui sont secondaires à une affection neurologique telle qu'une infirmité motrice cérébrale. En pratique, cette différenciation est souvent difficile à faire (en raison de la signification douteuse de multiples «signes neurologiques mineurs») et les résultats des travaux de recherche ne montrent pas de différenciation nette — ni dans la symptomatologie, ni dans l'évolution — des TSAS selon la présence ou l'absence d'un dysfonctionnement neurologique patent. De ce fait, les dysfonctionnements neurologiques ne font pas partie des critères diagnostiques d'un TSAS; ils doivent toutefois être notés séparément, dans la partie neurologique correspondante de la classification.

F81.0 Trouble spécifique de la lecture

La caractéristique essentielle est une altération spécifique et significative de l'acquisition de la lecture, non imputable exclusivement à l'âge mental, à des troubles de l'acuité visuelle ou à une scolarisation inadéquate. Les capacités de compréhension de la lecture, la reconnaissance des mots, la lecture orale et les performances dans les tâches nécessitant la lecture peuvent, toutes, être affectées. Le trouble spécifique de la lecture s'accompagne fréquemment de difficultés en orthographe, persistant souvent à l'adolescence, même quand l'enfant a pu faire quelques progrès en lecture. Les enfants présentant un trouble spécifique de la lecture ont souvent des antécédents de troubles spécifiques du développement de la parole ou du langage et une évaluation approfondie du fonctionnement actuel du langage révèle souvent la persistance de discrètes difficultés à ce niveau. Le trouble est souvent à l'origine d'un échec scolaire, d'une fréquentation scolaire irrégulière et de problèmes d'adaptation sociale, surtout au cours des dernières années de l'école primaire et au secondaire. Le trouble existe dans toutes les langues connues mais on ne sait pas encore si sa fréquence est ou non affectée par la nature de la langue et de l'écriture.

Directives pour le diagnostic

Les performances de lecture de l'enfant doivent être significativement inférieures au niveau attendu compte tenu de son âge, de son niveau intellectuel et de son classement scolaire. Ceci est évalué au mieux à l'aide d'un test standardisé d'exactitude et de compréhension de la lecture, passé individuellement. La nature précise du problème de lecture dépend du niveau attendu en lecture, ainsi que de la langue et du type d'écriture. Durant les premiers stades d'apprentissage d'une écriture alphabétique, il peut exister des difficultés à réciter l'alphabet, à désigner correctement les lettres, à donner des rimes simples pour des mots, et à analyser et catégoriser des sons (en dépit d'une acuité auditive normale). Plus tard, à la lecture à haute voix, peuvent exister des erreurs telles que :

(a) des omissions, des substitutions, des distorsions ou des additions de mots ou de parties de mots;
(b) une lecture lente;
(c) des faux-départs, de longues hésitations, la perte des repères dans le texte, ou une «prosodie» incorrecte;
(d) des inversions de mots dans la phrase, ou de lettres dans les mots.

Il peut également y avoir des difficultés de compréhension de la lecture, se manifestant par :

(e) une incapacité à se souvenir des faits lus;
(f) une incapacité à tirer des conclusions ou à faire des déductions à partir de la lecture d'un texte;
(g) une tendance à utiliser des connaissances générales comme information de base plutôt que l'information provenant d'une histoire lue, pour répondre aux questions s'y référant.

Plus tard, dans l'enfance et à l'âge adulte, les difficultés d'orthographe sont habituellement plus importantes que le déficit en lecture. Les difficultés d'orthographe sont souvent caractérisées par des erreurs phonétiques, et il semble que les troubles de la lecture et de l'orthographe dérivent partiellement d'un déficit de l'analyse phonologique. On sait peu de choses sur la nature et la fréquence des fautes d'orthographe chez les enfants qui doivent lire des langues non phonétiques et on sait peu de choses sur les types d'erreurs rencontrées dans les langues d'écriture non alphabétique.

Les troubles spécifiques du développement de la lecture sont habituellement précédés de troubles du développement du langage ou de la parole. Dans d'autres cas, les étapes de l'acquisition du langage ont été franchies à l'âge normal, mais l'enfant a cependant eu des difficultés dans le traitement des informations auditives, se manifestant par des difficultés à catégoriser les sons, à faire des rimes, et éventuellement par des déficits dans la discrimination des sons du langage, la mémoire auditive séquentielle et les associations auditives. Dans certains cas, l'enfant a présenté des difficultés dans le traitement des informations visuelles (concernant p. ex. la discrimination des lettres); cependant, ces problèmes sont fréquents chez les enfants au tout début de l'apprentissage de la lecture et ne sont donc probablement pas directement la cause d'une mauvaise lecture. Des troubles de l'attention, souvent associés à une hyperactivité et à une impulsivité, sont également fréquents. Les modalités précises des difficultés de développement, au cours de la période préscolaire, varient considérablement d'un enfant à l'autre, de même que leur sévérité; néanmoins, de telles difficultés sont souvent (mais pas systématiquement) présentes.

Le trouble s'accompagne souvent de troubles émotionnels ou de troubles du comportement pendant la période d'âge scolaire. Les troubles émotionnels sont plus fréquents pendant les premières années scolaires, alors que les troubles du comportement et l'hyperactivité ont tendance à être plus fréquents plus tard dans l'enfance et à l'adolescence. Il existe souvent une faible «estime de soi» ainsi que des problèmes d'adaptation scolaire et de relation avec les autres enfants.

Inclure : dyslexie de développement
retard de lecture
retard spécifique de lecture
troubles de l'orthographe associés à des difficultés de lecture

Exclure : alexie et dyslexie acquise (R48.0)
difficultés de lecture secondaires à des perturbations émotionnelles (F93.-)
troubles de l'orthographe non associés à des difficultés de lecture (F81.1)

F81.1 Trouble spécifique de l'orthographe

La caractéristique essentielle de ce trouble est une altération spécifique et significative du développement des performances en orthographe, en l'absence d'antécédents de trouble spécifique de la lecture. Le trouble n'est pas imputable à un âge mental bas, à des troubles de l'acuité visuelle, ou à une scolarisation inadéquate. Les capacités à épeler oralement et à écrire correctement les mots sont toutes deux affectées. Les enfants qui n'ont que des difficultés calligraphiques ne doivent pas être inclus dans cette catégorie; dans certains cas, les difficultés d'orthographe peuvent toutefois être associées à des troubles de l'écriture. Contrairement à ce qu'on observe habituellement dans les troubles spécifiques de la lecture, les fautes d'orthographe tendent, le plus souvent, à respecter la phonétique.

Directives pour le diagnostic

Les performances en orthographe de l'enfant doivent être significativement inférieures au niveau attendu compte-tenu de l'âge de l'enfant, de son niveau intellectuel et de son niveau scolaire. Cela est évalué au mieux à l'aide d'un test standardisé d'orthographe, passé individuellement. Les performances en lecture de l'enfant (exactitude et compréhension) doivent être dans les limites de la normale et il ne doit pas y avoir d'antécédent significatif de difficultés de lecture. Les difficultés d'orthographe ne doivent pas être dues à un enseignement manifestement inadéquat, ni aux effets directs d'un déficit visuel, auditif ou neurologique. De même, ces difficultés ne doivent pas être acquises à la suite d'un trouble neurologique, psychiatrique ou autre, quel qu'il soit.

On sait que les troubles isolés de l'orthographe sont différents des troubles de la lecture qui s'accompagnent de difficultés d'orthographe, mais on sait peu de choses sur les antécédents, l'évolution, les corrélations et le pronostic à long terme des troubles spécifiques de l'orthographe.

Inclure : retard spécifique de l'orthographe (sans trouble de la lecture)

Exclure : difficultés d'orthographe associées à un trouble de la lecture (F81.0)
difficultés d'orthographe essentiellement dues à un enseignement inadéquat (Z55.8)
trouble acquis de l'orthographe (R48.8).

F81.2 Trouble spécifique de l'arithmétique

Trouble impliquant une altération spécifique des performances en arithmétique, non imputable exclusivement à une déficience mentale globale ou à une scolarisation manifestement inadéquate. Le déficit concerne la maîtrise des opérations de base du calcul : addition, soustraction, multiplication et division (c.-à.-d. il n'est pas limité aux capacités mathématiques plus abstraites impliquées dans l'algèbre, la trigonométrie, la géométrie ou le calcul différentiel et intégral).

Directives pour le diagnostic

Les performances en calcul doivent être significativement inférieures au niveau escompté, compte-tenu de l'âge de l'enfant, de son niveau intellectuel et de son niveau scolaire. Cela est évalué au mieux à l'aide d'un test standardisé de calcul, passé individuellement. Les performances de l'enfant en lecture et en orthographe, évaluées de préférence à l'aide de tests standardisés appropriés et passés individuellement, doivent se situer dans les limites de la norme attendue pour son âge mental. Les difficultés en calcul ne doivent pas être dues principalement à un enseignement manifestement inadéquat, ni aux effets directs d'un déficit visuel, auditif ou neurologique. De même, ces difficultés ne doivent pas être secondaires à un autre trouble, en particulier à un trouble neurologique ou psychiatrique.

Les troubles du calcul ont été moins étudiés que les troubles de la lecture, et les connaissances sur les antécédents, l'évolution, les corrélations et le pronostic à long terme sont assez limitées. Il semble toutefois que — contrairement à ce qu'on observe souvent chez les enfants ayant des troubles de la lecture — la perception auditive et les capacités verbales tendent, ici, à être dans les limites de la normale, tandis que les capacités visuo-spatiales et perceptives visuelles tendent à être altérées. Chez certains enfants, les troubles du calcul peuvent s'accompagner de problèmes sociaux, émotionnels ou comportementaux, mais on sait peu de choses sur les caractéristiques et la fréquence de ces problèmes. D'après certaines données, les difficultés dans les interactions sociales seraient particulièrement fréquentes.

Les difficultés rencontrées en calcul sont variées. Il peut s'agir : d'une incapacité à comprendre les concepts qui sous-tendent certaines opérations mathématiques; d'un défaut de compréhension des termes ou des signes mathématiques; de la non-reconnaissance des symboles numériques; d'une difficulté à pratiquer les opérations arithmétiques ordinaires; d'une difficulté à comprendre quels nombres sont pertinents pour un problème arithmétique donné; d'une difficulté à aligner correctement les chiffres ou à placer les décimales ou les symboles lors des calculs; d'une mauvaise organisation spatiale des calculs; et d'une incapacité à apprendre de façon satisfaisante les tables de multiplication.

Inclure : acalculie de développement
syndrome de Gerstmann
trouble du développement de l'arithmétique

Exclure : acalculie acquise (R48.8)
difficultés en arithmétique associées à un trouble de la lecture ou de l'orthographe (F81.1)
difficultés en arithmétique dues essentiellement à un enseignement inadéquat (Z55.8)
trouble acquis de l'arithmétique (R48.8)

F81.3 Trouble mixte des acquisitions scolaires

Catégorie résiduelle mal définie, insuffisamment élaborée (mais nécessaire) de troubles dans lesquels il existe à la fois une altération significative du calcul et une altération de la lecture ou de l'orthographe, non imputables exclusivement à un retard mental global ou à une scolarisation inadéquate. Elle doit être utilisée pour des troubles répondant à la fois aux critères de F81.2 et à ceux de F81.0 ou de F81.1.

Exclure : trouble spécifique de l'acquisition
. de l'arithmétique (F81.2)
. de la lecture (F81.0)
. de l'orthographe (F81.1)

F81.8 Autres troubles des acquisitions scolaires

Inclure : trouble de l'acquisition de l'expression écrite

F81.9 Trouble des acquisitions scolaires, sans précision

Cette catégorie doitêtre évitée autant que possible; elle ne doit être utilisée que pour des troubles non spécifiques dans lesquels il existe une incapacité significative de l'apprentissage qui ne peut être attribuée entièrement à un retard mental, un trouble de l'acuité visuelle, ou une scolarisation inadéquate.

Inclure : incapacité d'apprentissage SAI
incapacité concernant l'acquisition des connaissances SAI
trouble de l'apprentissage SAI

F82 Trouble spécifique du développement moteur

La caractéristique essentielle de ce trouble est une altération importante du développement de la coordination motrice, non imputable entièrement à un retard intellectuel global ou à une affection neurologique spécifique, congénitale ou acquise (en dehors de celle qui peut être implicite dans l'anomalie de la coordination). La maladresse motrice s'accompagne habituellement d'un certain degré d'altération des performances cognitives dans le domaine visuo-spatial.

Directives pour le diagnostic

La coordination motrice de l'enfant, évaluée par des épreuves de motricité fine ou globale, doit être significativement inférieure au niveau attendu pour l'âge et l'intelligence générale de l'enfant. Cela est évalué au mieux à l'aide d'un test standardisé de coordination motrice fine et globale, passé individuellement. Les difficultés de coordination doivent avoir été présentes dès les premiers stades du développement (c.-à.-d. il ne doit pas s'agir d'un déficit acquis), et elles ne doivent pas être dues aux effets directs d'un déficit visuel ou auditif, ou d'un quelconque trouble neurologique spécifique.

Le degré de prédominance du trouble sur la coordination motrice — globale ou fine — est variable, et l'aspect particulier des difficultés motrices varie avec l'âge. Les étapes du développement moteur peuvent être retardées et il peut exister des troubles de la parole (en particulier des troubles de l'articulation). Le jeune enfant peut avoir une démarche maladroite et être lent à apprendre à courir, à sauter ou à monter et à descendre des escaliers. Il peut également avoir des difficultés pour apprendre à nouer des lacets de chaussures, à boutonner et déboutonner, et à lancer et attraper des balles. Il peut présenter une maladresse générale dans les mouvements fins ou globaux, et avoir tendance à laisser tomber des objets, à trébucher, à buter sur des obstacles et à être malhabile pour l'écriture. Ses performances en dessin sont habituellement faibles et il est souvent malhabile pour les puzzles, les jeux de construction, la construction de maquettes, les jeux de ballon, ainsi que pour dessiner et comprendre les cartes de géographie.

Dans la plupart des cas, un examen clinique attentif met en évidence des signes d'immaturité du développement neurologique tels que des mouvements choréiformes des membres non soutenus, des syncinésies et d'autres signes moteurs, ainsi que des signes de mauvaise coordination motrice fine et globale (symptômes généralement qualifiés de signes neurologiques «mineurs», étant donné qu'ils sont fréquemment observés chez les petits enfants et qu'ils n'ont pas de valeur localisatrice). Les réflexes ostéo-tendineux peuvent être exagérés ou diminués de manière bilatérale, mais ne sont pas asymétriques.

Le trouble peut s'accompagner de difficultés scolaires, parfois sévères, ainsi que de troubles émotionnels, de troubles du comportement, et de difficultés de socialisation, mais dont on ignore la fréquence et les caractéristiques.

Il n'existe aucun trouble neurologique spécifique (tel qu'une infirmité motrice cérébrale ou une dystrophie musculaire). Dans certains cas, on peut toutefois mettre en évidence des complications péri-natales, un très faible poids de naissance, ou une grande prématurité.

Ce syndrome a souvent été qualifié de «dysfonction cérébrale minime»; en raison de ses nombreuses significations contradictoires, l'utilisation de ce dernier terme n'est pas recommandée.

Inclure débilité motrice de l'enfant
dyspraxie de développement
trouble de l'acquisition de la coordination

Exclure anomalie de la démarche et de la motilité (R26.-)
manque de coordination (R27.-) secondaire à
. un retard mental (F70-F79)
. un trouble neurologique spécifique (G00-G99)

F83 Troubles spécifiques mixtes du développement

Catégorie résiduelle de troubles, mal définie et insuffisamment élaborée (mais nécessaire), caractérisée par la présence simultanée d'un trouble spécifique du développement de la parole ou du langage, d'un trouble des acquisitions scolaires, ou d'un trouble du développement moteur, sans qu'aucun de ces troubles ne prédomine suffisamment pour pouvoir constituer le diagnostic principal. Chacun de ces troubles spécifiques du développement s'accompagne habituellement d'une déficience globale, plus ou moins importante, des fonctions cognitives. Le diagnostic de trouble spécifique mixte doit être réservé aux cas présentant un chevauchement important de ces troubles du développement (p. ex. quand il existe des perturbations répondant aux critères d'au moins deux des catégories F80.-, F81.- ou F82.-).

F84 Troubles envahissants du développement

Groupe de troubles caractérisés par des altérations qualitatives des interactions sociales réciproques et des modalités de communication, ainsi que par un répertoire d'intérêts et d'activités restreint, stéréotypé et répétitif. Ces anomalies qualitatives, bien que variables dans leur intensité, infiltrent l'ensemble du fonctionnement du sujet, quelles que soient les situations. Dans la plupart des cas, le développement est anormal dès la toute petite enfance et, à quelques exceptions près, ces états pathologiques sont manifestes dès les cinq premières années. Habituellement, mais non constamment, il existe un certain degré de déficit cognitif général, mais en fait ces troubles sont définis en terme de comportement, déviant par rapport à l'âge mental de l'individu (que celui-ci présente ou non un retard mental). Il persiste des désaccords quant à la subdivision de l'ensemble du groupe des troubles envahissants du développement.
Dans certains cas, les troubles sont associés — et probablement dus — à des affections médicales (le plus souvent à des spasmes infantiles, une rubéole congénitale, une sclérose tubéreuse, une lipidose cérébrale, ou un syndrome du chromosome X fragile). Cependant, le diagnostic de ces troubles doit être posé à partir des caractéristiques comportementales, indépendamment de la présence ou de l'absence d'une quelconque affection médicale associée. Les affections médicales associées doivent être notées séparément. Le retard mental n'est pas une caractéristique constante des

troubles envahissants du développement; quand il est associé à l'un de ces troubles, il doit être noté séparément (sous F70-79).

F84.0 Autisme infantile

Trouble envahissant du développement, caractérisé par un développement, anormal ou déficient, manifeste avant l'âge de trois ans, avec une perturbation caractéristique du fonctionnement dans chacun des trois domaines suivants : interactions sociales, communication, comportement (au caractère restreint et répétitif). Le trouble survient trois à quatre fois plus souvent chez les garçons que chez les filles.

Directives pour le diagnostic

Habituellement, il n'y a pas de période initiale de développement tout à fait normal; si tel était le cas, la période de normalité ne dépasse pas l'âge de 3 ans. Il existe toujours des altérations qualitatives des interactions sociales. Celles ci se traduisent par une appréciation inadéquate des signaux sociaux ou émotionnels, comme en témoignent : l'absence de réaction aux émotions d'autrui; le manque d'adaptation du comportement au contexte social; la faible utilisation des messages sociaux; la faible intégration des comportements de communication, sociaux et émotionnels; et, surtout, le manque de réciprocité sociale et émotionnelle. Il existe également toujours des altérations qualitatives de la communication. Celles-ci se traduisent par : un défaut d'utilisation sociale des acquisitions langagières, quel que soit leur niveau; des anomalies dans le domaine du jeu de «faire semblant» ou du jeu d'imitation sociale; une faible synchronisation et un manque de réciprocité dans les échanges conversationnels; un manque de souplesse dans l'expression verbale et un relatif manque de créativité et de fantaisie dans les processus de pensée; un manque de réaction émotionnelle aux sollicitations verbales et non verbales d'autres personnes; une utilisation déficiente des variations de rythme et d'accentuation pour traduire les modulations de la communication; un manque de gestes d'accompagnement pour accentuer et faciliter la compréhension de la communication parlée.

Le trouble se caractérise enfin par l'aspect restreint, répétitif et stéréotypé du comportement, des intérêts et des activités, comme en témoignent : une tendance à rigidifier et à ritualiser de nombreux aspects du fonctionnement quotidien (concernant habituellement aussi bien les activités nouvelles que les activités routinières et les jeux familiers); un attachement spécifique, surtout chez le petit enfant, à des objets insolites, typiquement de consistance dure; une insistance pour effectuer certaines activités routinières selon des rituels n'ayant pas de caractère fonctionnel (impliquant, par exemple, des préoccupations stéréotypées par des dates, des itinéraires ou des horaires); des stéréotypies motrices; un intérêt particulier pour les éléments non fonctionnels des objets (p. ex. leur odeur ou leur consistance); une résistance à des changements dans les activités routinières; une opposition à toute modification de l'environnement personnel (concernant, par exemple, le déplacement de meubles ou d'éléments de décoration).

En plus de ces caractéristiques diagnostiques spécifiques, les enfants autistes présentent souvent divers autres problèmes non spécifiques tels que des peurs ou des phobies, des troubles du sommeil et de l'alimentation, des crises de colère et des comportements agressifs. Les automutilations (p. ex. se mordre le poignet) sont assez fréquentes, en particulier lorsque le trouble s'accompagne d'un retard mental sévère. La plupart des enfants autistes manquent de spontanéité, d'initiative et de créativité dans l'organisation de leur temps de loisir et ont des difficultés à concevoir les décisions à prendre dans le cadre d'un travail (y compris lorsque les tâches elles-mêmes correspondent à leurs capacités). L'expression particulière des déficits inhérents à un autisme se modifie certes avec l'âge; toujours est-il que ces déficits persistent à l'âge adulte, et qu'ils se traduisent là encore par des problèmes de socialisation, de communication et d'intérêt. La survenue d'anomalies du développement avant l'âge de 3 ans est nécessaire au diagnostic, mais le diagnostic peut être évoqué dans tous les groupes d'âge.
L'autisme infantile peut s'accompagner de niveaux très variables de Q.I., mais il existe un retard mental significatif dans environ 3/4 des cas.

Inclure : psychose infantile
syndrome de Kanner
trouble autistique

Diagnostic différentiel. On doit évoquer un autre trouble envahissant du développement; un trouble spécifique de l'acquisition du langage, de type réceptif (F80.2) avec problèmes sociaux et émotionnels secondaires; un trouble réactionnel de l'attachement de l'enfance (F94.1); un trouble de l'attachement de l'enfance avec désinhibition (F94.2); un retard mental (F70-F79) avec troubles émotionnels ou comportementaux associés; une schizophrénie (F20.-) à début très précoce; un syndrome de Rett (F84.2).

Exclure : psychopathie autistique (F84.5)

F84.1 Autisme atypique

Trouble envahissant du développement qui diffère de l'autisme infantile par l'âge de survenue ou parce qu'il ne répond pas à l'ensemble des trois groupes de critères diagnostiques d'un autisme infantile. Ainsi, soit les anomalies ou altérations du développement se manifestent après l'âge de trois ans, soit les manifestations pathologiques ne sont pas suffisantes dans un ou deux des trois domaines psychopathologiques nécessaires au diagnostic d'autisme (interactions sociales, communication, comportement restreint, stéréotypé et répétitif). Cette dernière atypicité est particulièrement fréquente chez les enfants qui présentent un retard mental profond (chez ces enfants, il n'est guère possible de mettre en évidence les comportements spécifiques anormaux requis pour le diagnostic d'autisme).Elle s'observe également chez les enfants qui ont un trouble spécifique sévère de l'acquisition du langage, de type réceptif; certains de ces enfants présentent en effet des symptômes sociaux, émotionnels et comportementaux qui se recoupent avec les caractéristiques d'un autisme infantile. L'autisme atypique constitue ainsi une entité clinique qu'il est justifié de séparer de l'autisme infantile.

Inclure : psychose infantile atypique
retard mental avec caractéristiques autistiques

F84.2 Syndrome de Rett

Trouble décrit jusqu'ici uniquement chez les filles, dont la cause est inconnue, et qui a été individualisé sur la base d'un début, d'une évolution et d'une symptomatologie caractéristiques. Le trouble se caractérise typiquement par un développement initial apparemment normal ou presque normal, suivi d'une perte partielle ou complète du langage et de l'usage des mains, associée à un ralentissement du développement crânien. Il survient habituellement entre 7 et 24 mois. La perte de la motricité volontaire des mains, les mouvements stéréotypés de torsion des mains et une hyperventilation, sont particulièrement caractéristiques de ce trouble. Le développement social et le développement du jeu sont arrêtés dès les 2 ou 3 premières années, alors que l'intérêt social est habituellement conservé. Au cours de la deuxième enfance, on observe souvent une ataxie du tronc et une apraxie, associées à une scoliose ou à une cypho-scoliose, et parfois des mouvements choréo-athétosiques. Le trouble entraîne toujours un retard mental sévère et s'accompagne fréquemment de crises épileptiques, survenant au cours de la première et de la seconde enfance.

Directives pour le diagnostic

Dans la plupart des cas, le trouble débute entre 7 et 24 mois. La caractéristique la plus typique est la perte de la motricité volontaire des mains et celle des performances acquises dans le domaine de la manipulation motrice fine. Cette perte s'accompagne : de la perte totale ou partielle — ou de l'absence — de développement du langage; de mouvements stéréotypés des mains (à type de torsion ou de lavage), avec les bras en flexion devant la poitrine ou le menton; d'une tendance à mouiller les mains avec de la salive; d'une difficulté à mâcher correctement les aliments; d'épisodes fréquents d'hyperventilation; d'une absence presque constante de maîtrise du contrôle sphinctérien; souvent d'une salivation excessive et d'une protrusion de la langue; ainsi que de la perte des interactions sociales. Typiquement, ces enfants conservent une sorte de «sourire social», ils regardent les gens ou regardent «à travers» eux, mais sans interagir socialement (toutefois, les interactions sociales, absentes au cours de la première enfance, se développent souvent plus tard). Le polygone de sustentation s'élargit, les muscles sont hypotoniques, les mouvements du tronc deviennent habituellement mal coordonnés et il se développe souvent une scoliose ou une cypho-scoliose. Des atrophies spinales, entraînant une invalidité motrice sévère, se développent à l'adolescence ou à l'âge adulte dans environ la moitié des cas. Ultérieurement, une rigidité spastique peut devenir manifeste, habituellement plus marquée aux membres inférieurs qu'aux membres supérieurs. Dans la majorité des cas, le trouble s'accompagne de crises épileptiques, à type d'absences, la première crise survenant habituellement avant l'âge de 8 ans. Les automutilations délibérées et les préoccupations ou habitudes stéréotypées complexes sont rares dans ce trouble (contrairement à ce qu'on observe dans l'autisme).

Diagnostic différentiel. Au début, le diagnostic de syndrome de Rett repose avant tout sur l'absence de mouvements volontaires des mains, le ralentissement du développement crânien, l'ataxie, les mouvements stéréotypés des mains (à type de lavage) et l'absence de mastication correcte. L'évolution, vers une détérioration motrice progressive, confirme le diagnostic.

F84.3 Autre trouble désintégratif de l'enfance

Trouble envahissant du développement (autre que le syndrome de Rett), caractérisé par la présence d'une période de développement tout à fait normal avant la survenue du trouble, suivie d'une perte manifeste, en quelques mois, des performances antérieurement acquises dans plusieurs domaines du développement; en même temps apparaissent des anomalies caractéristiques de la communication, du fonctionnement social, et du comportement. La survenue du trouble est souvent précédée de symptômes prodromiques peu précis; l'enfant devient opposant, irritable, anxieux et hyperactif; ces symptômes sont suivis d'un appauvrissement, puis d'une perte de la parole et du langage, et d'une désorganisation du comportement. Dans certains cas, la perte des acquisitions est lentement progressive (en particulier quand le trouble est associé à une affection neurologique progressive identifiable); le plus souvent toutefois, on observe une régression, pendant plusieurs mois, puis une stabilisation, suivie d'une récupération partielle. Le pronostic est habituellement très défavorable, la plupart des sujets gardant un retard mental sévère. On ne sait pas encore dans quelle mesure ce trouble se différencie d'un autisme. Dans certains cas, sa survenue peut être attribuée à une encéphalopathie, mais le diagnostic doit reposer sur les anomalies du comportement. Toute affection neurologique associée doit être notée séparément.

Directives pour le diagnostic

Le diagnostic repose sur un développement apparemment normal jusqu'à l'âge de 2 ans au moins, suivi d'une perte manifeste de performances préalablement acquises, associée à des anomalies qualitatives du fonctionnement social. Il existe habituellement une régression profonde — ou une perte — du langage; une régression du niveau des jeux, des performances sociales et des comportements adaptifs; souvent une perte du contrôle sphinctérien; et parfois une détérioration du contrôle moteur. Les perturbations précédentes s'accompagnent typiquement d'une perte générale de l'intérêt pour l'environnement, de conduites motrices maniérées, stéréotypées et répétitives; et d'une altération de type autistique des interactions sociales et de la communication. Ce syndrome ressemble, dans une certaine mesure, aux états démentiels de l'adulte, mais il en diffère par trois points clés : dans la plupart des cas,, aucune affection ou lésion organique précise ne peut être mise en évidence (bien qu'on admette habituellement la présence d'un dysfonctionnement cérébral organique); la perte des acquisitions peut être suivie d'une certaine récupération; les troubles de la socialisation et de la communication ont un aspect déviant, plus typique de l'autisme que d'une régression intellectuelle. Pour toutes ces raisons, le syndrome est inclus ici plutôt que sous F00-F09.

Inclure : dementia infantilis
psychose désintégrative
psychose symbiotique
syndrome de Heller

Exclure : aphasie acquise avec épilepsie (F80.3)
mutisme électif (F93.0)
schizophrénie (F20.-)
syndrome de Rett (F84.2)

F84.4 Hyperactivité associée à un retard mental et à des mouvements stéréotypés

Trouble mal défini dont la validité nosologique reste incertaine. Cette catégorie est incluse ici parce qu'il est démontré que les enfants ayant un retard mental sévère (Q.I. inférieur à 50), associé à une hyperactivité importante et à une perturbation majeure de l'attention, présentent souvent des comportements stéréotypés. Chez ces enfants, les médicaments stimulants sont habituellement inefficaces (contrairement à ce qu'on observe chez les enfants ayant un Q.I. normal) et peuvent provoquer une réaction dysphorique sévère (accompagnée parfois d'un ralentissement psychomoteur). A l'adolescence, l'hyperactivité fait souvent place à une hypoactivité (évolution inhabituelle chez les enfants hyperkinétiques d'intelligence normale). Le syndrome s'accompagne habituellement de divers retards de développement, spécifiques ou globaux.

On ne sait pas encore dans quelle mesure le syndrome comportemental est la conséquence du retard mental ou d'une lésion cérébrale organique. On ne sait pas non plus comment classer les troubles associant un retard mental léger et un syndrome hyperkinétique; en attendant, ils ont été inclus sous F90.-.

Directives pour le diagnostic

Le diagnostic repose sur l'association d'une hyperactivité sévère — inappropriée compte-tenu du développement —, de stéréotypies motrices et d'un retard mental sévère; ces trois éléments doivent être présents pour le diagnostic. Si le trouble répond aux critères diagnostiques de F84.0, F84.1 ou F84.2, il doit être classé sous l'un de ces troubles.

F84.5 Syndrome d'Asperger

Trouble de validité nosologique incertaine, caractérisé par une altération qualitative des interactions sociales réciproques, semblable à celle observée dans l'autisme, associée à un répertoire d'intérêts et d'activités restreint, stéréotypé et répétitif. Il se différencie de l'autisme essentiellement par le fait qu'il ne s'accompagne pas d'un retard ou d'une déficience du langage ou du développement cognitif. La plupart des sujets présentant ce trouble ont une intelligence normale, mais ils sont habituellement très maladroits. Le trouble est beaucoup plus fréquent chez les garçons que chez les filles (environ huit garçons pour une fille). Il est très probable qu'au moins certains cas de syndrome d'Asperger représentent en fait des formes atténuées d'autisme ; il n'est pas certain toutefois que ce soit toujours le cas. Les anomalies persistent souvent à l'adolescence et à l'âge adulte et ne semblent guère influencées par l'environnement. Au début de l'âge adulte, le trouble s'accompagne parfois d'épisodes psychotiques.

Directives pour le diagnostic

Le diagnostic repose sur la présence d'altérations qualitatives des interactions sociales et d'un aspect restreint, répétitif et stéréotypé du comportement, des intérêts et des activités (comme dans l'autisme), mais sans retard cliniquement significatif du langage ou du développement cognitif. Le trouble peut s'accompagner de difficultés de communication similaires à celles observées dans l'autisme, mais la présence d'un retard significatif du langage élimine le diagnostic.

Inclure : psychopathie autistique
trouble schizoïde de l'enfance

Exclure : schizophrénie simple (F20.6)
personnalité anankastique (F60.5)
trouble de l'attachement de l'enfance (F94.1 et F94.2)
trouble obsessionnel-compulsif (F42)
trouble schizotypique (F21)

F84.8 Autres troubles envahissants du développement

F84.9 Trouble envahissant du développement, sans précision

Catégorie diagnostique résiduelle qui doit être utilisée pour classer des troubles correspondant à la description générale des troubles envahissants du développement, mais pour lesquels on manque d'informations précises ou pour lesquels les informations sont contradictoires, de sorte qu'ils ne répondent aux critères d'aucun des troubles décrits sous F84.

F88 Autres troubles du développement psychologique

Inclure : agnosie de développement

F89 Trouble du développement psychologique, sans précision

Inclure : trouble du développement SAI

F90-F98 Troubles du comportement et troubles émotionnels apparaissant habituellement durant l'enfance ou à l'adolescence

F99 Trouble mental, sans précision

Plan général de cette section

F90 Troubles hyperkinétiques

F90.0 Perturbation de l'activité et de l'attention
F90.1 Trouble hyperkinétique et trouble des conduites
F90.8 Autres troubles hyperkinétiques
F90.9 Trouble hyperkinétique, sans précision

F91 Troubles des conduites

F91.0 Trouble des conduites limité au milieu familial
F91.1 Trouble des conduites, type mal socialisé
F91.2 Trouble des conduites, type socialisé
F91.3 Trouble oppositionnel avec provocation
F91.8 Autres troubles des conduites
F91.9 Trouble des conduites, sans précision

F92 Troubles mixtes des conduites et des émotions

F92.0 Trouble des conduites avec dépression
F92.8 Autres troubles mixtes des conduites et des émotions
F92.9 Trouble mixte des conduites et des émotions, sans précision

F93 Troubles émotionnels débutant spécifiquement dans l'enfance

F93.0 Angoisse de séparation de l'enfance
F93.1 Trouble anxieux phobique de l'enfance
F93.2 Anxiété sociale de l'enfance
F93.3 Rivalité dans la fratrie
F93.8 Autres troubles émotionnels de l'enfance
F93.9 Trouble émotionnel de l'enfance, sans précision

F94 Troubles du fonctionnement social débutant spécifiquement durant l'enfance ou à l'adolescence

F94.0 Mutisme électif
F94.1 Trouble réactionnel de l'attachement de l'enfance
F94.2 Trouble de l'attachement de l'enfance, avec désinhibition
F94.8 Autres troubles du fonctionnement social de l'enfance
F94.9 Trouble du fonctionnement social de l'enfance, sans précision

F95 Tics

F95.0 Tic transitoire
F95.1 Tic moteur ou vocal chronique
F95.2 Forme associant tics vocaux et tics moteurs multiples [Syndrome de Gilles de la Tourette].
F95.8 Autres tics.
F95.9 Tic, sans précision

F98 Autres troubles du comportement et autres troubles émotionnels apparaissant habituellement durant l'enfance ou à l'adolescence

F98.0 Enurésie non organique
F98.1 Encoprésie non organique
F98.2 Trouble de l'alimentation de la première et de la deuxième enfance
F98.3 Pica de la première et de la deuxième enfance
F98.4 Mouvements stéréotypés
F98.5 Bégaiement
F98.6 Bredouillement [langage précipité]
F98.8 Autres troubles du comportement et autres troubles émotionnels spécifiés apparaissant habituellement durant l'enfance ou à l'adolescence
F98.9 Trouble du comportement et trouble émotionnel apparaissant habituellement durant l'enfance ou à l'adolescence, sans précision

F99 Trouble mental, sans autre indication

F90 Troubles hyperkinétiques

Ensemble de troubles caractérisés par : un début précoce; l'association d'une activité excessive et désorganisée, d'une inattention marquée et d'un manque de persévérance dans les tâches; la présence de ces caractéristiques comportementales dans de nombreuses situations et leur caractère persistant.

La conception la plus répandue de l'origine de ces troubles fait jouer un rôle déterminant à des anomalies constitutionnelles, mais on ne leur connaît pas encore d'étiologie spécifique. Ces dernières années, l'emploi du terme «trouble déficitaire de l'attention» a été proposé. Il n'a pas été utilisé ici pour les raisons suivantes : (1) il implique une connaissance des processus psychologiques en cause, ce qui n'est pas encore le cas et (2) il incite à inclure dans cette catégorie diagnostique des enfants sujets à des préoccupations anxieuses, ou des rêveurs apathiques, dont les difficultés sont probablement de nature différente. Cependant, d'un point de vue comportemental, il est clair que les difficultés d'attention constituent une caractéristique essentielle de ces syndromes hyperkinétiques.

Les troubles hyperkinétiques débutent toujours précocement au cours du développement (habituellement au cours des cinq premières années). Ils se caractérisent principalement par l'association d'un manque de persévérance dans les activités qui exigent une participation cognitive, d'une tendance à passer d'une activité à l'autre sans en terminer aucune, et d'une activité globale désorganisée, mal coordonnée et excessive. Ces handicaps persistent habituellement pendant toute la scolarité et même jusqu'à l'âge adulte; mais chez de nombreux sujets, l'attention et l'activité s'améliorent progressivement.

Les troubles hyperkinétiques peuvent s'accompagner de plusieurs autres anomalies. Les enfants hyperkinétiques sont souvent imprudents et impulsifs, sujets aux accidents, et posent souvent des problèmes de discipline du fait d'un manque de respect des règles, résultant plus d'une absence de réflexion que d'une opposition délibérée. Leurs relations avec les adultes se caractérisent souvent par un manque d'inhibition sociale, de réserve et de retenue. Ils sont mal acceptés par les autres enfants, ce qui peut les conduire à un isolement social. Ces troubles s'accompagnent souvent d'un déficit cognitif et d'un retard spécifique du développement de la motricité et du langage.

Secondairement peuvent survenir des complications comme un comportement dyssocial et une baisse de l'estime de soi. D'où le chevauchement important entre l'hyperkinésie et d'autres types de comportements perturbateurs comme le «trouble des conduites, type mal socialisé». Néanmoins, les données actuelles plaident en faveur de l'individualisation d'un ensemble de troubles dont l'hyperkinésie est le problème central.

Les troubles hyperkinétiques sont beaucoup plus fréquents chez les garçons. Ils s'accompagnent souvent de difficultés de lecture (ou d'autres difficultés scolaires).

Directives pour le diagnostic

Les caractéristiques essentielles sont une perturbation de l'attention et une activité excessive. Elles doivent être simultanément présentes et se manifester dans plus d'une situation (p. ex. à la maison, à l'école et à l'hôpital).

La perturbation de l'attention se manifeste par l'interruption prématurée des tâches entreprises et leur abandon dans un état inachevé. Les enfants passent fréquemment d'une activité à l'autre, comme s'ils cessaient de porter attention à une tâche parce qu'une autre les attire (alors que les études en laboratoire ne relèvent pas en général de distractibilité sensorielle ou perceptuelle à un degré notable). Ce manque de persévérance et cette inattention ne doivent être retenus pour le diagnostic que s'ils sont excessifs par rapport à l'âge et au Q.I.

L'hyperactivité est responsable d'une agitation excessive, tout particulièrement dans les situations qui exigent un certain calme. Elle s'exprime différemment selon les situations : l'enfant court et saute sans cesse, se lève de son siège quand on lui demande de rester assis, parle sans arrêt ou fait beaucoup de bruit, gigote ou tripote sans cesse quelque chose. Le critère de décision doit être une activité excessive par rapport à ce qu'on attend généralement d'un enfant du même âge et du même niveau intellectuel dans une situation donnée. Cette caractéristique comportementale est particulièrement évidente dans les situations structurées et organisées exigeant un bon contrôle de soi.

Les symptômes suivants ne sont ni nécessaires ni suffisants pour porter le diagnostic, mais ils peuvent l'étayer quand ils sont associés : manque de retenue dans les relations sociales, imprudence dans les situations dangereuses, mépris des règles sociales (s'immiscer dans les activités d'autrui ou les interrompre, répondre précipitamment aux questions avant même qu'elles aient été complètement formulées, ou refus d'attendre son tour).

Des difficultés d'apprentissage et une maladresse motrice sont d'une fréquence inhabituelle; quand elles existent, elles doivent être notées à part (F80 à F89), mais elles ne doivent pas faire partie du diagnostic de trouble hyperkinétique à proprement parler.

La présence de symptômes d'un trouble des conduites n'est pas un critère d'inclusion ou d'exclusion pour le diagnostic principal, mais la subdivision principale du trouble dépend de leur présence ou de leur absence (voir plus loin).

Les problèmes comportementaux caractéristiques doivent survenir précocement (avant l'âge de 6 ans) et persister durablement. Cependant, l'hyperactivité est difficile à reconnaître avant le début de la scolarité en raison de variations normales importantes : seuls des écarts extrêmes doivent conduire à ce diagnostic chez un enfant d'âge préscolaire.

A l'âge adulte, le diagnostic de trouble hyperkinétique peut encore être porté. Les critères sont identiques, mais l'attention et l'activité doivent être jugées par rapport aux normes appropriées du développement. Quand l'hyperkinésie était présente dans l'enfance et a disparu pour faire place à un autre trouble, p. ex. une personnalité dyssociale ou un abus de substances psycho-actives, on doit noter le trouble actuel (et non le trouble antérieur).

Diagnostic différentiel. Les formes mixtes sont fréquentes. Le diagnostic de trouble envahissant du développement a priorité sur celui de trouble hyperkinétique. Le diagnostic différentiel avec les troubles des conduites est particulièrement difficile. Quand les critères du trouble hyperkinétique sont réunis, ce diagnostic a priorité sur celui de trouble des conduites. Cependant, des formes mineures d'hyperactivité et d'inattention sont fréquentes dans les troubles des conduites. Quand un trouble présente simultanément les caractéristiques d'une hyperactivité et d'un trouble des conduites, et quand l'hyperactivité est générale et sévère, on doit porter un diagnostic de «trouble hyperkinétique et trouble des conduites» (F90.1).
Un autre problème se pose quand une hyperactivité et une inattention, relativement différentes de celles qui caractérisent un trouble hyperkinétique, surviennent en tant que symptômes d'un trouble anxieux ou dépressif. Ainsi, l'agitation typique d'un trouble dépressif agité ne doit pas faire porter un diagnostic de trouble hyperkinétique. Si les critères d'un trouble anxieux (F40.-, F41.-, F43.- ou F93.-) sont réunis, on ne doit pas faire un diagnostic de trouble hyperkinétique, sauf si l'agitation s'accompagne d'autres symptômes en faveur d'un trouble hyperkinétique. De même, si les critères d'un trouble de l'humeur (F30-F39) sont réunis, on ne doit pas faire un diagnostic additionnel de trouble hyperkinétique sous prétexte qu'il existe des troubles de la concentration et une agitation psychomotrice. Un double diagnostic n'est justifié que si le trouble hyperkinétique est manifestement présent séparément, ses symptômes étant indépendants du trouble de l'humeur.
Un comportement hyperactif de début brutal chez un enfant d'âge scolaire résulte probablement d'un trouble réactionnel (psychogène ou organique), d'un état maniaque, d'une schizophrénie ou d'une maladie neurologique (p. ex. un rhumatisme articulaire aigu).

Exclure : schizophrénie (F20.-)
troubles anxieux (F41.- ou F93.0)
troubles envahissants du développement (F84.-)
troubles de l'humeur [affectifs] F30-F39)

F90.0 Perturbation de l'activité et de l'attention

On continue à s'interroger sur la manière la plus adéquate de subdiviser les troubles hyperkinétiques. Cependant, les études catamnestiques montrent que le devenir à l'adolescence ou à l'âge adulte est influencé dans une large mesure par l'association de ce trouble à un comportement agressif, délinquant ou dyssocial. C'est pourquoi la subdivision principale repose sur la présence ou l'absence de ces caractéristiques associées. On doit faire un diagnostic de F90.0 quand l'ensemble des critères du trouble hyperkinétique sont réunis (F90.-) alors que ceux de F91 (trouble des conduites) ne le sont pas.

Inclure : trouble ou syndrome déficitaire de l'attention avec hyperactivité
hyperactivité avec déficit de l'attention

Exclure : trouble hyperkinétique associé à un trouble des conduites (F90.1)

F90.1 Trouble hyperkinétique et trouble des conduites

On doit noter ce diagnostic quand l'ensemble des critères du trouble hyperkinétique (F90.-) et l'ensemble des critères d'un trouble des conduites (F91.-) sont simultanément présents.

F90.8 Autres troubles hyperkinétiques

F90.9 Trouble hyperkinétique, sans précision

Catégorie résiduelle non recommandée; son utilisation doit être réservée aux cas où la différenciation entre F90.0 et F90.1 n'est pas possible, l'ensemble des critères de F90.- étant présents.

Inclure : réaction ou syndrome hyperkinétique de l'enfance ou de l'adolescence SAI

F91 Troubles des conduites

Troubles caractérisés par un ensemble de conduites dyssociales, agressives ou provocatrices, répétitives et persistantes. Ces troubles, dans leur forme extrême, conduisent l'enfant à enfreindre les règles sociales correspondant à son âge. Ils dépassent ainsi largement le cadre des «mauvais tours» ou «mauvaises blagues» des enfants et des attitudes habituelles de rébellion des adolescents. Des actes dyssociaux ou criminels isolés ne sont pas en eux-mêmes suffisants pour porter ce diagnostic, qui implique la notion d'un mode de fonctionnement persistant.

Les caractéristiques d'un trouble des conduites peuvent être les symptômes d'une autre affection psychiatrique; dans ce cas, c'est ce dernier diagnostic qui doit être retenu.

Les troubles des conduites peuvent, dans certains cas, évoluer vers une personnalité dyssociale (F60.2). Ils sont souvent associés à des perturbations du milieu psychosocial, p. ex. des relations familiales non satisfaisantes ou un échec scolaire; ils sont plus fréquents chez les garçons. Le diagnostic différentiel avec les troubles émotionnels est bien validé; en revanche, les limites avec l'hyperactivité sont moins nettes et les deux troubles sont souvent intriqués.

Directives pour le diagnostic

Le diagnostic doit tenir compte du niveau de développement de l'enfant. Les crises de colère, par exemple, font partie du développement normal d'un enfant de 3 ans, et ne sont pas, en elles-mêmes, suffisantes pour le diagnostic. De même, la violation des droits fondamentaux d'autrui (p. ex. un crime violent) ne correspond pas aux aptitudes de la majorité des enfants de 7 ans et de ce fait ne constitue pas un critère diagnostique nécessaire dans ce groupe d'âge.

Le diagnostic repose sur la présence de conduites du type suivant : manifestations excessives de bagarres et de tyrannie, cruauté envers des personnes ou des animaux, destruction des biens d'autrui, conduites incendiaires, vols, mensonges répétés, école buissonnière et fugues, crises de colère et désobéissance anormalement fréquentes et graves. La présence de manifestations nettes de l'un des groupes de conduites précédentes est suffisante pour le diagnostic, alors que la survenue d'actes dyssociaux isolés ne l'est pas.

On ne doit pas faire ce diagnostic quand le trouble est dû à une schizophrénie, une manie, un trouble envahissant du développement, un trouble hyperkinétique ou une dépression.

Il n'est pas recommandé de porter ce diagnostic quand le comportement décrit plus haut n'a pas duré au moins 6 mois.

Diagnostic différentiel. Un trouble des conduites peut se surajouter à d'autres troubles. Quand un trouble des conduites est associé à un trouble émotionnel débutant spécifiquement dans l'enfance (F93.-), on doit porter un diagnostic de trouble mixte des conduites et des émotions (F92.-). Quand un trouble des conduites répond par ailleurs aux critères d'un trouble hyperkinétique (F90.-), c'est ce dernier diagnostic qui doit être porté. La présence d'une hyperactivité et d'une inattention modérée ou en rapport avec une situation spécifique est toutefois courante chez les enfants atteints de troubles des conduites, de même qu'une faible estime de soi et une labilité émotionnelle; aucune de ces caractéristiques ne fait éliminer le diagnostic.

Exclure : schizophrénie (F20.-)
troubles des conduites associés à
. des troubles émotionnels (F92.-)
. des troubles hyperkinétiques (F90.1)
troubles envahissants du développement (F84.-)
troubles de l'humeur [affectifs] (F30-F39)

F91.0 Trouble des conduites limité au milieu familial

Trouble des conduites caractérisé par la présence d'un comportement dyssocial ou agressif (non limité à un comportement oppositionnel, provocateur ou perturbateur), se manifestant exclusivement ou presque à la maison ou dans les relations avec les membres de la famille nucléaire ou les personnes vivant sous un même toit. Le trouble doit répondre aux critères généraux cités sous F91. La présence d'une perturbation, même sévère, des relations parents-enfants n'est pas en soi suffisante pour porter ce diagnostic. Il peut s'agir de vols à la maison, souvent de vols d'argent ou d'autres biens appartenant à un ou à deux membres de la famille bien précis. Le trouble peut s'accompagner de conduites délibérément destructrices, souvent dirigées contre des membres spécifiques de la famille : l'enfant peut briser des jouets ou des bibelots, déchirer des vêtements, abîmer des meubles ou détruire des objets auxquels on tient. Un comportement violent à l'égard des membres de la famille (mais non vis-à-vis d'autres personnes) et le fait de mettre délibérément le feu à la maison constituent également des arguments en faveur de ce diagnostic.

Directives pour le diagnostic

Le diagnostic implique qu'il n'existe aucun trouble significatif des conduites en dehors du milieu familial et que les relations sociales de l'enfant en dehors de sa famille se situent dans les limites de la normale.
Les troubles des conduites spécifiques du milieu familial surviennent presque toujours dans un contexte de grave perturbation des relations entre l'enfant et un ou plusieurs des membres de la famille nucléaire. Dans certains cas, ils peuvent survenir à l'occasion d'un conflit avec une belle-mère ou un beau-père nouvellement arrivé. La validité nosologique de cette catégorie reste incertaine, mais il est possible que ces troubles des conduites, dans une large mesure situationnels, aient un pronostic moins défavorable que les troubles généralisés des conduites.

F91.1 Trouble des conduites, type mal socialisé

Trouble des conduites caractérisé par la présence d'un comportement dyssocial ou agressif persistant (répondant aux critères généraux cités sous F91 et non limité à un comportement oppositionnel, provocateur ou perturbateur), associé à une altération globale et significative des relations avec les autres enfants.

Directives pour le diagnostic

L'absence d'intégration de l'enfant parmi ses camarades est la caractéristique principale qui permet de distinguer ce groupe de troubles des conduites de type «socialisé» et elle *a priorité* sur toutes les autres modalités de distinction. La perturbation des relations avec les camarades se traduit par un isolement, une impopularité ou un rejet par les autres enfants, une absence d'amis intimes ou de relations amicales durables avec les enfants du même âge. Les relations avec les adultes sont souvent empreintes de discorde, d'hostilité et de rancune, mais l'enfant peut également avoir de bonnes relations avec les adultes (encore que ces relations manquent habituellement de confiance); la présence de relations satisfaisantes avec les adultes ne fait pas éliminer le diagnostic. Le trouble s'accompagne souvent, mais pas toujours, d'un trouble émotionnel (quand ce dernier est suffisamment marqué pour répondre aux critères d'un trouble mixte des conduites et des émotions, on doit porter un diagnostic de F92).
Les conduites agressives sont en général (mais pas toujours) perpétrées en solitaire. Les comportements typiques comprennent : des conduites tyranniques, des bagarres excessives, et (chez les enfants plus âgés), du racket et des violences; une désobéissance excessive, une grossièreté ou une insolence, une absence de coopération et un refus de l'autorité; des accès graves de colère et de rage incontrôlée; la destruction des biens d'autrui, des conduites incendiaires et une cruauté envers les autres enfants et les animaux. Certains enfants isolés peuvent malgré tout être impliqués dans des conduites agressives en groupe. C'est moins la nature des conduites agressives que la qualité des relations interpersonnelles qui est importante pour faire le diagnostic.
Le trouble se manifeste habituellement dans des situations très variées, mais il peut être particulièrement évident à l'école; sa survenue dans certai-

nes situations spécifiques, hormis le domicile familial, est compatible avec le diagnostic.

Inclure : trouble des conduites, type mal socialisé-agressif
trouble des conduites, type solitaire-agressif.

F91.2 Trouble des conduites, type socialisé

Troubles des conduites caractérisés par la présence d'un comportement dyssocial ou agressif persistant (répondant aux critères généraux cités sous F91 et non limités à un comportement oppositionnel, provocateur ou perturbateur), se manifestant chez des enfants habituellement bien intégrés dans leur groupe d'âge.

Directives pour le diagnostic

La caractéristique fondamentale est la présence de relations amicales durables avec les camarades du même groupe d'âge. Ce groupe est souvent, mais pas toujours, constitué de jeunes impliqués dans des activités délictueuses ou dyssociales (dans ce cas, la conduite désapprouvée par la société est approuvée par les camarades et soumise à la loi de la sous-culture correspondante). Cependant, ceci n'est pas nécessaire au diagnostic; l'enfant peut appartenir à un groupe de non délinquants, sa conduite dyssociale se manifestant en dehors de ce contexte. Il peut exister des relations perturbées avec les victimes et d'autres enfants, particulièrement quand il s'agit d'un comportement dyssocial tyrannique. Ceci ne fait pas éliminer le diagnostic si l'enfant appartient par ailleurs à un groupe envers lequel il est loyal et au sein duquel il peut entretenir des relations amicales durables.
Les relations avec des adultes représentant l'autorité sont médiocres, mais il peut exister de bonnes relations avec certains adultes. Les troubles émotionnels sont habituellement peu importants. Les troubles des conduites peuvent concerner ou non la famille; quand ils surviennent électivement dans le milieu familial, cela exclut le diagnostic. Les troubles sont souvent plus évidents en dehors de la famille; leur survenue élective à l'école (ou dans toute autre situation extrafamiliale) est compatible avec le diagnostic.

Inclure : délinquance «de groupe»
délits commis «en bandes»
école buissonnière
trouble des conduites, type «en groupe»
vols en groupe

Exclure : activité de gang sans trouble psychiatrique manifeste (Z03.2).

F91.3 Trouble oppositionnel avec provocation

Trouble des conduites, se manifestant habituellement chez des enfants âgés de moins de 9 ou 10 ans. Il est caractérisé par la présence d'un comportement provocateur ou désobéissant, et par l'absence de conduites agressives ou dyssociales graves enfreignant la loi ou les droits d'autrui. Il doit répondre aux critères généraux cités sous F91; les «mauvaises blagues» ou «mauvais tours», même sévères, ne justifient pas, en eux-mêmes, ce diagnostic. Beaucoup d'auteurs considèrent que les comportements oppositionnels avec provocation représentent des formes relativement mineures de troubles des conduites, plutôt qu'un trouble qualitativement distinct. On manque de données pour préciser si cette distinction est d'ordre qualitatif ou quantitatif. Cependant, certaines données montrent que si cette distinction est réelle, elle est surtout valable pour les jeunes enfants. Cette catégorie doit être utilisée avec prudence, en particulier chez les enfants plus âgés. Chez ces derniers, les troubles des conduites ayant une signification clinique s'accompagnent habituellement de comportements dyssociaux ou agressifs dépassant le cadre d'un comportement provocateur, désobéissant ou perturbateur. Cependant, ils sont souvent précédés par un trouble oppositionnel avec provocation. Cette catégorie a été retenue pour rendre compte d'une pratique diagnostique courante et faciliter la classification des troubles survenant chez les jeunes enfants.

Directives pour le diagnostic

La caractéristique essentielle de ce trouble est un mode de comportement persistant, caractérisé par un négativisme, une hostilité, et une provocation dépassant nettement les limites des comportements observés chez les enfants du même groupe d'âge dans un même contexte socioculturel. Le trouble ne comprend pas les atteintes plus graves aux droits d'autrui, caractérisant les comportements agressifs et dyssociaux décrits sous F91.0 à F91.2. Les enfants atteints de ce trouble défient souvent activement les ordres ou les règles des adultes, et provoquent délibérément les autres. Ils sont habituellement coléreux, rancuniers et susceptibles et accusent facilement les autres d'être responsables de leurs propres erreurs ou difficultés. Ils ont habituellement une faible tolérance à la frustration et perdent facilement leur sang froid. Leur opposition a typiquement une allure provocatrice, ce qui entraîne des confrontations. Ils font habituellement preuve d'une rudesse excessive, d'une tendance à la non coopération et d'une résistance à l'autorité. Fréquemment, ces comportements sont plus évidents lors des interactions avec les adultes ou des pairs que l'enfant connaît bien et les manifestations du trouble peuvent ne pas être évidentes au cours d'un entretien clinique.

La différence principale avec les autres troubles des conduites est l'absence de comportements où les lois et les droits fondamentaux des autres sont enfreints tels que des vols, des brutalités, des cruautés, des agressions et des destructions. La présence nette de l'une de ces dernières manifestations fait éliminer le diagnostic. Cependant, le comportement oppositionnel avec provocation, tel qu'il est décrit dans ce paragraphe, est souvent retrouvé dans d'autres types de troubles des conduites. En présence d'un autre trouble des conduites (F91.0 - F91.2), on doit faire le diagnostic de ce dernier et non un diagnostic de trouble oppositionnel avec provocation.

Exclure : trouble des conduites comprenant des comportements manifestement dyssociaux ou agressifs (F91.0 - F91.2)

F91.8 Autres troubles des conduites

F91.9 Trouble des conduites, sans précision

Catégorie résiduelle dont l'emploi n'est pas recommandé; son utilisation doit être réservée à des troubles qui répondent aux critères généraux de F91 mais dont le sous-type n'a pas été spécifié, ou qui ne répondent aux critères d'aucun des sous-types spécifiés.

Inclure : troubles du comportement chez l'enfant SAI
troubles des conduites chez l'enfant SAI

F92 Troubles mixtes des conduites et des émotions

Ensemble de troubles caractérisé par la présence persistante d'un comportement agressif, dyssocial ou provocateur, associé à des signes manifestes et prononcés de dépression, d'anxiété ou d'autres troubles émotionnels.

Directives pour le diagnostic

Le trouble doit être suffisamment sévère pour répondre à la fois aux critères d'un trouble des conduites de l'enfant (F91.-) et à ceux d'un trouble émotionnel de l'enfance (F93.-), d'un trouble névrotique (F40-F49) ou d'un trouble de l'humeur (F30-F39).
On ne dispose pas actuellement de données suffisantes pour pouvoir affirmer que cette catégorie doit effectivement être séparée des troubles des conduites de l'enfance. Elle a été incluse ici en raison de son importance étiologique et thérapeutique potentielle. Par ailleurs, sa présence améliore la fidélité inter-juges du diagnostic des troubles des conduites et des troubles émotionnels.

F92.0 Trouble des conduites avec dépression

Trouble caractérisé par la présence d'un trouble des conduites de l'enfance (F91.-), associé à une humeur dépressive marquée et persistante, se traduisant par des symptômes tels qu'une tristesse (l'enfant se sent très malheureux), une perte d'intérêt et de plaisir pour les activités usuelles, des sentiments de culpabilité, une perte d'espoir. Le trouble peut s'accompagner d'une perturbation du sommeil ou de l'appétit.

Inclure : troubles des conduites (F91.-) associés à un trouble dépressif (F30-F39).

F92.8 Autres troubles mixtes des conduites et des émotions

Ensemble de troubles caractérisé par la présence d'un trouble des conduites de l'enfance (F91.-), associé à des perturbations émotionnelles persistantes et marquées, p. ex. une anxiété, une appréhension, des obsessions ou des compulsions, une dépersonnalisation ou une déréalisation, des phobies ou une hypocondrie. Des manifestations de colère ou de rancune font partie plutôt d'un trouble des conduites que d'un trouble émotionnel; leur présence n'infirme ni ne confirme le diagnostic.

Inclure : troubles des conduites (F91.-) associés à un trouble émotionnel (F93) ou à un trouble névrotique (F40-48).

F92.9 Trouble mixte des conduites et des émotions, sans précision

F93 Troubles émotionnels apparaissant spécifiquement dans l'enfance

On distingue traditionnellement en psychiatrie de l'enfant les troubles émotionnels spécifiques de l'enfance ou de l'adolescence des troubles névrotiques de l'adulte. Quatre arguments principaux ont été invoqués pour justifier cette distinction.

Premièrement, la majorité des sujets qui ont présenté un trouble émotionnel dans l'enfance sont devenus des adultes normaux (seule une minorité de ces sujets présentent des troubles névrotiques à l'âge adulte). Les données scientifiques concordent sur ce point. Inversement, beaucoup de troubles névrotiques de l'adulte semblent débuter à l'âge adulte, en l'absence de symptômes psychopathologiques dans l'enfance. Il existe donc une discontinuité importante entre les troubles émotionnels survenant au cours de chacune de ces deux périodes.

Deuxièmement, la plupart des troubles émotionnels de l'enfance semblent constituer plutôt une exagération de tendances normales du développement que des déviations qualitatives à proprement parler.

Troisièmement, (et à partir du deuxième argument), on a souvent postulé que les mécanismes mentaux en cause différaient de ceux des névroses de l'adulte.

Quatrièmement, les troubles émotionnels de l'enfance sont moins nettement individualisés, en tant qu'entités supposées spécifiques, que les troubles phobiques ou obsessionnels.

Le troisième argument ne repose pas sur des données empiriques. Quand bien même le quatrième argument serait exact, certaines données épidémiologiques suggèrent qu'il ne s'agirait que d'une question d'intensité (les troubles émotionnels peu spécifiques étant courants, tant chez l'enfant que chez l'adulte). Ainsi, le deuxième argument (l'adéquation au développement) constitue la caractéristique diagnostique essentielle; elle a été utilisée pour différencier les troubles émotionnels débutant spécifiquement dans l'enfance (F93.-) et les troubles névrotiques (F40-F49). La validité de cette distinction reste incertaine; toutefois, d'après certaines données empiriques, les troubles émotionnels survenant pendant le développement de l'enfant auraient un pronostic plus favorable.

F93.0 Angoisse de séparation de l'enfance

Les nourrissons et les enfants d'âge préscolaire présentent normalement une certaine anxiété quand ils sont séparés de personnes auxquelles ils sont attachés où quand ils anticipent une telle séparation. On ne doit porter un diagnostic d'Angoisse de séparation que si l'anxiété est focalisée sur la séparation, et si elle survient pour la première fois au cours des premières années. Elle se distingue de l'angoisse de séparation normale par son intensité, à l'évidence excessive (ou par sa persistance anormalement prolongée, au-delà de la période habituelle) et par son association à une perturbation significative du fonctionnement social. On ne doit pas faire ce diagnostic quand le trouble s'accompagne d'une altération globale du développement de la personnalité (dans ce cas, on doit envisager l'un des diagnostics classés en F40-F49). Une Angoisse de séparation survenant au cours d'une période inappropriée du développement (p. ex. à l'adolescence), ne doit pas être classée ici, sauf s'il s'agit de la persistance anormale d'une Angoisse de séparation ayant débuté au cours d'une période appropriée du développement.

Directives pour le diagnostic

La caractéristique essentielle de ce trouble est une anxiété excessive focalisée sur la séparation de personnes auxquelles l'enfant est attaché (habituellement les parents ou d'autres membres de la famille). Il ne s'agit pas simplement d'un des aspects d'une anxiété généralisée à propos de situations multiples. Elle se caractérise par :

(a) une peur irréaliste et préoccupante d'un danger menaçant les personnes auxquelles l'enfant est principalement attaché, ou une peur que celles-ci ne reviennent plus après un départ;
(b) une peur irréaliste et préoccupante qu'un événement malheureux ne vienne à séparer l'enfant d'une des personnes auxquelles il est principalement attaché (p. ex. l'enfant va se perdre, être kidnappé, entrer à l'hôpital, ou être tué);
(c) une réticence persistante ou un refus d'aller à l'école dû à la peur de la séparation (plutôt que pour d'autres raisons, comme la crainte de ce qui pourrait arriver à l'école)
(d) une réticence persistante ou un refus d'aller dormir, si l'enfant n'est pas à proximité d'une personne à laquelle il est principalement attaché;
(e) une peur persistante et inappropriée de rester seul à la maison ou sans la personne à laquelle l'enfant est principalement attaché, pendant la journée;
(f) des cauchemars répétitifs à thème de séparation;
(g) des symptômes somatiques (nausées, douleurs abdominales, céphalées, vomissements) se répétant dans les situations impliquant une séparation d'avec les personnes auxquelles il est principalement attaché (p. ex. quand il doit quitter la maison pour se rendre à l'école);
(h) un sentiment de détresse excessif et répété (p. ex. anxiété, crises de larmes, colère, désarroi, apathie ou retrait social) avant, pendant, ou immédiatement après une séparation d'avec la personne à laquelle il est principalement attaché.

De nombreuses situations impliquant une séparation peuvent être à l'origine d'autres facteurs de stress ou être source d'anxiété. Le diagnostic repose sur l'existence d'une séparation d'avec une personne à laquelle l'enfant est principalement attaché, élément commun à toutes ces situations anxiogènes. Ceci se manifeste peut-être le plus couramment en relation avec un refus scolaire (phobie scolaire). Ce dernier est souvent en rapport avec une Angoisse de séparation, mais dans d'autres cas (notamment à l'adolescence) il ne l'est pas. Un refus scolaire survenant pour la première fois à l'adolescence ne doit être noté ici que (a) s'il est dû initialement à une Angoisse de séparation, et (b) si cette angoisse a été pour la première fois d'une intensité anormale pendant la période préscolaire. Quand le syndrome ne répond pas à ces critères, on doit faire le diagnostic de l'une des autres catégories citées sous F93 ou d'une catégorie citée sous F40-F9.

Exclure : anxiété sociale de l'enfance (F93.2)
trouble anxieux phobique de l'enfance (F93.1)
trouble de l'humeur [affectif] (F30-39)
troubles névrotiques (F40-49)

F93.1 Trouble anxieux phobique de l'enfance

Les enfants, comme les adultes, peuvent présenter une peur focalisée sur des objets ou des situations très variées. Certaines de ces peurs (ou phobies) ne font pas partie du développement psychosocial normal. Tel est le cas, en particulier, de l'agoraphobie. Quand de telles peurs surviennent dans l'enfance, elles doivent être classées dans la catégorie appropriée de la section F40-49. Cependant, certaines de ces peurs peuvent être hautement spécifiques d'une phase de développement et survenir (à un certain degré) chez la plupart des enfants. Tel est le cas, par exemple, de la peur de certains animaux chez les enfants d'âge préscolaire.

Directives pour le diagnostic

Cette catégorie ne doit être utilisée que pour classer les peurs qui sont spécifiques d'une phase de développement et qui répondent aux critères généraux de F93, à savoir :

(a) elles surviennent au cours de la période concernée du développement;
(b) leur intensité est cliniquement excessive;
(c) l'anxiété ne fait pas partie d'un trouble plus généralisé.

Exclure : anxiété généralisée (F41.1)

F93.2 Anxiété sociale de l'enfance

Une attitude de réserve vis-à-vis des étrangers est un phénomène normal entre 6 et 12 mois, et un certain niveau d'appréhension ou d'anxiété sociale se rencontre couramment dans la petite enfance, au cours de situations nouvelles, inhabituelles ou socialement inquiétantes. Cette catégorie doit être réservée à des troubles survenant avant l'âge de 6 ans, caractérisés par une intensité inhabituelle et s'accompagnant d'une perturbation du fonctionnement social; ils ne doivent pas faire partie d'un trouble émotionnel plus global.

Directives pour le diagnostic

Les enfants atteints de ce trouble présentent de façon permanente ou répétée une crainte ou un évitement des étrangers. Cette peur peut concerner principalement les adultes ou les camarades, ou les deux. Elle s'accompagne d'un attachement normal aux parents ou à d'autres personnes familières. La crainte des rencontres ou l'évitement sont excessifs, compte tenu de l'âge de l'enfant, et s'accompagnent d'une perturbation significative du fonctionnement social.

Inclure : évitement de l'enfance et de l'adolescence

F93.3 Rivalité dans la fratrie

La plupart des jeunes enfants sont perturbés par la naissance d'un frère ou d'une sœur. Dans la majorité des cas, cette perturbation est peu importante, mais elle peut s'accompagner d'une rivalité ou d'une jalousie persistante.

Directives pour le diagnostic

Le trouble se caractérise par l'association des éléments suivants :

(a) manifestations de rivalité ou de jalousie à l'égard d'un frère ou d'une sœur;

(b) début du trouble dans les mois qui suivent la naissance d'un frère ou d'une sœur;

(c) perturbation émotionnelle excessive ou trop prolongée s'accompagnant d'une altération du fonctionnement social.

Cette rivalité ou cette jalousie peut se traduire par une concurrence notable avec les frères et les sœurs pour obtenir l'attention ou l'affection des parents; cette concurrence ne doit être considérée comme anormale que si elle s'accompagne de sentiments nettement négatifs. Dans les cas graves, on peut rencontrer une hostilité manifeste, des brutalités physiques, une malveillance ou une agressivité sournoise. Dans les cas les plus bénins, il peut exister un refus de partager, une absence d'attention bienveillante, et une rareté des relations amicales.

La perturbation émotionnelle peut s'exprimer de diverses manières. Elle se traduit souvent par un comportement régressif, avec disparition d'apprentissages préalablement acquis (p. ex. contrôle du sphincter vésical ou anal), et tendance à des comportements puérils. L'enfant cherche également souvent à imiter le bébé dans des activités qui attirent l'attention des parents, comme l'alimentation. Le trouble s'accompagne habituellement d'une aggravation des comportements d'opposition ou d'affrontement avec les parents, d'accès de colères, et d'une dysphorie avec anxiété, tristesse ou repli social. Le sommeil peut être perturbé et, souvent, il y a une demande accrue d'attention parentale, notamment au moment du coucher.

Inclure : jalousie dans la fratrie

Exclure : rivalité avec des camarades (F93.8)

F93.8 Autres troubles émotionnels de l'enfance

Inclure : hyperanxiété
rivalité avec des camarades
trouble de l'identité

Exclure : trouble de l'identité sexuelle de l'enfance (F64.2)

F93.9 Trouble émotionnel de l'enfance, sans précision

Inclure : trouble émotionnel de l'enfance SAI

F94 Troubles du fonctionnement social débutant spécifiquement dans l'enfance ou à l'adolescence

Ensemble de troubles relativement hétérogènes définis par la présence d'une perturbation du fonctionnement social, survenant dans l'enfance. Contrairement aux troubles envahissants du développement, ces troubles ne se caractérisent pas par une incapacité ou une déficience sociales envahissant tous les domaines du fonctionnement et apparemment constitutionnelles. Dans de nombreux cas, leur survenue semble étroitement liée à des perturbations ou à des carences de l'entourage. Ils sont à peu près aussi fréquents chez les garçons que chez les filles. Alors que l'existence de ces troubles n'est pas remise en cause, il persiste des incertitudes quant aux critères diagnostiques à adopter pour définir le groupe dans son ensemble et pour préciser les subdivisions les plus appropriées.

F94.0 Mutisme électif

Trouble caractérisé par un refus de parler dans certaines situations et lié à des facteurs émotionnels. L'enfant refuse de parler dans certaines situations bien définies, mais est capable de parler dans d'autres situations. Le plus souvent, le trouble débute dans la petite enfance. Il est à peu près aussi fréquent chez les garçons que chez les filles. Il s'accompagne habituellement d'une accentuation nette de certains traits de personnalité, p. ex. d'une anxiété sociale, d'un retrait social, d'une sensibilité excessive, ou d'une opposition. Dans la forme typique, l'enfant parle à la maison, ou avec des amis proches, mais est mutique à l'école ou avec les étrangers; d'autres modalités (y compris une forme exactement opposée à la forme typique) sont possibles.

Directives pour le diagnostic

Le diagnostic repose sur les éléments suivants :

(a) compréhension du langage se situant dans les limites de la normale;
(b) expression du langage suffisante pour la communication sociale;
(c) l'enfant est à l'évidence capable de parler et il parle à peu près normalement dans certaines situations.

Une minorité non négligeable d'enfants atteints de Mutisme électif ont des antécédents de retard de la parole ou de problèmes d'articulation. Le diagnostic reste possible même quand il existe un trouble de la parole ou du langage, à la condition que le langage soit suffisant pour communiquer et qu'il existe une différence évidente d'utilisation du langage selon le contexte social : l'enfant parle couramment dans certaines situations, mais reste muet ou pratiquement muet dans d'autres situations. On doit disposer d'arguments probants concernant la présence d'un mutisme dans certaines situations sociales alors que l'enfant est capable de parler dans d'autres situations. Le mutisme doit être durable et correspondre à une incapacité constante et prévisible à parler dans certaines situations sociales mais pas dans d'autres.

Le trouble s'accompagne habituellement d'autres perturbations émotionnelles, mais la présence de ces dernières n'est pas indispensable au diagnostic. Elles sont variables, encore que certains traits de caractère (p. ex. hypersensibilité sociale, anxiété sociale, repli social) soient fréquents; le trouble s'accompagne habituellement de conduites d'opposition.

Inclure : mutisme sélectif

Exclure : mutisme transitoire accompagnant une angoisse de séparation chez de jeunes enfants (F93.0)
schizophrénie (F20.-)
trouble envahissant du développement (F84.-)
trouble spécifique du développement de la parole et du langage (F80.-)

F94.1 Trouble réactionnel de l'attachement de l'enfance

Trouble survenant chez le nourrisson et le jeune enfant, caractérisé par la présence d'anomalies persistantes du mode de relations sociales de l'enfant, associées à des perturbations émotionnelles, et se manifestant à l'occasion de changements dans l'entourage. La présence d'une inquiétude et d'une hypervigilance ne cédant pas aux tentatives faites pour rassurer l'enfant sont caractéristiques de ce trouble. Les interactions avec les autres enfants sont typiquement médiocres. Il existe souvent des conduites auto- et hétéroagressives. L'enfant se sent habituellement malheureux. Il peut y avoir un retard de croissance. La survenue du syndrome est probablement liée directement à une carence évidente ou à des abus ou des mauvais traitements de la part des parents. Alors que l'existence de ce type de comportement est bien reconnue et admise, il persiste des incertitudes concernant le choix des critères diagnostiques et les limites du syndrome et on ne sait pas encore s'il s'agit d'une entité nosologique valide. Cette catégorie a été retenue ici en raison de son importance pour la santé publique, mais aussi parce que son existence ne saurait être mise en cause (même s'il est impossible de définir le trouble de façon précise), et parce qu'elle ne répond pas aux critères d'une autre catégorie diagnostique.

Directives pour le diagnostic

La caractéristique essentielle de ce trouble est un mode relationnel anormal avec les personnes qui s'occupent de l'enfant, débutant avant l'âge de 5 ans.

Le trouble comprend des réactions inadaptées, absentes chez l'enfant normal; ces réactions, durables, sont réversibles grâce à des modifications appropriées des conditions dans lesquelles l'enfant est élevé.

Les jeunes enfants atteints de ce trouble présentent des réactions sociales fortement contradictoires ou ambivalentes, surtout évidentes lors des séparations ou des retrouvailles. Ils peuvent s'approcher en détournant le regard ou regarder fixement ailleurs lorsqu'on les tient dans les bras. Vis-à-vis des personnes qui s'occupent d'eux, ils peuvent également se comporter avec un mélange d'attirance, d'évitement et de résistance aux tentatives de réconfort. Les perturbations émotionnelles peuvent se traduire par un désarroi, une diminution de la réactivité émotionnelle, des réactions de retrait (rester par terre) ou des réponses agressives en rapport avec leur propre détresse ou celle d'autrui. Ces enfants sont parfois craintifs, hypervigilants («vigilance glacée»), inaccessibles aux tentatives de réconfort. Le plus souvent, ils témoignent de l'intérêt pour les relations avec d'autres enfants, mais le jeu social est contrarié par des réactions émotionnelles négatives. Le trouble de l'attachement peut s'accompagner d'une insuffisance de développement physique, avec retard de croissance; dans ce cas, on doit également noter la catégorie somatique correspondante (R62).

Beaucoup d'enfants normaux se montrent peu sûrs dans leur mode d'attachement électif à l'un ou l'autre parent; cette hésitation doit être distinguée d'un trouble réactionnel de l'attachement qui s'en différentie par plusieurs aspects fondamentaux. Le trouble se caractérise par un sentiment anormal d'insécurité qui se traduit par des réactions sociales très contradictoires, inhabituelles chez l'enfant normal. Ces réactions anormales surviennent dans des situations sociales variées et ne sont pas limitées à une relation duelle avec une personne particulière qui s'occupe de l'enfant. L'enfant ne réagit guère à des tentatives de réconfort. Le trouble s'accompagne de perturbations émotionnelles se traduisant par une apathie, un désarroi ou une appréhension.

Il existe cinq arguments principaux permettant de distinguer ce trouble des troubles envahissants du développement :

Premièrement, les enfants présentant un trouble réactionnel de l'attachement sont capables d'établir des relations sociales équilibrées et adaptées, contrairement aux enfants présentant un trouble envahissant du développement.

Deuxièmement, dans le trouble réactionnel de l'attachement, les modalités pathologiques de réactivité sociale constituent certes une caractéristique générale du comportement de l'enfant, présente dans des situations variées; elles sont toutefois réversibles lorsque l'enfant est placé dans un milieu éducatif satisfaisant procurant des soins adaptés et continus. Cela n'est pas le cas dans les troubles envahissants du développement.

Troisièmement, les enfants présentant un trouble réactionnel de l'attachement peuvent présenter des troubles du développement du langage, mais ils ne présentent pas les anomalies de la communication caractéristiques de l'autisme.

Quatrièmement, contrairement à l'autisme, les troubles réactionnels de l'attachement ne s'accompagnent pas d'un déficit cognitif constant et sévère, insensible aux changements de l'environnement.

Cinquièmement, le trouble réactionnel de l'attachement ne s'accompagne pas d'une restriction, d'une répétition et d'une stéréotypie des comportements, des activités et des intérêts.
Les troubles réactionnels de l'attachement se développent presque toujours en relation avec une carence évidente de soins adaptés. Il peut s'agir de sévices ou de négligences psychologiques (punitions excessives, absence persistante de réponse aux tentatives de communication de l'enfant, caractère manifestement inadéquat des soins apportés à l'enfant) ou physiques (négligence persistante des besoins élémentaires de l'enfant, coups ou blessures volontaires et répétés, alimentation inadéquate). Comme le lien de causalité entre l'inadéquation des soins et la survenue du trouble n'est pas suffisamment assuré, la présence de perturbations ou de carences dans l'environnement n'est pas une exigence pour le diagnostic. En l'absence d'arguments concernant la présence de sévices ou de négligences, le diagnostic doit toutefois être porté avec prudence. Par ailleurs, en présence de sévices ou d'une négligence, le diagnostic ne doit pas être porté automatiquement, tous les enfants battus ou négligés ne présentant pas ce trouble.

Exclure : sévices physiques, y compris sexuels, infligés à un enfant, entraînant des problèmes psychosociaux (Z61.4-Z61.6)
mauvais traitement à enfant, entraînant des problèmes somatiques (T74)
syndrome d'Asperger (F84.5)
trouble de l'attachement de l'enfance, avec désinhibition (F94.2)
variation normale du mode d'attachement sélectif

F94.2 Trouble de l'attachement de l'enfance, avec désinhibition

Trouble caractérisé par un mode particulier de fonctionnement social anormal, apparaissant dans les cinq premières années de la vie, persistant habituellement en dépit de modifications importantes de l'entourage. Vers l'âge de 2 ans, il se manifeste par un comportement d'agrippement et des conduites d'attachement non discriminatif. Vers l'âge de 4 ans, les conduites d'attachement généralisé persistent mais l'agrippement est remplacé par des demandes d'affection et une sociabilité non discriminatives. Plus tard, les enfants peuvent présenter des attachements sélectifs ou non, mais les demandes d'attention persistent habituellement, et les interactions avec les autres enfants restent peu différenciées. Selon les circonstances, le trouble peut s'accompagner de perturbations émotionnelles et d'autres troubles du comportement. Le syndrome a été décrit le plus nettement chez des enfants élevés en institution depuis la petite enfance, mais il peut survenir dans d'autres situations. On pense qu'il est en partie dû à une impossibilité persistante de développer des attachements sélectifs du fait des fréquents changements des personnes qui s'occupent de l'enfant. L'unité conceptuelle du syndrome repose sur la survenue précoce d'attachements non discriminatifs, la pauvreté durable des interactions sociales et un manque de spécificité selon les situations.

Directives pour le diagnostic

Le diagnostic repose sur la présence d'attachements anormalement peu discriminatifs au cours des cinq premières années de la vie, associés à des comportements d'agrippement fréquents dans la petite enfance ou à des demandes d'attention et d'affection non discriminatives. Habituellement, l'enfant a du mal à établir des relations étroites et confiantes avec les autres enfants. Le trouble peut s'accompagner de perturbations émotionnelles ou d'autres troubles du comportement (en fonction du contexte). Le plus souvent, on retrouve aisément, pendant les premières années, la notion d'une éducation caractérisée par de nombreux changements des personnes s'occupant de l'enfant ou de multiples placements familiaux (p. ex. nombreux placements dans des familles nourricières).

Inclure : psychopathie de privation affective
syndrome institutionnel

Exclure : hospitalisme chez l'enfant (F43.2)
syndrome d'Asperger (F85.5)
trouble hyperkinétique ou un trouble déficitaire de l'attention (F90.-)
trouble réactionnel de l'attachement de l'enfance (F94.1)

F94.8 Autres troubles du fonctionnement social de l'enfance.

Inclure : troubles du fonctionnement social avec retrait ou timidité dus à une déficience des compétences sociales

F94.9 Troubles du fonctionnement de l'enfance, sans précision

F95 Tics

Syndromes caractérisés par la présence, au premier plan, d'un tic. Un tic est un mouvement ou une vocalisation involontaire, rapide, récurrent et non rythmique (impliquant habituellement des groupes musculaires bien précis); il survient brusquement et n'a pas de but apparent. Les tics sont habituellement ressentis comme irrépressibles, mais peuvent en général être supprimés pendant une période de temps variable. On peut classer les tics moteurs et les tics vocaux en formes simples ou complexes, bien que leurs limites ne soient pas bien définies. Les tics moteurs simples comportent surtout le clignement des yeux, les mouvements brusques du cou, les haussements d'épaules et les grimaces. Les tics vocaux simples comportent surtout le raclement de gorge, l'«aboiement», le reniflement et le sifflement. Les tics moteurs complexes comprennent surtout le fait de se taper, de sauter ou de sautiller. Les tics vocaux complexes comprennent surtout la répétition de mots particuliers, avec parfois emploi de mots socialement réprouvés, souvent obscènes (coprolalie), et la répétition de ses propres sons ou mots (palilalie).

La sévérité des tics est éminemment variable. A l'un des extrêmes, il peut s'agir de phénomènes proches de la normalité : dans 10 à 20 % des cas, les enfants peuvent présenter, à un moment ou à un autre, des tics transitoires.

A l'autre extrême il peut s'agir d'un Syndrome de Gilles de La Tourette, trouble rare, chronique et invalidant. On ne sait pas encore avec certitude si ces deux extrêmes représentent des entités qualitativement différentes ou s'ils constituent les deux pôles extrêmes d'un même continuum; de nombreux spécialistes sont en faveur de la deuxième hypothèse. Les tics sont beaucoup plus fréquents chez les garçons. Les sujets atteints présentent habituellement des antécédents familiaux de tics.

Directives pour le diagnostic

Les principales caractéristiques permettant de distinguer les tics des autres troubles moteurs comprennent le caractère soudain, rapide, bref et circonscrit des mouvements, l'absence de trouble neurologique sous-jacent, le caractère répétitif des tics, leur disparition (habituelle) pendant le sommeil, et le fait qu'ils peuvent être facilement reproduits ou supprimés volontairement. L'absence de rythmicité permet de distinguer les tics des stéréotypies motrices que l'on peut observer dans certains cas d'autisme ou de retard mental. Les maniérismes moteurs observés parfois au cours d'un autisme ou d'un retard mental se caractérisent par des mouvements plus complexes et plus variés que les tics. Certaines activités obsessionnelles-compulsives peuvent ressembler à des tics complexes. Ces activités se distinguent des tics dans la mesure où elles semblent déterminées par un but (p. ex. toucher un objet ou le retourner un nombre déterminé de fois) plutôt que par un groupe musculaire; elles peuvent toutefois poser des problèmes difficiles de diagnostic différentiel.

Les tics constituent souvent des phénomènes isolés, mais il n'est pas rare qu'ils s'accompagnent de perturbations émotionnelles diverses, en particulier de symptômes obsessionnels ou hypocondriaques. Ils peuvent également être associés à certains troubles spécifiques du développement.

Il n'y a pas de différence nette entre un tic s'accompagnant d'une perturbation émotionnelle, et un trouble émotionnel s'accompagnant d'un tic. On doit donner la priorité diagnostique à la pathologie prédominante.

F95.0 Tic transitoire

Tic répondant aux critères généraux d'un tic, mais ne persistant pas plus de douze mois. C'est la forme la plus banale de tic; elle survient habituellement vers l'âge de quatre ou cinq ans; il s'agit habituellement d'un clignement des yeux, de mimiques faciales, ou de mouvements brusques de la tête. Dans certains cas, il s'agit d'un épisode unique, ailleurs des rémissions et des récidives peuvent se succéder pendant quelques mois.

F95.1 Tic moteur ou vocal chronique

Trouble répondant aux critères généraux d'un tic, caractérisé par la présence soit de tics exclusivement moteurs soit de tics exclusivement vocaux; il peut s'agir d'un tic isolé ou, plus fréquemment, de tics multiples, persistant pendant plus d'un an.

F95.2 Forme associant tics vocaux et tics moteurs [syndrome de Gilles de la Tourette]

Trouble caractérisé par des tics moteurs multiples et par un ou plusieurs tics vocaux, survenant à un moment quelconque de l'évolution de la maladie, mais pas nécessairement de façon simultanée. Dans la plupart des cas, les tics apparaissent dans l'enfance ou à l'adolescence. Les tics moteurs précèdent habituellement les tics vocaux; le trouble s'aggrave habituellement pendant l'adolescence et persiste souvent à l'âge adulte.

Les tics vocaux sont souvent multiples, avec des vocalisations, des raclements de gorge et des grognements explosifs et répétés et parfois une émission de mots ou de phrases obscènes, associés, dans certains cas, à une échopraxie gestuelle pouvant également être obscène (copropraxie). De même que les tics moteurs, les tics vocaux peuvent être supprimés volontairement pendant de brèves périodes; ils sont exagérés par les événements stressants et disparaissent pendant le sommeil.

F95.8 Autres tics

F95.9 Tic, sans précision

Catégorie résiduelle dont l'utilisation n'est pas recommandée, permettant de classer un trouble qui répond aux critères diagnostiques d'un tic, mais dont la forme clinique n'est pas spécifiée, ou qui ne répond pas aux critères diagnostiques de F95.0, de F95.1 ou de F95.2.

F98 Autres troubles du comportement et autres troubles émotionnels apparaissant habituellement dans l'enfance ou à l'adolescence

Ensemble hétérogène de troubles qui ont en commun la caractéristique de débuter dans l'enfance, mais qui diffèrent par ailleurs par de nombreux points. Certains constituent des syndromes clairement définis, alors que d'autres se réduisent à de simples associations de symptômes sans validité nosologique démontrée; ces derniers doivent toutefois être répertoriés, d'une part en raison de leur fréquence et de leur association à des problèmes psychosociaux, d'autre part parce qu'ils ne peuvent pas être inclus dans d'autres syndromes.

Exclure : spasme du sanglot (R06.8)
hypersomnie et hyperphagie (syndrome de Kleine-Levin (G47.8)
trouble de l'identité sexuelle de l'enfance (F64.2)
troubles du sommeil (F51.-)
trouble obsessionnel-compulsif (F42.-)

F98.0 Énurésie non organique

Trouble caractérisé par une miction involontaire, diurne ou nocturne, anormale compte-tenu de l'âge mental de l'enfant et qui n'est pas lié à un trouble du contrôle vésical d'origine neurologique, à des crises épileptiques, ou à une anomalie organique de l'arbre urinaire. L'énurésie peut évoluer sans discontinuité depuis la naissance ou être précédée d'une période d'acquisition du contrôle de la fonction vésicale. La forme de début tardif (énurésie secondaire) débute habituellement entre cinq et sept ans. L'énurésie peut constituer un trouble monosymptomatique, ou faire partie d'un autre trouble, en particulier un trouble émotionnel ou un trouble du comportement. Dans ce dernier cas, on ne peut préjuger des mécanismes impliqués dans de telles associations : les perturbations émotionnelles peuvent être secondaires au désarroi et au rejet social engendrés par l'énurésie; l'énurésie peut faire partie d'un autre trouble psychiatrique; enfin, l'énurésie et les troubles émotionnels ou les troubles du comportement peuvent survenir parallèlement, liés à des facteurs étiologiques similaires. Devant un cas précis, on ne dispose pas de moyen univoque pour départager ces alternatives et le diagnostic doit se fonder sur le type de perturbation qui représente le problème essentiel (énurésie ou trouble comportemental ou émotionnel).

Directives pour le diagnostic

Il n'existe pas de limites précises entre les variations normales de l'âge d'acquisition du contrôle vésical et une énurésie; en règle générale, on ne doit pas porter un diagnostic d'énurésie chez un enfant de moins de cinq ans ou ayant un âge mental de moins de quatre ans. Si l'énurésie est associée à un autre trouble comportemental ou émotionnel, on ne doit faire un diagnostic principal d'énurésie que si les mictions involontaires surviennent au moins plusieurs fois par semaine et si les autres symptômes sont — du moins dans une certaine mesure — temporellement liés à l'énurésie. L'énurésie peut être associée à une encoprésie; dans ce cas, on doit accorder la priorité au diagnostic d'encoprésie.
Les enfants présentent parfois une énurésie due à une cystite ou à une polyurie (p. ex. d'origine diabétique). Ces affections ne suffisent pas toutefois à rendre compte d'une énurésie persistante après la guérison de l'infection ou le traitement de la polyurie. Il n'est pas rare qu'une cystite soit due à une énurésie, la macération pouvant être à l'origine d'une infection ascendante de l'arbre urinaire (surtout chez les filles).

Inclure : énurésie fonctionnelle ou psychogène
énurésie (primaire ou secondaire) d'origine non organique
incontinence urinaire d'origine non organique

Exclure : énurésie SAI (R32)

F98.1 Encoprésie non organique

Trouble caractérisé par une émission fécale répétée, volontaire ou involontaire, habituellement de consistance normale ou quasi normale, dans des lieux non appropriés compte-tenu du contexte socioculturel du sujet. Il peut s'agir d'une persistance anormale de l'incontinence infantile physiologique, ou d'une perte du contrôle sphinctérien survenant après une période de continence fécale, ou encore d'une émission fécale délibérée dans des lieux non appropriés en dépit d'un contrôle sphinctérien normal. L'encoprésie peut constituer un trouble monosymptomatique, ou faire partie d'un autre trouble, en particulier un trouble émotionnel (F93) ou un trouble des conduites (F91).

Directives pour le diagnostic

L'émission fécale dans des endroits non appropriés constitue le critère diagnostic essentiel d'une encoprésie. Le trouble peut survenir de différentes façons. Tout d'abord, il peut représenter un manque d'apprentissage de l'hygiène ou une absence de résultat adéquat d'un tel apprentissage ; dans les deux cas, le contrôle sphinctérien n'a jamais été acquis. En second lieu, il peut refléter un trouble psychologiquement déterminé, l'enfant étant capable de contrôler ses sphincters, mais présentant une réticence, une résistance ou une incapacité à se conformer aux normes sociales relatives aux endroits appropriés à la défécation. Troisièmement, le trouble peut provenir d'une rétention physiologique, à l'origine de fécalomes et débordement secondaire avec émission de selles dans des endroits inappropriés. Cette rétention peut elle-même être liée à des conflits entre parents et enfants au sujet de l'éducation sphinctérienne, à l'évitement d'une douleur à la défécation (p. ex. en rapport avec une fissure anale), ou à d'autres causes.
Dans certains cas d'encoprésie, l'enfant étale ses selles sur son corps ou autour de lui ; plus rarement il s'introduit un doigt dans l'anus ou se masturbe. Le trouble s'accompagne habituellement d'une perturbation émotionnelle ou comportementale de sévérité variable. Il n'y a pas de limites nettes entre une encoprésie avec symptômes comportementaux ou émotionnels et un autre trouble psychiatrique où l'encoprésie n'est qu'un symptôme parmi d'autres. On ne doit porter un diagnostic d'encoprésie (F99.1) que si elle est au premier plan de la symptomatologie. On ne doit pas porter un diagnostic d'encoprésie si le trouble se produit moins d'une fois par mois. Il n'est pas rare qu'une encoprésie soit associée à une énurésie ; dans ce cas, on doit accorder la priorité au diagnostic d'encoprésie. L'encoprésie peut être liée à une affection organique (p. ex. une fissure anale ou une gastro-entérite). Quand cette dernière affection suffit à rendre compte de l'encoprésie, on doit noter l'affection en cause et on ne fait pas un diagnostic d'encoprésie. Quand l'affection organique n'est qu'un facteur déclenchant sans être une cause suffisante, on doit faire un diagnostic de F98.1 et on doit noter l'affection organique en cause.

Diagnostic différentiel. On doit évoquer :

(a) une encoprésie due à une maladie organique p. ex. une maladie de Hirschsprung (Q43.1) ou une spina bifida (Q05.-). Une encoprésie peut toutefois être associée ou secondaire à une fissure anale ou une gastro-entérite ;
(b) une constipation et une rétention fécale suivie d'un débordement de selles liquides ou semi-liquides (K59.0). Lorsqu'une encoprésie s'accompagne d'une constipation, on doit faire un diagnostic d'encoprésie

et, si besoin, noter l'affection somatique qui est à l'origine de la constipation.

F98.2 Trouble de l'alimentation de la première et de la deuxième enfance

Trouble de l'alimentation habituellement spécifique de la première enfance et de la deuxième enfance, se traduisant par des manifestations variées. Il s'agit en général d'un refus alimentaire ou de caprices alimentaires excessifs, alors que la nourriture est appropriée, que l'entourage est adéquat, et qu'il n'y a pas de maladie organique. Le trouble peut s'accompagner d'un mérycisme (c.-à.-d. d'une régurgitation répétée de nourriture en l'absence de nausées ou de maladie gastro-intestinale).

Directives pour le diagnostic

Des difficultés d'alimentation mineures sont très fréquentes au cours de la première et de la deuxième enfance (caprices alimentaires, suspicion de sous-alimentation ou de suralimentation). Elles ne doivent pas être considérées en elles-mêmes comme pathologiques. On ne doit porter un diagnostic de trouble alimentaire que si les difficultés sont à l'évidence excessives, ou si elles constituent des anomalies de nature qualitative, ou encore si l'enfant ne prend pas de poids ou perd du poids pendant au moins un mois.

Inclure : mérycisme de l'enfance

Diagnostic différentiel. On doit évoquer :

(a) un trouble dans lequel l'enfant accepte la nourriture quand elle est donnée par certaines personnes, mais la refuse quand elle est donnée par les personnes qui s'occupent habituellement de lui;
(b) une maladie organique permettant de rendre compte d'un refus alimentaire;
(c) une anorexie mentale et les autres troubles de l'alimentation (F50.-);
(d) un trouble psychiatrique plus global;
(e) un Pica de la première et de la deuxième enfance (F98.3);
(f) des soins alimentaires difficiles ou inadéquats (R63.3).

F98.3 Pica de la première et de la deuxième enfance

Trouble caractérisé par la consommation durable de substances sans valeur nutritive (p. ex. de la terre ou des écailles de peinture). Il peut faire partie d'un trouble psychiatrique plus global (p. ex. un autisme) ou constituer un comportement psychopathologique relativement isolé. C'est seulement dans ce dernier cas que l'on fait un diagnostic de Pica. Ce comportement s'observe surtout chez les enfants présentant un retard mental; en présence d'un retard mental, on doit faire un diagnostic de F70-79. Le trouble peut survenir toutefois également chez des enfants d'intelligence normale (habituellement chez de jeunes enfants).

F98.4 Mouvements stéréotypés

Trouble caractérisé par des mouvements intentionnels, répétitifs, stéréotypés, sans finalité (et souvent rythmés), non liés à un trouble psychiatrique ou neurologique identifié. Lorsque ces mouvements surviennent dans le cadre d'un autre trouble, seul ce dernier doit être noté (et on ne fait pas un diagnostic de F98.4). Certains de ces mouvements n'ont pas de composante automutilatrice; ils comprennent : un balancement du corps, un balancement de la tête, le fait de se tirer ou de se tortiller les cheveux, de claquer des doigts et de battre des mains. L'onychophagie, la succion du pouce et le fait de se mettre le doigt dans le nez ne sont pas inclus dans cette classification, car ils ont des caractéristiques épidémiologiques à part, ne sont pas de bons indicateurs psychopathologiques et n'ont pas une importance suffisante pour la santé publique. Les comportements stéréotypés automutilateurs comprennent : le fait de se cogner la tête, de se gifler, de se mettre le doigt dans l'œil, de se mordre les mains, les lèvres ou d'autres parties du corps. Ces mouvements stéréotypés surviennent le plus souvent chez des enfants présentant un retard mental (dans ce cas, les deux diagnostics doivent être notés).

Le fait de se mettre le doigt dans l'œil est particulièrement fréquent chez les enfants présentant un déficit visuel. Ce dernier ne suffit pas toutefois à expliquer ce comportement. Quand le fait de se mettre le doigt dans l'œil survient chez un enfant présentant une cécité (totale ou partielle), les deux diagnostics doivent être notés : le premier sous F98.4 et le deuxième à l'aide du code somatique approprié.

Exclure : mouvements anormaux non intentionnels (R25.-)
mouvements anormaux d'origine organique (G20-G25)
se ronger les ongles, se mettre les doigts dans le nez, sucer son pouce (F98.8)
stéréotypies faisant partie d'un trouble psychiatrique plus global (p. ex. trouble envahissant du développement)
tics (F95.-)
trichotillomanie (F63.3)
trouble obsessionnel-compulsif (F42.-)

F9

F98.5 Bégaiement

Le bégaiement est caractérisé par des répétitions ou des prolongations fréquentes de sons, de syllabes ou de mots, ou par des hésitations ou des pauses fréquentes perturbant la fluence verbale. Les formes mineures de ces perturbations du rythme surviennent fréquemment de façon transitoire au début de l'enfance; elles peuvent également constituer une modalité persistante du langage chez l'enfant plus âgé voire chez l'adulte. On ne doit parler de trouble que si son intensité perturbe nettement la fluence verbale. Le bégaiement peut s'accompagner de mouvements faciaux ou d'autres parties du corps, contemporains des répétitions, prolongations, ou pauses du débit verbal. Le bégaiement doit être distingué du bredouillement (voir ci-dessous) et des tics. Le trouble peut être associé à un trouble de l'acquisition de la parole ou du langage; dans ce cas, ce dernier trouble doit être noté à part, sous F80.-.

Exclure : bredouillement (F98.6)
tics (F95)
trouble du rythme élocutoire d'origine neurologique (Chapitre VI)
trouble obsessionnel-compulsif (F42.-)

F98.6 Bredouillement [langage précipité]

Le langage précipité est caractérisé par un débit verbal anormalement rapide et un rythme irrégulier, mais sans répétitions ou hésitations, suffisamment intense pour entraver l'intelligibilité. Le langage est irrégulier et mal rythmé, consistant en des émissions verbales rapides et saccadées avec, habituellement, des formes syntaxiques erronées (p. ex. alternance de pauses et d'explosions verbales, produisant des groupes de mots dont l'arrangement syntaxique n'est pas correct).

Exclure : bégaiement (F98.5)
tics (F95)
trouble du rythme élocutoire d'origine neurologique (Chapitre VI)
trouble obsessionnel-compulsif (F42.-)

F98.8 Autres troubles comportementaux et émotionnels spécifiés apparaissant habituellement dans l'enfance ou à l'adolescence

Inclure : masturbation excessive
se mettre les doigts dans le nez
se ronger les ongles
sucer son pouce
trouble de l'attention sans hyperactivité

F98.9 Troubles comportementaux et émotionnels apparaissant habituellement dans l'enfance ou à l'adolescence, sans précision

F99 Trouble mental, sans autre indication

L'utilisation de cette catégorie résiduelle est déconseillée et doit être réservée à des cas où aucun autre code du Chapitre V (F), F00-F98, ne peut être utilisé.

ANNEXE

Autres affections classées dans la CIM-10 souvent associées à des troubles mentaux et à des troubles du comportement

Cette annexe comporte une liste d'affections classées dans d'autres chapitres de la CIM-10, mais fréquemment associées à des troubles du Chapitre V(F). Elles sont citées ici pour permettre aux psychiatres qui se réfèrent aux Descriptions Cliniques et Directives pour le Diagnostic d'avoir immédiatement accès à la terminologie et aux codes des diagnostics associés les plus fréquemment observés en pratique clinique. Dans la plupart des cas, on s'est limité aux codes à trois caractères; pour certains diagnostics, très courants, on présente également les codes à quatre caractères.

Chapitre I
Certaines maladies infectieuses et parasitaires (A00-B99)

A50 **Syphilis congénitale**

A50.4 Neurosyphilis congénitale tardive [neurosyphilis juvénile]

A52 **Syphilis tardive**

A52.1 Neurosyphilis symptomatique

Inclure : tabès

A81 **Infections à virus lent du système nerveux central**

A81.0 Maladie de Creutzfeldt-Jakob
A81.1 Panencéphalite sclérosante subaiguë
A81.2 Leucoencéphalopathie multifocale progressive

B22 **Maladie due au virus de l'immunodéficience humaine (VIH), à l'origine d'autres affections précisées**

B22.0 Maladie par VIH à l'origine d'une encéphalopathie

Inclure : démence par VIH

Chapitre II
Tumeurs (C00-D48)

C70. – **Tumeur maligne des méninges**

C71. – **Tumeur maligne du cerveau**

C72. – **Tumeur maligne de la moelle épinière, des nerfs crâniens et d'autres parties du système nerveux central**

D33. – **Tumeur bénigne du cerveau et d'autres parties du système nerveux central**

D42. – **Tumeur des méninges, à évolution imprévisible ou inconnue**

D43. – **Tumeur du cerveau et du système nerveux central, à évolution imprévisible ou inconnue**

Chapitre IV
Maladies endocriniennes, métaboliques et de la nutrition (E00-E90)

E00. – **Syndrome d'insuffisance thyroïdienne congénitale**

E01. – **Affections thyroïdiennes et affections apparentées liées à une carence en iode**

E02 **Hypothyroïdie infraclinique par carence en iode**

E03 **Autres hypothyroïdies**

E03.2 Hypothyroïdie due à des médicaments et à d'autres substances exogènes
E03.5 Coma myxœdémateux

E05. – **Thyréotoxicose [hyperthyroïdie]**

E15 **Coma hypoglycémique non diabétique**

E22 **Hyperfonctionnement hypophysaire**

E22.0 Acromégalie et gigantisme
E22.1 Hyperprolactinémie

Inclure : hyperprolactinémie induite par des médicaments

E23. – **Hypofonctionnement hypophysaire et autres anomalies hypophysaires**

E24. – **Syndrome de Cushing**

E30 **Anomalies de la puberté, non classées ailleurs**

E30.0 Retard pubertaire
E30.1 Puberté précoce

E34 **Autres troubles endocriniens**

E34.3 Insuffisance staturale, non classée ailleurs

E51 **Carence en thiamine**

E51.2 Encéphalopathie de Wernicke

E64. – **Séquelles de malnutrition et autres carences nutritionnelles**

E66. – **Obésité**

E70 **Anomalies du métabolisme des acides aminés aromatiques**

E70.0 Phenylcétonurie classique

E71 **Anomalies du métabolisme des acides aminés à chaîne ramifiée et du métabolisme des acides gras**

E71.0 Maladie des urines à odeur de sirop d'érable

E74. – **Autres anomalies du métabolisme des hydrates de carbones**

E80. – **Anomalies du métabolisme de la porphyrine et de la bilirubine**

Chapitre VI
Maladies du système nerveux (G00-G99)

G00. – **Méningite bactérienne, non classée ailleurs**

Inclure : méningite à haemophilus, à pneumocoques, à streptocoques, à staphylocoques et autres méningites bactériennes

G02. – **Méningite au cours d'autres maladies infectieuses et parasitaires classées ailleurs**

G03. – **Méningite due à des causes autres et non précisées**

G04. – **Encéphalite, myélite et encéphalomyélite**

G06 **Abcès et granulome intracrâniens et intrarachidiens**

G06.2 Abcès extra-dural et sous-dural, sans précision

G10 **Chorée de Huntington**

G11. – **Ataxie héréditaire**

G20 **Maladie de Parkinson**

G21 **Syndrome parkinsonien secondaire**

G21.0 Syndrome malin des neuroleptiques
G21.1 Autres syndromes parkinsoniens secondaires dus à des médicaments
G21.2 Syndrome parkinsonien secondaire dû à d'autres agents externes
G21.3 Syndrome parkinsonien post-encéphalitique

G24 **Dystonie**

Inclure : dyskinésie

G24.0 Dystonie médicamenteuse
G24.3 Torticolis spasmodique
G24.8 Autres dystonies

Inclure : dyskinésie tardive

G25. – Autres syndromes extrapyramidaux et autres troubles de la motricité

Inclure : syndrome des jambes sans repos, tremblements, myoclonies, chorée et tics induits par des médicaments

G30 Maladie d'Alzheimer

G30.0 Maladie d'Alzheimer à début précoce
G30.1 Maladie d'Alzheimer à début tardif
G30.8 Autres formes de la maladie d'Alzheimer
G30.9 Maladie d'Alzheimer, sans précision

G31 Autres affections dégénératives du système nerveux, non classées ailleurs

G31.0 Atrophie cérébrale circonscrite

Inclure : maladie de Pick

G31.1 Dégénérescence cérébrale sénile, non classée ailleurs
G31.2 Dégénérescence du système nerveux liée à l'alcool

Inclure : ataxie et dégénérescence cérébelleuse alcoolique; dégénérescence et encéphalopathie cérébrale alcoolique; dysfonctionnement du système nerveux autonome, dû à l'alcool

G31.8 Autres affections dégénératives précisées du système nerveux

Inclure : encéphalopathie nécrosante subaiguë [Leigh]; dégénérescence de la substance grise [Alpers]

G31.9 Affection dégénérative du système nerveux, sans précision

G32. – Autres affections dégénératives du système nerveux au cours d'affections classées ailleurs

G35 Sclérose en plaques

G37 Autres affections demyélinisantes du système nerveux central

G37.0 Sclérose diffuse

Inclure : encéphalite périaxiale; maladie de Schilder

G40 Épilepsie

G40.0 Épilepsie et syndromes épileptiques idiopathiques définis par leur localisation (focale) (partielle) avec crises à début focal

Inclure : épilepsie bénigne de l'enfant avec pointes-ondes centro-temporales ou paroxysmes occipitaux à l'EEG

G40.1 Épilepsie et syndromes épileptiques symptomatiques définis par leur localisation (focale) (partielle) avec crises partielles simples

Inclure : crises ne comportant pas de modification de la conscience

G40.2 Épilepsie et syndromes épileptiques symptomatiques définis par leur localisation (focale) (partielle) avec crises partielles complexes

Inclure : crises avec modification de la conscience, souvent avec des automatismes

G40.3 Épilepsie et syndromes épileptiques généralisés idiopathiques
G40.4 Autres épilepsies et syndromes épileptiques généralisés

Inclure : tics de Salaam

G40.5 Syndromes épileptiques particuliers

Inclure : crises épileptiques dues à l'alcool, à des médicaments ou à une privation de sommeil

G40.6 Crises grand mal, sans précision (avec ou sans petit mal)
G40.7 Petit mal, sans précision, sans crises grand mal

G41. – État de mal épileptique

G43. – Migraine

G44. – Autres syndromes d'algies céphaliques

G45. – Accidents ischémiques cérébraux transitoires et syndromes apparentés

G47 Troubles du sommeil

G47.2 Troubles du rythme veille-sommeil
G47.3 Apnées du sommeil
G47.4 Narcolepsie et cataplexie

G70 Myasthénie et autres affections neuro-musculaires

G70.0 Myasthénie

G91. – Hydrocéphalie

G92 Encéphalopathie toxique

G93 Autres affections du cerveau

G93.1 Lésion cérébrale anoxique, non classée ailleurs
G93.3 Syndrome asthénique post-viral

Inclure : encéphalomyélite myalgique bénigne

G93.4 Encéphalopathie, sans précision

G97 Affections du système nerveux après un acte à visée diagnostique et thérapeutique, non classées ailleurs

G97.0 Écoulement du liquide céphalo-rachidien après rachicentèse

Chapitre VII
Maladies de l'œil et de ses annexes (H00-H59)

H40 **Glaucome**

H40.6 Glaucome médicamenteux

Chapitre VIII
Maladies de l'oreille et de l'apophyse mastoïde (H60-H95)

H93 **Autres affections de l'oreille, non classées ailleurs**

H93.1 Acouphènes

Chapitre IX
Maladies de l'appareil circulatoire (I00-I99)

I10 **Hypertension essentielle (primitive)**

I60. – **Hémorragie sous-arachnoïdienne**

I61. – **Hémorragie intra-cérébrale**

I62 **Autres hémorragies intracrâniennes non traumatiques**

I62.0 Hémorragie sous-durale (aiguë) (non traumatique)
I62.1 Hémorragie extra-durale non traumatique

I63. – **Infarctus cérébral**

I64 **Accident vasculaire cérébral, non précisé comme étant hémorragique ou par infarctus**

I65. – **Occlusion et sténose des artères précérébrales, n'entraînant pas d'infarctus cérébral**

I66. – **Occlusion et sténose des artères cérébrales, n'entraînant pas d'infarctus cérébral**

I67 **Autres maladies cérébro-vasculaires**

I67.2 Athérosclérose cérébrale
I67.3 Leucoencéphalopathie vasculaire progressive

Inclure : maladie de Binswanger

I67.4 Encéphalopathie hypertensive

I69. – **Séquelles de maladies cérébro-vasculaires**

I95 **Hypotension**

Y95.2 Hypotension médicamenteuse

Chapitre X
Maladies de l'appareil respiratoire (J00-J99)

J10 **Grippe, à virus grippal identifié**

J10.8 Grippe avec d'autres manifestations, virus grippal identifié

J11 **Grippe, virus non identifié**

J11.8 Grippe avec d'autres manifestations, virus non identifié

J42 **Bronchite chronique, sans précision**

J43. – **Emphysème**

J45. – **Asthme**

Chapitre XI
Maladies de l'appareil digestif (K00-K93)

K25 **Ulcère de l'estomac**

K26 **Ulcère du duodénum**

K27 **Ulcère digestif, de siège non précisé**

K29 **Gastrite et duodénite**

K29.2 Gastrite alcoolique

K30 **Dyspepsie**

K58. – **Syndrome du colon irritable**

K59. – **Autres troubles fonctionnels de l'intestin**

K70. – **Maladie alcoolique du foie**

K71. – **Maladie toxique du foie**

Inclure : maladie hépatique médicamenteuse

K86 **Autres maladies du pancréas**

K86.0 Pancréatite chronique alcoolique

Chapitre XII
Maladies de la peau et du tissu cellulaire sous-cutané (L00-L99)

L20. – **Dermite atopique**

L98 **Autres affections de la peau et du tissu cellulaire sous-cutané, non classés ailleurs**

L98.1 Dermatitis factitia

Inclure : excoriation névrotique

Chapitre XIII
Maladies du système ostéo-articulaire, des muscles et du tissu conjonctif (M00-M99)

M32. – **Lupus érythémateux disséminé**

M54. – **Dorsalgies**

Chapitre XIV
Maladies de l'appareil génito-urinaire (N00-N99)

N48 **Autres affections de la verge**

N48.3 Priapisme
N48.4 Impuissance d'origine organique

N91. – **Aménorrhée, oligoménorrhée et hypoménorrhée**

N94 **Douleurs et autres affections des organes génitaux de la femme et du cycle menstruel**

N94.3 Syndrome de tension prémenstruelle
N94.4 Dysménorrhée primaire
N94.5 Dysménorrhée secondaire
N94.6 Dysménorrhée, sans précision

N95 **Troubles de la ménopause et autres troubles de la périménopause**

N95.1 Troubles de la ménopause et du climatère de la femme
N95.3 Troubles au cours d'une ménopause artificielle

Chapitre XV
Grossesse, accouchement et puerpéralité (O00-O99)

O04 **Avortement médical**

O35 **Soins maternels pour anomalie ou lésion fœtales, connues ou présumées**

O35.4 Soins maternels pour lésions fœtales (présumées), dues à l'alcool
O35.5 Soins maternels pour lésions fœtales (présumées), dues à des médicaments ou des drogues

O99 **Autres maladies de la mère classées ailleurs, mais compliquant la grossesse, l'accouchement et la puerpéralité**

O99.3 Troubles mentaux et maladies du système nerveux compliquant la grossesse, l'accouchement et la puerpéralité

Inclure : troubles et affections classés en F00-F99 et en G00-G99

Chapitre XVII
Malformations congénitales et anomalies chromosomiques (Q00-Q99)

Q02 **Microcéphalie**

Q03. – **Hydrocéphalie congénitale**

Q04. – **Autres malformations congénitales de l'encéphale**

Q05. – **Spina bifida**

Q75. – **Autres malformations congénitales des os du crâne et de la face**

Q85 **Phacomatoses, non classées ailleurs**

Q85.0 Neurofibromatose non maligne
Q85.1 Sclérose tubéreuse

Q86 **Malformations congénitales dues à des causes externes connues, non classées ailleurs**

Q86.0 Syndrome d'alcoolisme fœtal (dysmorphique)

Q90 **Syndrome de Down**

Q90.0 Trisomie 21, non-disjonction méiotique
Q90.1 Trisomie 21, mosaïque chromosomique (non-disjonction mitotique)
Q90.2 Trisomie 21, translocation
G20.9 Syndrome de Down, sans précision

Q91. – **Syndrome d'Edwards et syndrome de Patau**

Q93 **Monosomies et délétions des autosomes, non classées ailleurs**

Q93.4 Délétion du bras court du chromosome 5

Inclure : syndrome du cri du chat

Q96. – **Syndrome de Turner**

Q97. – **Autres anomalies des chromosomes sexuels, phénotype féminin, non classées ailleurs**

Q98 **Autres anomalies des chromosomes sexuels, phénotype masculin, non classées ailleurs**

Q98.0 Syndrome de Klinefelter, caryotype 47, XXY
Q98.1 Syndrome de Klinefelter, masculin, avec plus de deux chromosomes X
Q98.2 Syndrome de Klinefelter, masculin, avec caryotype 46, XX
Q98.4 Syndrome de Klinefelter, sans précision

Q99. – **Autres anomalies des chromosomes, non classées ailleurs**

Chapitre XVIII
Symptômes, signes et résultats anormaux d'examens cliniques et de laboratoire, non classés ailleurs (R00-R99)

R55 **Syncope et collapsus**

R56 **Convulsions, non classées ailleurs**

R56.0 Convulsions fébriles
R56.8 Convulsions, autres et non précisées

R62 **Retard du développement physiologique**

R62.0 Retard d'une étape de maturation
R62.8 Autre retard du développement physiologique
R62.9 Retard du développement physiologique, sans précision

R63 **Symptômes et signes relatifs à l'absorption d'aliments et de liquides**

R63.0 Anorexie
R63.1 Polydipsie
R63.4 Perte de poids anormale
563.5 Prise de poids anormale

R78. – **Présence de drogues et d'autres substances non retrouvées normalement dans le sang**

Inclure : alcool (R78.0); opiacé (R78.1); cocaïne (R78.2); hallucinogène (R78.3); autre substance susceptible d'entraîner une dépendance (R78.4); substance psychotrope (R78.5); taux anormal de lithium (R78.8)

R83 **Résultats anormaux à l'examen du liquide céphalo-rachidien**

R90. – **Résultats anormaux de l'imagerie diagnostique du système nerveux central**

R94 **Résultats anormaux d'explorations fonctionnelles**

R94.0 Résultats anormaux d'explorations fonctionnelles du système nerveux central

Inclure : électroencéphalogramme (EEG) anormal

Chapitre XIX
Lésions traumatiques, empoisonnements et certaines autres conséquences de causes externes (S00-T98)

S06 **Lésion traumatique intracrânienne**

S06.0 Commotion cérébrale
S06.1 Œdème cérébral traumatique
S06.2 Lésion traumatique cérébrale diffuse

S06.3 Lésion traumatique cérébrale en foyer
S06.4 Hémorragie extradurale
S06.5 Hémorragie sous-durale traumatique
S06.6 Hémorragie sous-arachnoïdienne traumatique
S06.7 Lésion traumatique intracrânienne avec coma prolongé

Chapitre XX
Causes externes de morbidité et de mortalité (V0l-Y98)

Lésions auto-infligées (X60-X84)

Inclure : intoxication ou lésion traumatique volontaire; suicide (tentative de)

X60 Intoxication volontaire par des analgésiques, antipyrétiques ou anti-rhumatismaux non opiacés, et exposition volontaire à ces produits

X61 Intoxication volontaire par des anti-épileptiques, des sédatifs ou des hypnotiques, des antiparkinsoniens et d'autres substances psychotropes, non classés ailleurs, et exposition volontaire à ces produits

Inclure : antidépresseurs, barbituriques, neuroleptiques, psychostimulants

X62 Intoxication volontaire par des stupéfiants et des psychodysleptiques [hallucinogènes], non classés ailleurs, et exposition volontaire à ces produits

Inclure : cannabis (et dérivés), cocaïne, codéine, héroïne, acide lysergique [LSD], mescaline, méthadone, morphine, opium (et alcaloïdes)

X63 Intoxication volontaire par d'autres drogues agissant sur le système nerveux autonome, et exposition volontaire à ces produits

X64 Intoxication volontaire par des drogues ou substances biologiques autres et sans précision, et exposition volontaire à ces produits

X65 Intoxication volontaire par l'alcool et exposition à l'alcool

X66 Intoxication volontaire par des solvants organiques et des hydrocarbures halogénés et leurs émanations, et exposition volontaire à ces produits

X67 Intoxication volontaire par d'autres gaz ou émanations, et exposition volontaire à ces produits

Inclure : oxyde de carbone; gaz de ménage

X68 Intoxication volontaire par des pesticides, et exposition volontaire à ces produits

X69 Intoxication volontaire par des produits chimiques et des substances nocives, autres et sans précision, et exposition volontaire à ces produits

Inclure : substances corrosives aromatiques, acides ou bases caustiques

X70 **Lésion auto-infligée par pendaison, strangulation et suffocation**

X71 **Lésion auto-infligée par noyade et submersion**

X72 **Lésion auto-infligée par décharge d'une arme de poing**

X73 **Lésion auto-infligée par décharge de fusil, de carabine et d'arme à feu de plus gros calibre**

X74 **Lésion auto-infligée par décharge d'armes à feu, autres et sans précision**

X75 **Lésion auto-infligée par utilisation de matériel explosif**

X76 **Lésion auto-infligée par exposition au feu et aux flammes**

X77 **Lésion auto-infligée par exposition à la vapeur, à des gaz et à des objets brûlants**

X78 **Lésion auto-infligée par utilisation d'objet tranchant**

X79 **Lésion auto-infligée par utilisation d'objet contondant**

X80 **Lésion auto-infligée par saut dans le vide**

X81 **Lésion auto-infligée en sautant ou en se couchant devant un objet en mouvement**

X82 **Lésion auto-infligée par accident d'un véhicule à moteur**

X83 **Lésion auto-infligée par d'autres moyens précisés**

Inclure : par avion, par électrocution, par substances caustiques (sauf intoxication)

X84 **Lésion auto-infligée par des moyens non précisés**

Agressions (X85-Y09)

Inclure : homicide; lésions traumatiques infligées par un tiers dans l'intention de blesser ou de tuer, quel que soit le moyen utilisé

X93 **Agression par arme de poing**

X99 **Agression par objet tranchant**

Y00 **Agression par objet contondant**

Y04 **Agression par la force physique**

Y05 **Agression sexuelle par la force physique**

Y06. – **Délaissement et abandon**

Y07. – **Autres mauvais traitements**

Inclure : cruauté mentale; sévices physiques; sévices sexuels; torture

Drogues, médicaments et substances biologiques ayant provoqué des effets indésirables au cours de leur utilisation thérapeutique (Y40-Y59)

Y46 **Anti-épileptiques et anti-parkinsoniens**

Y46.7 Anti-parkinsoniens

Y47.– **Sédatifs, hypnotiques et anxiolytiques**

Y49 **Médicaments psychotropes, non classés ailleurs**

Y49.0 Antidépresseurs tricycliques et tétracycliques
Y49.1 Antidépresseurs inhibiteurs de la monoamine-oxydase
Y49.2 Antidépresseurs, autres et sans précision
Y49.3 Antipsychotiques et neuroleptiques de la famille des phénothiazines
Y49.4 Neuroleptiques de la famille des butyrophénones et des thioxanthènes
Y49.5 Autres antipsychotiques et neuroleptiques
Y49.6 Psychodysleptiques [hallucinogènes]
Y49.7 Psychostimulants pouvant faire l'objet d'un abus
Y49.8 Autres médicaments psychotropes, non classés ailleurs
Y49.9 Médicament psychotrope, sans précision

Y50.– **Stimulants du système nerveux central, non classés ailleurs**

Y51.– **Médicaments agissant essentiellement sur le système nerveux autonome**

Y57.– **Substances médicamenteuses, autres et sans précision**

Chapitre XXI
Facteurs influant sur l'état de santé et motifs de recours aux services de santé (Z00-Z99)

Z00 **Examen général et investigations de sujets ne se plaignant de rien ou pour lesquels aucun diagnostic n'est rapporté**

Z00.4 Examen psychiatrique général, non classé ailleurs

Z02 **Examen médical et prise de contact à des fins administratives**

Z02.3 Examen d'incorporation à l'armée
Z02.4 Examen pour permis de conduire
Z02.6 Examen à des fins d'assurance
Z02.7 Délivrance d'un certificat médical

Z03 **Mise en observation et examen médical pour suspicion de maladies**

Z03.2 Mise en observation pour suspicion d'un trouble mental ou d'un trouble du comportement

Inclure : mise en observation pour comportement dyssocial, suspicion de pyromanie, activité répréhensible en bande, vol à l'étalage, sans trouble psychiatrique manifeste

Z04 **Examen et mise en observation pour d'autres raisons**

Inclure : examen à des fins médico-légales

Z04.6 Examen psychiatrique général, à la demande des autorités

Z50 **Soins impliquant une rééducation**

Z50.2 Rééducation des alcooliques
Z50.3 Rééducation des sujets abusant de drogues et de médicaments
Z50.4 Psychothérapie, non classée ailleurs
Z50.7 Ergothérapie et rééducation professionnelle, non classées ailleurs
Z50.8 Soins impliquant d'autres moyens de rééducation

Inclure : rééducation après tabagisme
apprentissage des activités de la vie quotidienne

Z54 **Convalescence**

Z54.3 Convalescence après psychothérapie

Z55. – **Difficultés liées à l'éducation et l'alphabétisation**

Z56. – **Difficultés liées à l'emploi et au chômage**

Z59. – **Difficultés liées au logement et aux conditions économiques**

Z60 **Difficultés liées à l'environnement social**

Z60.0 Difficultés d'adaptation à une nouvelle étape de la vie
Z60.1 Situation parentale atypique
Z60.2 Solitude
Z60.3 Difficultés liées à l'acculturation
Z60.4 Exclusion et rejet sociaux
Z60.5 Cible d'une discrimination et d'une persécution
Z60.8 Autres difficultés précisées liées à l'environnement social

Z61 **Difficultés liées à une enfance malheureuse**

Z61.0 Privation de relation affective pendant l'enfance
Z61.1 Départ du foyer pendant l'enfance
Z61.2 Changements dans les relations familiales pendant l'enfance
Z61.3 Événements entraînant une perte de l'estime de soi pendant l'enfance
Z61.4 Difficultés liées à de possibles sévices sexuels infligés à un enfant par une personne de son entourage immédiat
Z61.5 Difficultés liées à de possibles sévices sexuels infligés à un enfant par une personne étrangère à son entourage immédiat
Z61.6 Difficultés liées à de possibles sévices physiques infligés à un enfant
Z61.7 Expérience personnelle terrifiante pendant l'enfance
Z61.8 Autres difficultés liées à une enfance malheureuse

Z62 **Autres difficultés liées à l'éducation**

Z62.0 Surveillance inadéquate de la part des parents
Z62.1 Surprotection parentale
Z62.2 Éducation dans une institution
Z62.3 Hostilité envers un enfant traité en bouc émissaire
Z62.4 Négligence affective d'un enfant
Z62.5 Autres difficultés liées à des négligences dans l'éducation
Z62.6 Pression parentale inappropriée et autres défauts de l'éducation
Z62.8 Autres difficultés précisées liées à l'éducation

Z63 **Autres difficultés liées à l'entourage immédiat, y compris la situation familiale**

Z63.0 Difficultés dans les rapports avec le conjoint ou le partenaire
Z63.1 Difficultés dans les rapports avec les parents et les beaux-parents
Z63.2 Soutien familial inadéquat
Z63.3 Absence d'un des membres de la famille
Z63.4 Disparition et décès d'un membre de la famille
Z63.5 Dislocation de la famille par séparation et divorce
Z63.6 Parent à charge au domicile, nécessitant des soins
Z63.7 Autres événements difficiles ayant une incidence sur la famille et le foyer
Z63.8 Autres difficultés précisées liées à l'entourage immédiat

Z64 **Difficultés liées à certaines situations psychosociales**

Z64.0 Difficultés liées à une grossesse non désirée
Z64.2 Recherche et acceptation d'interventions physiques, nutritionnelles et chimiques connues comme dangereuses et nuisibles
Z64.3 Recherche et acceptation d'interventions comportementales et psychologiques connues comme dangereuses et nuisibles
Z64.4 Désaccord avec les conseillers

Inclure : désaccord avec un responsable de la liberté surveillée; désaccord avec un travailleur social

Z65 **Difficultés liées à d'autres situations psychosociales**

Z65.0 Condamnation, sans emprisonnement, après procès civil ou pénal
Z65.1 Emprisonnement et autre incarcération
Z65.2 Difficultés liées à une libération de prison
Z65.3 Difficultés liées à d'autres situations juridiques

Inclure : arrestation
action judiciaire pour garde ou soutien d'enfant

Z65.4 Victime d'un crime et d'actes de terrorisme (torture y compris)
Z65.5 Expérience de catastrophe, de guerre et d'autres hostilités

Z70. – **Conseils relatifs aux attitudes, au comportement et à l'orientation en matière de sexualité**

Z71 **Sujets en contact avec les services de santé pour d'autres conseils et avis médicaux, non classés ailleurs**

Z71.4 Conseil et surveillance pour abus d'alcool
Z71.5 Conseil et surveillance pour abus de drogues et de médicaments
Z71.6 Conseils pour abus de tabac

Z72 **Difficultés liées au mode de vie**

Z72.0 Utilisation de tabac
Z72.1 Utilisation d'alcool
Z72.2 Utilisation de drogues
Z72.3 Manque d'exercice physique
Z72.4 Régime et habitudes alimentaires inadéquats
Z72.5 Comportement sexuel à haut risque
Z72.6 Jeu et pari
Z72.8 Autres difficultés liées au mode de vie

Inclure : comportement autodestructeur

Z73 **Difficultés liées à l'orientation de son mode de vie**

Z73.0 Burn-out
Z73.1 Accentuation de certains traits de personnalité

Inclure : comportement de type A

Z73.2 Manque de repos et de loisirs
Z73.3 Stress, non classé ailleurs
Z73.4 Compétences sociales inadéquates, non classées ailleurs
Z73.5 Conflit relatif au rôle social, non classé ailleurs

Z75 **Difficultés liées aux services médicaux et autres services de santé**

Z75.1 Sujet attendant d'être admis ailleurs, dans un établissement adéquat
Z75.2 Autre période d'attente pour investigation et traitement
Z75.5 Prise en charge pendant les vacances

Z76 **Sujet ayant recours aux services de santé dans d'autres circonstances**

Z76.0 Renouvellement d'une ordonnance
Z76.5 Simulateur [simulation consciente]

Inclure : sujet feignant d'être malade, avec une motivation évidente

Z81 **Antécédents familiaux de troubles mentaux et de troubles du comportement**

Z81.0 Antécédents familiaux de retard mental
Z81.1 Antécédents familiaux d'abus d'alcool
Z81.3 Antécédents familiaux d'abus d'autres substances psycho-actives
Z81.8 Antécédents familiaux d'autres troubles mentaux et troubles du comportement

Z82 **Antécédents familiaux de certaines incapacités et maladies chroniques entraînant une invalidité**

Z82.0 Antécédents familiaux d'épilepsie et d'autres maladies du système nerveux

Z85. – **Antécédents personnels de tumeur maligne**

Z86 **Antécédents personnels de certaines autres maladies**

Z86.0 Antécédents personnels d'autres tumeurs
Z86.4 Antécédents personnels d'abus de substances psycho-actives
Z86.5 Antécédents personnels d'autres troubles mentaux et d'autres troubles du comportement
Z86.6 Antécédents personnels de maladies du système nerveux et de organes des sens

Z87 **Antécédents personnels d'autres maladies ou affections**

Z87.7 Antécédents personnels de malformations congénitales et anomalies chromosomiques

Z91 **Antécédents personnels de facteurs de risque, non classés ailleurs**

Z91.1 Antécédents personnels de non-observance d'un traitement médical et d'un régime
Z91.4 Antécédents personnels de traumatisme psychologique, non classé ailleurs
Z91.5 Antécédents personnels de comportement autodestructeur

Inclure : parasuicide; intoxication volontaire; tentative de suicide.

Liste des principaux investigateurs

Les études sur le terrain de la CIM-10 ont impliqué des cliniciens et des chercheurs de 110 institutions dans 40 pays. Les efforts et les commentaires des participants ont eu une importance considérable pour les révisions successives des Descriptions Cliniques et Directives pour le Diagnostic. Les noms des principaux investigateurs sont cités ci-dessous. Le nom des experts qui ont élaboré les premières versions de la Classification et des Directives est précédé d'un astérisque.

Allemagne

Dr M. Albus (Munich)
Dr H. Amorosa (Munich)
Dr O. Benkert (Mainz)
Dr M. Berger (Freiburg)
Dr B. Blanz (Mannheim)
Dr M. von Bose (Munich)
Dr B. Cooper (Mannheim)
Dr M. Von Cranach (Kaufbeuren)
Mr T. Degener (Essen)
Dr H. Dilling (Lübeck)
Dr R.R. Engel (Munich)
Dr K. Foerster (Tübingen)
Dr H. Freyberger (Lübeck)
Dr G. Fuchs (Ottobrunn)
Dr M. Gastpar (Essen)
*Dr J. Glatzel (Mainz)
Dr H. Gutzmann (Berlin)
Dr H. Häfner (Mannheim)
Dr H. Helmchen (Berlin)
Dr S. Herdemerten (Essen)
Dr W. Hiller (Munich)
Dr A. Hillig (Mannheim)
Dr H. Hippius (Munich)
Dr P. Hoff (Munich)
Dr S.O. Hoffmann (Mainz)
Dr K. Koehler (Bonn)
Dr R. Kuhlmann (Essen)
*Dr G.-E. Kühne (Jena)
Dr E. Lomb (Essen)
Dr W. Maier (Mainz)
Dr E. Markwort (Lübeck)
Dr K. Maurer (Mannheim)
Dr J. Mittelhammer (Munich)
Dr H.-J. Moller (Bonn)
Dr W. Mombour (Munich)
Dr J. Niemeyer (Mannheim)
Dr R. Olbrich (Mannheim)
Dr M. Philipp (Mainz)
Dr K. Quaschner (Mannheim)
Dr H. Remschmidt (Marburg)
Dr G. Rother (Essen)
Dr R. Rummler (Munich)
Dr H. Sass (Aachen)
Mr H.W. Schaffert (Essen)
Dr H. Schepank (Mannheim)
Dr M.H. Schmidt (Mannheim)
Dr R.-D Stieglitz (Berlin)
Dr M. Strockens (Essen)
Dr W. Trabert (Homburg)
Dr W. Tress (Mannheim)
Dr H.-U. Wittchen (Munich)
Dr M. Zaudig (Munich)

Arabie séoudite

Dr O.M. Al-Radi (Taif)
Dr H. Amin (Riyadh)
Dr W. Dodd (Riyadh)
Dr S.R.A. El Fadl (Riyadh)
Dr A.T. Ibrahim (Riyadh)
Dr M. Marasky (Riyadh)
Dr F.M.A. Rahim (Riyadh)

Australie

Dr P.J.V. Beumont (Sydney)
Dr E. Blackmore (Nedlands)
Dr R. Davidson (Nedlands)
Ms C.R. Dossetor (Melbourne)
Dr G.A. German (Nedlands)
*Dr A.S. Henderson (Canberra)
Dr H.E. Herrman (Melbourne)
Dr G. Johnson (Perth)
Dr A.F. Jorm (Canberra)
Dr S.D. Joshua (Melbourne)
Dr S. Kisely (Perth)
Dr T. Lambert (Nedlands)
Dr P.D. MacGorry (Melbourne)
Dr I. Pilowski (Adelaide)
Dr J. Saunders (Camperdown)
Dr B. Singh (Melbourne)

Autriche

Dr P. Berner (Vienne)
Dr H. Katschnig (Vienne)
Dr G. Koinig (Vienne)
Dr K. Meszaros (Vienne)
Dr P. Schuster (Vienne)
*Dr H. Strotzka (Vienne)

Bahrain

Dr M.K. Al-Haddad
Dr C.A. Kamel
Dr M.A. Mawgoud

Belgique

Dr D. Bobon (Liège)
Dr J. Mendlewicz (Bruxelles)
Dr C. Mormont (Liège)
Dr L. Staner (Bruxelles)
Dr W. Vandereyken (Louvain)

Brésil

Dr P.B. Abreu (Porto Alegre)
Dr N. Bezerra (Porto Alegre)
Dr M. Bugallo (Pelotas)
Dr E. Busnello (Porto Alegre)
Dr D. Caetano (Campinas)
Dr C. Castellarin (Porto Alegre)
Dr M.L.F. Chaves (Porto Alegre)
Dr D. Coniberti (Pelotas)
Dr V. Damiani (Pelotas)
Dr M.P.A. Fleck (Porto Alegre)
Dr M.K. Gehlen (Porto Alegre)
Dr D. Hilton (Pelotas)
Dr L. Knijnik (Porto Alegre)
Dr M. Knobel (Campinas)
Dr P.S.P. Lima (Porto Alegre)
Dr S. Olive (Pelotas)
Dr C.M.S. Osorio (Porto Alegre)
Dr F. Resmini (Pelotas)
Dr G. Soares (Porto Alegre)
Dr A.P. Santin (Porto Alegre)
Dr S.B. Zimmer (Porto Alegre)

Bulgarie

Dr M. Boyadjieva (Sofia)
Dr A. Jablensky (Sofia)
Dr K. Kirov (Sofia)
Dr V. Milanova (Sofia)
Dr V. Nikolov (Sofia)
Dr I. Temkov (Sofia)
Dr K. Zaimov (Sofia)

Canada

Dr J. Beitchman (London)
Dr D. Bendjilali (Baie-Comeau)
Dr D. Berube (Baie-Comeau)
Dr D. Bloom (Verdun)
Dr D. Boisvert (Baie-Comeau)
Dr R. Cooke (London)
Dr A.J. Cooper (St Thomas)
Dr J.J. Curtin (London)
Dr J.L. Deinum (London)
Dr M.L.D. Fernando (St Thomas)
Dr P. Flor-Henry (Edmonton)
Dr L. Gaborit (Baie-Comeau)
Dr P.D. Gatfield (London)
Dr A. Gordon (Edmonton)
Dr J.A. Hamilton (Toronto)
Dr G.P. Harnois (Verdun)
Dr G. Hasey (London)
Dr W.-T. Hwang (Toronto)
Dr H. Iskandar (Verdun)
Dr B. Jean (Verdun)
Dr W. Jilek (Vancouver)
Dr D.L. Keshav (London)
Dr M. Koilpillai (Edmonton)
Dr M. Konstantareas (London)
Dr T. Lawrence (Toronto)
Dr M. Lalinec (Verdun)
Dr G. Lefebvre (Edmonton)
Dr H. Lehmann (Montréal)
*Dr Z. Lipowski (Toronto)
Dr B.L. Malhotra (London)
Dr R. Manchanda (St Thomas)
Dr H. Merskey (London)
Dr J. Morin (Verdun)
Dr N.P.V. Nair (Verdun)
Dr J. Peachey (Toronto)
Dr B. Pedersen (Toronto)
Dr E. Persad (London)
Dr G. Remington (London)
Dr P. Roper (Verdun)
Dr C. Ross (Winnipeg)
Dr S.S. Sandhu (St Thomas)
Dr M. Sharma (Verdun)
Dr M. Subak (Verdun)
Dr R.S. Swaminath (St-Thomas)
Dr G.N. Swamy (St Thomas)
Dr V.R. Velamoor (St Thomas)
Dr K. Zukowska (Baie-Comeau)

Chine

Dr He Wei (Chengdu)
Dr Huang Zong-mei (Shanghai)
Dr Liu Pei-yi (Chengdu)
Dr Liu Xie-he (Chengdu)
*Dr Shen Yu-cun (Beijing)
Dr Song Wei-sheng (Chengdu)
Dr Xu Tao-yuan (Shanghai)
Dr Xu Yi-feng (Shanghai)
*Dr Xu You-xin (Beijing)
Dr Yang De-sen (Changsha)
Dr Yang Quan (Chengdu)
Dr Zhang Lian-di (Shanghai)

Colombie

Dr A. Acosta (Cali)
Dr W. Arevalo (Cali)
Dr A. Calvo (Cali)
Dr E. Castrillon (Cali)
Dr C.E. Climent (Cali)
Dr L.V. de Aragon (Cali)
Dr M.V. de Arango (Cali)
Dr G. Escobar (Cali)
Dr L.F. Gaviria (Cali)
Dr C.H. Gonzalez (Cali)
Dr C.A. Léon (Cali)
Dr S. Martinez (Cali)
Dr R. Perdomo (Cali)
Dr E. Zambrano (Cali)

Costa Rica

Dr E. Madrigal-Segura (San José)

Côte d'Ivoire

Dr B. Claver (Abidjan)

Cuba

Dr C. Acosta Nodal (Havana)
Dr C. Acosta Rabassa (Manzanillo)
Dr O. Ares Freijo (Havana)
Dr A. Castro Gonzalez (Manzanillo)
Dr J. Cueria Basulto (Manzanillo)
Dr C. Dominguez Abreu (Havana)
Dr F. Duarte Castaneda (Havana)
Dr O.A. Freijo (Havana)
Dr F. Galan Rubi (Havana)
Dr A.C. Gonzalez (Manzanillo)
Dr R. Gonzalez Menendez (Havana)
Dr M. Guevara Machado (Havana)
Dr H. Hernandez Elias (Pinar del Rio)
Dr R. Hernandez Rios (Havana)
Dr M. Leyva Concepcion (Havana)
Dr M. Ochoa Cortina (Havana)
Dr A. Otero Ojeda (Havana)
Dr L. de la Parte Perez (Havana)
Dr V. Ravelo Perez (Havana)
Dr M. Ravelo Salazar (Havana)
Dr R.H. Rios (Havana)
Dr J. Rodriguez Garcia (Havana)
Dr T. Rodriguez Lopez (Pinar del Rio)
Dr E. Sabas Moraleda (Havana)
Dr M.R. Salazar (Havana)
Dr H. Suarez Ramos (Havana)
Dr I. Valdes Hidalgo (Havana)
Dr C. Vasallo Mantilla (Havana)

Danemark

Dr J. Aagaard (Aarhus)
Dr J. Achton (Aarhus)
Dr E. Andersen (Odense)
Dr T. Arngrim (Aarhus)
Dr E. Bach Jensen (Aarhus)
Dr U. Bartels (Aarhus)
Dr P. Bech (Hillerod)
Dr A. Bertelsen (Aarhus)
Dr B. Butler (Hillerod)
Dr L. Clemmesen (Hillerod)
Dr H. Faber (Aarhus)
Dr O. Falk Madsen (Aarhus)
Dr T. Fjord-Larsen (Aalborg)
Dr F. Gerholt (Odense)
Dr J. Hoffmeyer (Odense)
Dr S. Jensen (Aarhus)
Dr P.W. Jepsen (Hillerod)
Dr P. Jorgensen (Aarhus)
Dr M. Kastrup (Hillerod)
Dr P. Kleist (Aarhus)
Dr A. Korner (Copenhague)
Dr P. Kragh-Sorensen (Odense)
Dr K. Kristensen (Odense)
Dr I. Kyst (Aarhus)
Dr M. Lajer (Aarhus)
Dr J.K. Larsen (Copenhague)
Dr P. Liisberg (Aarhus)
Dr H. Lund (Aarhus)
Dr J. Lund (Aarhus)
Dr S. Moller-Madsen (Copenhague)
Dr I. Moulvad (Aarhus)
Dr B. Nielsen (Odense)
Dr B.M. Nielsen (Copenhague)
Dr C. Norregard (Copenhague)
Dr P. Pedersen (Odense)
Dr L. Poulsen (Odense)
Dr K. Raben Pedersen (Aarhus)
Dr P. Rask (Odense)
Dr N. Reisby (Aarhus)
Dr K. Retboll (Aarhus)
Dr F. Schulsinger (Copenhague)
Dr C. Simonsen (Aarhus)
Dr E. Simonsen (Copenhague)
Dr H. Stockmar (Aarhus)
Dr S.E. Straarup (Aarhus)
*Dr E. Strömgren (Aarhus)
Dr L.S. Strömgren (Aarhus)
Dr J.S. Thomsen (Aalborg)
Dr P. Vestergaard (Aarhus)
Dr T. Videbech (Aarhus)
Dr T. Vilmar (Hillerod)
Dr A. Weeke (Aarhus)

Égypte

Dr M. Sami Abdel-Gawad (Cairo)
Dr A.S. Eldawla (Cairo)

Dr K. El Fawal (Alexandria)
Dr A.H. Khalil (Cairo)
Dr S.S. Nicolas (Alexandria)
Dr A. Okasha (Cairo)
Dr M.A. Shohdy (Cairo)
Dr H. El Shoubashi (Alexandria)
Dr M.I. Soueif (Cairo)
Dr N.N. Wig (Alexandria)

Espagne

Dr A. Abrines (Madrid)
Dr J.L. Alcázar (Madrid)
Dr C. Alvarez (Bilbao)
Dr C. Ballús (Barcelone)
Dr P. Benjumea (Séville)
Dr V. Beramendi (Bilbao)
Dr M. Bernardo (Barcelone)
Dr J. Blanco (Séville)
Dr J.M. Blazquez (Salamanca)
Dr E. Bodega (Madrid)
Dr I. Boulandier (Bilbao)
Dr A. Cabero (Granada)
Dr M. Camacho (Séville)
Dr A. Candina (Bilbao)
Dr J.L. Carrasco (Madrid)
Dr N. Casas (Séville)
Dr C. Caso (Bilbao)
Dr A. Castaño (Madrid)
Dr M.L. Cerceño (Salamanca)
Dr V. Corcés (Madrid)
Dr D. Crespo (Madrid)
Dr O. Cuenca (Madrid)
Dr E. Ensunza (Bilbao)
Dr A. Fernández (Madrid)
Dr P. Fernández-Argüelles (Séville)
Dr E. Gallego (Bilbao)
Dr Garcia (Madrid)
Dr E. Giles (Séville)
Dr J. Giner (Séville)
Dr J. González (Sarragossa)
Dr A. González-Pinto (Bilbao)
Dr C. Guaza (Madrid)
Dr J. Guerrero (Séville)
Dr C. Hernández (Madrid)
Dr A. Higueras (Granada)
Dr D. Huertas (Madrid)
Dr J.A. Izquierdo (Salamanca)
Dr J.L. Jimenez (Granada)
Dr L. Jordá (Madrid)
Dr J. Laforgue (Bilbao)
Dr F. Lana (Madrid)
Dr A. Lobo (Saragossa)
Dr J.J. López-Ibor Jr (Madrid)
Dr J. López-Plaza (Saragossa)
Dr C. Maestre (Granada)
Dr F. Marquínez (Bilbao)
Dr M. Martin (Madrid)
Dr T. Monsalve (Madrid)
Dr P. Morales (Madrid)
Dr P.E. Muñoz (Madrid)
Dr A. Nieto (Bilbao)
Dr P. Oronoz (Bilbao)
Dr A. Otero (Barcelone)
Dr A. Ozamiz (Bilbao)
Dr J. Padierna (Bilbao)
Dr E. Palacios (Madrid)
Dr J. Pascual (Bilbao)
Dr M. Paz (Granada)
Dr J. Pérez de los Cobos (Madrid)
Dr J. Pérez-Arango (Madrid)
Dr A. Pérez-Torres (Granada)
Dr A. Pérez-Urdaniz (Salamanca)
Dr J. Perfecto (Salamanca)
Dr R. del Pino (Granada)
Dr J.M. Poveda (Madrid)
Dr A. Preciado (Salamanca)
Dr L. Prieto-Moreno (Madrid)
Dr J.L. Ramos (Salamanca)
Dr F. Rey (Salamanca)
Dr M.L. Rivera (Séville)
Dr P. Rodriguez (Madrid)
Dr P. Rodriguez-Sacristan (Séville)
Dr C. Rueda (Madrid)
Dr J. Ruiz (Granada)
Dr B. Salcedo (Bilbao)
Dr J. San Sebastián (Madrid)
Dr J. Sola (Granada)
Dr S. Tenorio (Madrid)
Dr R. Teruel (Bilbao)
Dr F. Torres (Granada)

Dr J. Vallejo (Barcelone)
Dr M. Vega (Madrid)
Dr B. Viar (Madrid)
Dr D. Vico (Granada)
Dr V. Zubeldia (Madrid)

États-Unis d'Amérique

Dr T.M. Achenbach (Burlington)
Dr H.S. Akiskal (Memphis)
Dr N. Andreasen (Iowa City)
Dr T. Babor (Farmington)
Dr T. Ban (Nashville)
Dr G. Barker (Cincinnati)
Dr J. Bartko (Rockville)
Dr M. Bauer (Richmond)
Dr C. Beebe (Columbia)
Dr D. Beedle (Cambridge)
Dr B. Benson (Chicago)
*Dr F. Benson (Los Angeles)
Dr J. Blaine (Rockville)
Dr G. Boggs (Cincinnati)
Dr R. Boshes (Cambridge)
Dr J. Brown (Farmington)
Dr J. Burke (Rockville)
Dr J. Cain (Dallas)
Dr M. Campbell (New York)
*Dr D. Cantwell (Los Angeles)
Dr R.C. Casper (Chicago)
Dr A. Conder (Richmond)
Dr P. Coons (Indianapolis)
Mrs W. Davis (Washington, DC)
Dr J. Deltito (White Plains)
Dr M. Diaz (Farmington)
Dr M. Dumaine (Cincinnati)
Dr C. DuRand (Cambridge)
Dr M.H. Ebert (Nashville)
Dr J.I. Escobar (Farmington)
Dr R. Falk (Richmond)
Dr M. First (New York)
Dr M.F. Folstein (Baltimore)
Dr S. Foster (Philadelphia)
Dr A. Frances (New York)
Dr S. Frazier (Belmont)
Dr S. Freeman (Cambridge)
Dr H.E. Genaidy (Hastings)
Dr P.M. Gillig (Cincinnati)
Dr M. Ginsburg (Cincinnati)
Dr F. Goodwin (Rockville)
Dr E. Gordis (Rockville)
Dr I.I. Gottesman (Charlottesville)
Dr B. Grant (Rockville)
*Dr S. Guze (St-Louis)
Dr R. Hales (San Francisco)
Dr D. Haller (Richmond)
Dr J. Harris (Baltimore)
Dr R. Hart (Richmond)
*Dr J. Helzer (St-Louis)
Dr L. Hersov (Worcester)
Dr J.R. Hillard (Cincinnati)
Dr R.M.A. Hirschfeld (Rockville)
Dr C.E. Holzer (Galveston)
*Dr P. Holzman (Cambridge)
Dr M.J. Horowitz (San Francisco)
Dr T.R. Insel (Bethesda)
Dr L.F. Jarvik (Los Angeles)
Dr V. Jethanandani (Philadelphia)
Dr L. Judd (Rockville)
Dr C. Kaelber (Rockville)
Dr I. Katz (Philadelphia)
Dr B. Kaup (Baltimore)
Dr S.A. Kelt (Dallas)
Dr P. Keck (Belmont)
Dr K.S. Kendler (Richmond)
Dr D.F. Klein (New York)
*Dr A. Kleinman (Cambridge)
Dr G. Klerman (Boston)
Dr R. Kluft (Philadelphia)
Dr R.D. Kobes (Dallas)
Dr R. Kolodner (Dallas)
Dr J.S. Ku (Cincinnati)
*Dr D.J. Kupfer (Pittsburgh)
Dr M. Lambert (Dallas)
Dr M. Lebowitz (New York)
Dr B. Lee (Cambridge)
Dr L. Lettich (Cambridge)
Dr N. Liebowitz (Farmington)
Dr B.R. Lima (Baltimore)
Dr A.W. Loranger (New York)
Dr D. Mann (Cambridge)
Dr W.G. McPherson (Hastings)

Dr L. Meloy (Cincinnati)
Dr W. Mendel (Hastings)
Dr R. Meyer (Farmington)
*Dr J. Mezzich (Pittsburgh)
Dr C. Moran (Richmond)
Dr P. Nathan (Chicago)
Dr D. Neal (Ann Arbor)
Dr G. Nestadt (Baltimore)
Dr B. Orrok (Farmington)
Dr D. Orvin (Cambridge)
Dr H. Pardes (New York)
Dr J. Parks (Cincinnati)
Dr R. Pary (Pittsburgh)
Dr R. Peel (Washington, DC)
Dr M. Peszke (Farmington)
Dr R. Petry (Richmond)
Dr F. Petty (Dallas)
Dr R. Pickens (Rockville)
Dr H. Pincus (Washington, DC)
Dr M. Popkin (Long Lake)
Dr R. Poss Rosen (Bayside)
Dr H. van Praag (Bronx)
Mr D. Rae (Rockville)
Dr J. Rapoport (Bethesda)
Dr D. Regier (Rockville)
Dr R. Resnick (Richmond)
Dr R. Room (Berkeley)
Dr S. Rosenthal (Cambridge)
Dr B. Rounsaville (New Haven)
Dr A.J. Rush (Dallas)
Dr M. Sabshin (Washington, DC)
Dr R. Salomon (Farmington)
Dr B. Schoenberg (Bethesda)
Dr E. Schopler (Chicago)
Dr M.A. Schuckit (San Diego)
Dr R. Schuster (Rockville)
Dr M. Schwab-Stone (New Haven)
Dr S. Schwartz (Richmond)
Dr D. Shaffer (New York)
Dr T. Shapiro (New York)
*Dr R. Spitzer (New York)
Dr T.S. Stein (East Lansing)
Dr R. Stewart (Dallas)
Dr G. Tarnoff (New Haven)
Dr J.R. Thomas (Richmond)
Dr K. Towbin (New Haven)
Mr L. Towle (Rockville)
Dr M.T. Tsuang (Iowa City)
Dr J. Wade (Richmond)
Dr J. Walkup (New Haven)
Dr M. Weissmann (New Haven)
Dr J. Williams (New York)
Dr R.W. Winchel (New York)
Dr K. Winters (St Paul)
Dr T.K. Wolff (Dallas)
Dr W.C. Young (Littleton)

Fédération russe

Dr I. Anokhina (Moscou)
Dr V. Kovalev (Moscou)
Dr A. Lichko (St Petersbourg)
*Dr R.A. Nadzharov (Moscou)
*Dr A.B. Smulewitch (Moscou)
Dr A.S. Tiganov (Moscou)
Dr V. Tsirkin (Moscou)
Dr M. Vartanian (Moscou)
Dr A.V. Vovin (St Petersbourg)
Dr N.N. Zharikov (Moscou)

France

Dr J.F. Allilaire (Paris)
Dr J.M. Azorin (Marseille)
Dr Baier (Strasbourg)
Dr M. Bouvard (Paris)
Dr C. Bursztejn (Strasbourg)
Dr P.F. Chanoit (Paris)
Dr. M.-A. Crocq (Rouffach)
Dr J.M. Danion (Strasbourg)
Dr A. Des Lauriers (Paris)
Dr M. Dugas (Paris)
Dr B. Favre (Paris)
Dr C. Gerard (Paris)
Dr S. Giudicelli (Marseille)
Dr J.D. Guelfi (Paris)
Dr M.F. Le Heuzey (Paris)
Dr V. Kapsambelis (Paris)
Dr Koriche (Strasbourg)
Dr S. Lebovici (Bobigny)

Dr J.P. Lepine (Paris)
Dr C. Lermuzeaux (Paris)
*Dr R. Misès (Paris)
Dr J. Oules (Montauban)
Dr P. Pichot (Paris)
Dr D. Roume (Paris)
Dr L. Singer (Strasbourg)
Dr M. Triantafyllou (Paris)
Dr D. Widlocher (Paris)

Grèce

*Dr C.R. Soldatos (Athènes)
Dr C. Stefanis (Athènes)

Hongrie

Dr J. Szilard (Szeged)

Inde

Dr A.K. Agarwal (Lucknow)
Dr N. Ahuja (New Delhi)
Dr A. Avasthi (Chandigarh)
Dr G. Baandopaday (Calcutta)
Dr P.B. Behere (Varanasi)
Dr P.K. Chaturvedi (Lucknow)
Dr H.M. Chawla (New Delhi)
Dr H.M. Chowla (New Delhi)
Dr P.K. Dalal (Lucknow)
Dr P. Das (New Delhi)
Dr R. Gupta (Ludhiana)
Dr S.K. Khandelwal (New Delhi)
Dr S. Kumar (Lucknow)
Dr N. Lal (Lucknow)
Dr S. Malhotra (Chandigarh)
Dr D. Mohan (New Delhi)
Dr S. Murthy (Bangalore)
Dr P.S. Nandi (Calcutta)
Dr R.L. Narang (Ludhiana)
Dr J. Paul (Vellore)
Dr M. Prasad (Lucknow)
Dr R. Raghuram (Bangalore)
Dr G.N.N. Reddy (Bangalore)
Dr S. Saxena (New Delhi)
Dr B. Sen (Calcutta)
Dr C. Shamasundar (Bangalore)
Dr H. Singh (Lucknow)
Dr P. Sitholey (Lucknow)
Dr S.C. Tiwari (Lucknow)
Dr B.M. Tripathi (Varanasi)
Dr J.K. Trivedi (Lucknow)
Dr V.K. Varma (Chandigarh)
Dr A. Venkoba Rao (Madurai)
Dr A. Verghese (Vellore)
Dr K.R. Verma (Varanasi)

Indonésie

Dr R. Kusumanto-Setyonegoro (Jakarta)
Dr D.B. Lubis (Jakarta)
Dr L. Mangendaan (Jakarta)
Dr W.M. Roan (Jakarta)
Dr K.B. Tun (Jakarta)

Irlande

Dr A. O'Grady-Walshe (Dublin)
Dr D. Walsh (Dublin)

Israël

Dr R. Blumensohn (Petach-Tikua)
Dr H. Hermesh (Petach-Tikua)
Dr H. Munitz (Petach-Tikua)
Dr S. Tyano (Petach-Tikua)

Italie

Dr M.G. Ariano (Naples)
Dr F. Catapano (Naples)
Dr A. Cerreta (Naples)
Dr S. Galderisi (Naples)
Dr M. Guazzelli (Pisa)
Dr D. Kemali (Naples)

Dr S. Lobrace (Naples)
Dr C. Maggini (Pisa)
Dr M. Maj (Naples)
Dr A. Mucci (Naples)
Dr M. Mauri (Pisa)
Dr P. Sarteschi (Pisa)
Dr M.R. Solla (Naples)
Dr F. Veltro (Naples)

Japon

Dr Y. Atsumi (Tokyo)
Dr T. Chiba (Sapporo)
Dr T. Doi (Tokyo)
Dr F. Fukamauchi (Tokyo)
Dr J. Fukushima (Sapporo)
Dr T. Gotohda (Sapporo)
Dr R. Hayashi (Ichikawa)
Dr I. Hironaka (Nagasaki)
Dr H. Hotta (Fukuoka)
Dr J. Ichikawa (Sapporo)
Dr T. Inoue (Sapporo)
Dr K. Kadota (Fukuoka)
Dr R. Kanena (Tokyo)
Dr T. Kasahara (Sapporo)
Dr M. Kato (Tokyo)
Dr D. Kawatani (Fukuoka)
Dr R. Kobayashi (Fukuoka)
Dr M. Kohsaka (Sapporo)
Dr T. Kojima (Tokyo)
Dr M. Komiyama (Tokyo)
Dr T. Koyama (Sapporo)
Dr A. Kuroda (Tokyo)
Dr H. Machizawa (Ichikawa)
Dr R. Masui (Fukuoka)
Dr R. Matsubara (Sapporo)
Dr M. Matsumori (Ichikawa)
Dr E. Matsushima (Tokyo)
Dr M. Matsuura (Tokyo)
Dr M.S. Michituji (Nagasaki)
Dr H. Mori (Sapporo)
Dr N. Morita (Sapporo)
Dr I. Nakama (Nagasaki)
Dr Y. Nakane (Nagasaki)
Dr M. Nakayama (Sapporo)
Dr M. Nankai (Tokyo)
Dr R. Nishimura (Fukuoka)
Dr M. Nishizono (Fukuoka)
Dr Y. Nonaka (Fukuoka)
Dr T. Obara (Sapporo)
Dr Y. Odagaki (Sapporo)
Dr U.Y. Ohta (Nagasaki)
Dr K. Ohya (Tokyo)
Dr S. Okada (Ichikawa)
Dr Y. Okubo (Tokyo)
Dr J. Semba (Tokyo)
Dr H. Shibuya (Tokyo)
Dr N. Shinfuku (Tokyo)
Dr M. Shintani (Tokyo)
Dr K. Shoda (Tokyo)
Dr T. Sumi (Sapporo)
Dr R. Takahashi (Tokyo)
Dr T. Takahashi (Ichikawa)
Dr T. Takeuchi (Ichikawa)
Dr S. Tanaka (Sapporo)
Dr G. Tomiyama (Ichikawa)
Dr S. Tsutsumi (Fukuoka)
Dr J. Uchino (Nagasaki)
Dr H. Uesugi (Tokyo)
Dr S. Ushijima (Fukuoka)
Dr M. Wada (Sapporo)
Dr T. Watanabe (Tokyo)
Dr Y. Yamashita (Sapporo)
Dr N. Yamanouchi (Ichikawa)
Dr H. Yasuoka (Fukuoka)

Koweit

Dr F. El-Islam (Kuweit)

Libéria

Dr B.L. Harris (Monrovia)

Luxembourg

Dr G. Chaillet (Luxembourg)
*Dr C.B. Pull (Luxembourg)
Dr M.C. Pull (Luxembourg)

Mexique

Dr S. Altamirano (Mexico D.F.)
Dr G. Barajas (Mexico D.F.)
Dr C. Berlanga (Mexico D.F.)
Dr J. Cravioto (Mexico D.F.)
Dr G. Enriquez (Mexico D.F.)
Dr R. de la Fuente (Mexico D.F.)
Dr G. Heinze (Mexico D.F.)
Dr J. Hernandez (Mexico D.F.)
Dr M. Hernandez (Mexico D.F.)
Dr M. Ruiz (Mexico D.F.)
Dr M. Solano (Mexico D.F.)
Dr A. Sosa (Mexico D.F.)
Dr D. Urdapileta (Mexico D.F.)
Dr L.E. de la Vega (Mexico D.F.)

Nigéria

*Dr R. Jegede (Ibadan)
Dr K. Ogunremi (Ilorin)
Dr J.U. Ohaeri (Ibadan)
Dr M. Olatawura (Ibadan)
Dr B.O. Osuntokun (Ibadan)

Norvège

Dr M. Bergem (Oslo)
Dr A.A. Dahl (Oslo)
Dr L. Eitinger (Oslo)
Dr C. Guldberg (Oslo)
Dr H. Hansen (Oslo)
*Dr U. Malt (Oslo)

Nouvelle-Zélande

Dr C.M. Braganza (Tokanui)
Dr J. Crawshaw (Wellington)
Dr P. Ellis (Wellington)
Dr P. Hay (Wellington)
Dr G. Mellsop (Wellington)
Dr J.R.B. Saxby (Tokanui)
Dr G.S. Ungvari (Tokanui)

Pakistan

Dr S. Afgan (Rawalpindi)
Dr A.R. Ahmed (Rawalpindi)
Dr M.M. Ahmed (Rawalpindi)
Dr S.H. Ahmed (Karachi)
Dr M. Arif (Karachi)
Dr S. Baksh (Rawalpindi)
Dr T. Baluch (Karachi)
Dr K.Z. Hasan (Karachi)
Dr I. Haq (Karachi)
Dr S. Hussain (Rawalpindi)
Dr S. Kalamat (Rawalpindi)
Dr K. Lal (Karachi)
Dr F. Malik (Rawalpindi)
Dr M.H. Mubbashar (Rawalpindi)
Dr Q. Nazar (Rawalpindi)
Dr T. Qamar (Rawalpindi)
Dr T.Y. Saraf (Rawalpindi)
Dr Sirajuddin (Karachi)
Dr I.A.K. Tareen (Lahore)
Dr K. Tareen (Lahore)
Dr M.A. Zahid (Lahore)

Pays-Bas

Dr V.D. Bosch (Groningen)
Dr R.F.W. Diekstra (Leiden)
*Dr R. Giel (Groningen)
Dr 0. Van der Hart (Amsterdam)
Dr W. Heuves (Leiden)
Dr Y. Poortinga (Tilburg)
Dr C. Slooff (Groningen)

Pérou

Dr J. Marietegui (Lima)
Dr A. Perales (Lima)
Dr C. Sogi (Lima)
Dr D. Worton (Lima)
Dr H. Rotondo (Lima)

Pologne

Dr M. Anczewska (Varsovie)
Dr E. Bogdanowicz (Varsovie)
Dr A. Chojnowska (Varsovie)
Dr K. Gren (Varsovie)
Dr J. Jaroszynski (Varsovie)
Dr A. Kiljan (Varsovie)
Dr E. Kobrzynska (Varsovie)
Dr L. Kowalski (Varsovie)
Dr S. Leder (Varsovie)
Dr E. Lutynska (Varsovie)
Dr B. Machowska (Varsovie)
Dr A. Piotrowski (Varsovie)
Dr S. Puzynski (Varsovie)
Dr M. Rzewuska (Varsovie)
Dr I. Stanikowska (Varsovie)
Dr K. Tarczynska (Varsovie)
Dr I. Wald (Varsovie)
Dr J. Wciorka (Varsovie)

République de Corée

Dr Young Ki Chung (Seoul)
Dr M.S. Kil (Seoul)
Dr B.W. Kim (Seoul)
Dr H.Y. Lee (Seoul)
Dr M.H. Lee (Seoul)
Dr S.K. Min (Seoul)
Dr B.H. Oh (Seoul)
Dr S.C. Shin (Seoul)

République islamique d'Iran

Dr H. Davidian (Téhéran)

République unie de Tanzanie

*Dr J.S. Neki (Dar es Salaam)

Roumanie

Dr M. Dehelean (Timisoara)
Dr P. Dehelean (Timisoara)
Dr M. Ienciu (Timisoara)
Dr M. Lazarescu (Timisoara)
Dr O. Nicoara (Timisoara)
Dr F. Romosan (Timisoara)
Dr D. Schrepler (Timisoara)

Royaume-Uni

Dr Adityanjee (Londres)
Dr P. Ainsworth (Manchester)
Dr T. Arie (Nottingham)
Dr J. Bancroft (Edimbourg)
Dr P. Bebbington (Londres)
Dr S. Benjamin (Manchester)
Dr I. Berg (Leeds)
Dr K. Bergman (Londres)
Dr I. Brockington (Birmingham)
Dr J. Brothwell (Nottingham)
Dr C. Burford (Londres)
Dr J. Carrick (Londres)
*Dr A. Clare (Londres)
Dr A.W. Clare (Londres)
Dr D. Clarke (Birmingham)
*Dr J.E. Cooper (Nottingham)
Dr P. Coorey (Liverpool)
Dr S.J. Cope (Londres)
Dr J. Copeland (Liverpool)
Dr A. Coppen (Epsom)
*Dr J.A. Corbett (Londres)
Dr T.K.J. Craig (Londres)
Dr C. Darling (Nottingham)
Dr C. Dean (Birmingham)
Dr R. Dolan (Londres)
*Dr J. Griffith Edwards (Londres)
Dr D.M. Eminson (Manchester)
Dr A. Farmer (Cardiff)
Dr K. Fitzpatrick (Nottingham)
Dr T. Fryers (Manchester)
*Dr M. Gelder (Oxford)
*Dr D. Goldberg (Manchester)
Dr I.M. Goodyer (Manchester)
*Dr M. Gossop (Londres)
*Dr P. Graham (Londres)
Dr T. Hale (Londres)

Dr M. Harper (Cardiff)
Dr A. Higgitt (Londres)
Dr J. Higgs (Manchester)
Dr N. Holden (Nottingham)
Dr P. Howlin (Londres)
Dr C. Hyde (Manchester)
Dr R. Jacoby (Londres)
Dr I. Janota (Londres)
Dr P. Jenkins (Cardiff)
Dr R. Jenkins (Londres)
Dr G. Jones (Cardiff)
*Dr R.E. Kendell (Edimbourg)
Dr N. Kreitman (Edimbourg)
Dr R. Kumar (Londres)
Dr M.H. Lader (Londres)
Dr R. Levy (Londres)
Dr J.E.B. Lindesay (Londres)
Dr W.A. Lishman (Londres)
Dr A. McBride (Cardiff)
Dr A.D.J. MacDonald (Londres)
Dr C. McDonald (Londres)
Dr P. McGuffin (Cardiff)
Dr M. McKenzie (Manchester)
Dr J. McLaughlin (Leeds)
Dr A.H. Mann (Londres)
Dr S. Mann (Londres)
*Dr I. Marks (Londres)
Dr D. Masters (Londres)
Dr M. Monaghan (Manchester)
Dr K.W. Moses (Manchester)
Dr J. Oswald (Edimbourg)
Dr E. Paykel (Londres)
Dr N. Richman (Londres)
Dr Sir Martin Roth (Cambridge)
*Dr G. Russel (Londres)
*Dr M. Rutter (Londres)
Dr N. Seivewright (Nottingham)
Dr D. Shaw (Cardiff)
*Dr M. Shepherd (Londres)
Dr A. Steptoe (Londres)
*Dr E. Taylor (Londres)
Dr D. Taylor (Manchester)
Dr R. Thomas (Cardiff)
Dr P. Tyrer (Londres)
*Dr D.J. West (Cambridge)
Dr P.D. White (Londres)
Dr A.O. Williams (Liverpool)
Dr P. Williams (Londres)
*Dr J. Wing (Londres)
*Dr L. Wing (Londres)
Dr S. Wolff (Edimbourg)
Dr S. Wood (Londres)
Dr W. Yule (Londres)

Soudan

Dr M.B. Bashir (Khartoum)
Dr A.O. Sirag (Khartoum)

Suède

Dr T. Bergmark (Danderyd)
Dr G. Dalfelt (Lund)
Dr G. Elofsson (Lund)
Dr E. Essen-Möller (Lysekil)
Dr L. Gustafson (Lund)
*Dr B. Hagberg (Gothenburg)
*Dr C. Perris (Umea)
Dr B. Wistedt (Danderyd)

Suisse

Dr N. Aapro (Genève)
Dr J. Angst (Zurich)
Dr L. Barrelet (Perreux)
Dr L. Ciompi (Bern)
Dr V. Dittmann (Basel)
Dr P. Kielholz (Basel)
Dr E. Kolatti (Genève)
Dr D. Ladewig (Basel)
Dr C. Müller (Prilly)
Dr C. Quinto (Basel)
Dr J. Press (Genève)
Dr B. Reith (Genève)
*Dr C. Scharfetter (Zurich)
Dr M. Sieber (Zurich)
Dr H.C. Steinhausen (Zurich)
Mr A. Tongue (Lausanne)

Tchécoslovaquie

Dr P. Baudis (Prague)
Dr V. Filip (Prague)
Dr D. Seifertova (Prague)
Dr D. Taussigova (Prague)

Thaïlande

Dr C. Krishna (Bangkok)
Dr S. Dejatiwongse (Bangkok)

Turquie

Dr I.F. Dereboy (Ankara)
Dr A. Gogus (Ankara)
Dr C. Guleç (Ankara)
Dr O. Özturk (Ankara)
Dr D.B. Ulug (Ankara)
Dr N.A. Ulusahin (Ankara)
Dr T.B. Üstün (Ankara)

Uruguay

Dr R. Almada (Montevideo)
Dr P. Alterwain (Montevideo)
Dr L. Bolognisi (Montevideo)
Dr P. Bustelo (Montevideo)
Dr U. Casaroti (Montevideo)
Dr E. Dorfman (Montevideo)
Dr F. Leite (Montevideo)
Dr A.J. Montoya (Montevideo)
Dr A. Nogueira (Montevideo)
Dr E. Prost (Montevideo)
Dr C. Valino (Montevideo)

Yougoslavie

Dr N. Bohacek (Zagreb)
Dr M. Kocmur (Ljubljana)
*Dr J.Lokar (Ljubljana)
Dr B. Milac (Ljubljana)
Dr M. Tomori (Ljubljana)

Index

Abus

— Substances n'induisant pas de dépendance F55.-, *175*
— *Voir* également Utilisation nocive pour la santé F1x.1, *68*

Acalculie de développement F81.2, *221*

Acquisitions scolaires (Trouble des) F81.-, *215*

— Arithmétique F81.2, *221*
— Lecture F81.0, *218*
— Mixte F81.3, *222*
— Orthographe F81.1, *220*

Acrophobie F40.2, *123*

Adaptation (Trouble de l') F43.2, *133*

— Avec perturbation mixte des émotions et des conduites F43.25, *135*
— Avec prédominance d'autres symptômes spécifiés F43.28, *135*
— Avec prédominance d'une perturbation des conduites F43.24, *135*
— Avec prédominance de la perturbation d'autres émotions F43.23, *135*
— Réaction dépressive brève F43.20, *135*
— Réaction dépressive prolongée F43.21, *135*
— Réaction mixte, anxieuse et dépressive F43.22, *135*

Aérophagie psychogène F45.31, *149*

Affectifs

— Troubles F30-F39, *101-117*
— Troubles organiques F06.3, *57*

Agnosie de développement F88, *230*

Agoraphobie F.40.0, *121*

— Avec trouble panique F40.01, *122*
— Sans trouble panique F40.00, *122*

Aigu (Trouble psychotique). Voir Trouble psychotique aigu et transitoire F23.-, *89*

Alcool (Troubles liés à l'utilisation d') F10.-, *64*

Alcoolisme (chronique) F1x.2, *69*

Alimentation (Troubles de l') F50.-, *158*

— Anorexie mentale F50.0, *158*
— Anorexie mentale atypique F50.1, *159*
— Boulimie F50.2, *160*
— Boulimie atypique F50.3, *161*
— Hyperphagie associée à d'autres perturbations psychologiques F50.4, *161*
— Pica de la première et de la deuxième enfance F98.3, *256*
— Trouble de la première et de la deuxième enfance F98.2, *256*
— Vomissements associés à d'autres perturbations psychologiques F50.5, *162*

Alzheimer (Démence de la maladie d') F00.-, *42*

Amnésie dissociative F44.0, *137*

Amnésique (Syndrome)

— Lié à l'utilisation de substances psycho-actives F1x.6, *72*

Les chiffres en italique renvoient à la pagination de l'ouvrage.

— Organique, non induit par l'alcool ou d'autres substances psycho-actives F04.-, *51*

Anankastique (Personnalité) F60.5, *184*

Anesthésie dissociative F44.6, *142*

Anhédonie sexuelle F52.11, *172*

Anorexie mentale F50.0, *158*

— Atypique F50.1, *159*

Anorgasmie psychogène F52.3, *172*

Anthropophobie F40.1, *123*

Antisocial. Voir Dyssocial

Angoisse

— Angoisse de séparation de l'enfance F93.0, *243*
— Hystérie d'angoisse F41.8, *127*
— Rêves d'angoisse F51.5, *170*

Anxiété

— Épisodique paroxystique F41.0, *124*
— Généralisée F41.1, *125*
— Sociale de l'enfance F93.2, *245*

Anxieux

— État anxieux F41.1, *126*
— Névrose anxieuse F41.1, *126*
— Réaction anxieuse F41.1, *126*

Anxieux (Trouble)

— Autre F41.-, *124*
— Et dépressif mixte F41.2, *126*
— Mixte F41.3, *127*
— Phobique F40.-, *120*
— Phobique de l'enfance F93.1, *245*

Aphasie

— acquise, avec épilepsie F80.3, *214*
— de développement F80.1, *212*
— de Wernicke F80.2, *213*

Aphonie psychogène F44.4, *142*

Arithmétique (Trouble spécifique de l') F81.2, *221*

Artériopathique (Démence)
Voir Démence vasculaire

Articulation (Trouble spécifique de l'acquisition) F80.0, *210*

Asperger (Syndrome d') F84.5, *229*

Asthénie neuro-circulatoire F45.30, *149*

Attachement de l'enfance (Trouble de l')

— Trouble réactionnel F94.1, *248*
— Avec désinhibition F94.2, *250*

Attaque de panique F41.0, *125*

Atteinte sensorielle dissociative F44.6, *142*

Attention

— Perturbation de l'activité et de l'attention F90.0, *236*
— Trouble de l'attention sans hyperactivité F98.8, *258*

Autisme

— atypique F84.1, *226*
— infantile F84.0, *225*

Autistique

— trouble F84.0, *226*
— psychopathie F84.5, *230*

Automutilateurs (Comportements stéréotypés) F98.4, *257*

Aversion sexuelle F52.10, *172*

Ballonnements psychogènes F45.32, *149*

Bégaiement F98.5, *257*

Beziehungswahn (Sensitiver) F22.0, *88*

Bipolaire (Trouble affectif) F31.-, *103*

— Type II F31.8, *106*

Borderline (Personnalité) F60.31, *184*

Bouffée délirante
— avec symptômes schizophréniques F23.1, *92*
— sans symptômes schizophréniques F23.0, *91*

Boulimie (bulimia nervosa) F50.2, *160*
— Atypique F50.3, *161*

Bredouillement F98.6, *258*

Briquet (Syndrome de) F48.8, *154*

Caféine (Troubles liés à l'utilisation de) F15.-, *64*

Cannabis (Troubles liés à l'utilisation de) F12.-, *64*

Caractère (Trouble SAI) F68.8, *200*

Cardiaque (Névrose) F45.30, *149*

Catatonique (Schizophrénie) F20.2, *82*

Cauchemars F51.5, *170*

Céphalées psychogènes F45.4, *150*

Choc
— culturel F43.2, *134*
— psychique F43.0, *132*

Circadien (Inversion psychogène du rythme) F51.2, *167*

Claustrophobie F40.2, *123*

Cocaïne (Troubles liés à l'utilisation de) F14.-, *64*

Cognitif léger (Trouble) F06.7, *58*

Colon irritable psychogène F45.32, *149*

Compulsif (Trouble obsessionnel-) F42.-, *127*

Conduites (Trouble des) F91.-, *237*
— Associé à un trouble dépressif F92.0, *242*
— Associé à un trouble émotionnel F92.8, *243*
— Associé à un trouble névrotique F92.8, *243*
— Avec dépression F92.0, *242*
— Hyperkinétique F90.1, *238*
— Limité au milieu familial F91.0, *238*
— Oppositionnel avec provocation F91.3, *240*
— Type mal socialisé F91.1, *239*
— Type socialisé F91.2, *240*
— Type solitaire agressif F91.1, *240*

Confusion psychogène F44.88, *143*

Confusionnel
— État confusionnel aigu (non alcoolique) F05.-, *53*
— État confusionnel subaigu F05.8, *54*

Conversion
— Hystérie F44.-, *137*
— Réaction F44.-, *137*
— Trouble F44.-, *137*

Convulsions dissociatives F44.5, *142*

Coordination (Trouble du développement de la) F82, *224*

Crampe de l'écrivain F48.8, *154*

Crépusculaire (État psychogène) F44.88, *143*

Creutzfeldt-Jakob (Maladie de) F02.1, *48*

Culturel (Choc) F43.2, *134*

Cyclothymie F34.0, *114*

Da Costa (Syndrome de) F45.30, *149*

Débilité
— mentale. Voir Retard mental
— motrice de l'enfant F82, *224*

Déficience mentale. Voir Retard mental

Délinquance «de groupe» F91.2, *240*

Delirium
— Non induit par l'alcool ou d'autres substances psycho-actives F05.-, *52*

— Syndrome de sevrage avec delirium F1x.4, *71*
— Tremens (induit par l'alcool) F1x.4, *71*

Délirant (Trouble)

— Induit F24, *93*
— Persistant F22.-, *87*

Démence F03. *51*

— Associée à d'autres maladies classées ailleurs F02.8, *50*
— De la maladie d'Alzheimer, F00.0, *44*
— De la maladie de Huntington F02.2, *48*
— De la maladie de Creutzfeldt-Jakob F02.1, *48*
— De la maladie de Parkinson F02.3, *49*
— De la maladie de Pick F02.0, *47*
— De la maladie due au virus de l'immunodéficience humaine [VIH] F02.4, *49*
— Dégénérative primaire F00.-, *42*
— Par infarctus multiples F01.1, *46*
— Présénile SAI F00.0, *44*
— Sénile SAI F00.1, *44*
— Sous-corticale F01.2, *46*
— Vasculaire F01.-, *45*

Dépendance (Syndrome de) F1x.2, *68*

Dépendante (Personnalité) F60.7, *185*

Dépersonnalisation-déréalisation (Syndrome de)F48.1, *152*

Dépression

— agitée F32.2, *109*
— anxieuse légère ou non persistante F41.2, *127*
— anxieuse persistante (dysthymie) F34.1, *115*
— après un accouchement F53.0, *174*
— atypique F32.8, *110*
— du post-partum F53.0, *174*
— endogène F33.-, *111*
— majeure, épisode isolé F32.-, *106*
— majeure, récurrente F33.-, *110*
— masquée F32.8, *110*
— névrotique (persistante) F34.1, *115*
— post-schizophrénique F20.4, *84*
— psychogène F32.-, *108*
— psychotique F32.3, *109*
— réactionnelle F32.-, *108*
— unipolaire F33.-, *110*
— vitale. F32.2, *109*

Dépressif (Episode)

— léger F33.0, *112*
— moyen F33.1, *112*
— sévère F33.2, *113*

Dépressif (Trouble)

— Récurrent F33.-, *110*
— Récurrent bref F38.10, *116*
— Saisonnier F33., *111*

Déréalisation F48.1, *152*

Dermatozoenwahn F06.0, *55*

Désintégratif (Trouble de l'enfance) F84.3, *228*

Désir sexuel (Absence ou perte de) F52.0, *171*

Deuil (Réaction de) F43.2, *134*

Développement psychologique

— Troubles des acquisitions scolaires F81.-, *215*
— Troubles envahissants F84.-, *224*
— Troubles du développement moteur F82.-, *222*
— Troubles de la parole et du langage F80.-, *209*
— Troubles spécifiques mixtes F83.-, *224*

Déviation sexuelle F65.-, *195*

Dhat (Syndrome de) F48.8, *153*

Diarrhée psychogène F45.32, *149*

Dipsomanie F1x.2, *69*

Dissociatif (Trouble) F44.-, *135*

— Amnésie dissociative F44.0, *137*
— Anesthésie dissociative F44.6, *142*

— Atteintes sensorielles dissociatives F44.6, *142*
— Convulsions dissociatives F44.5, *142*
— États de transe et de possession F44.3, *140*
— Fugue dissociative F44.1, *138*
— Personnalité multiple F44.81, *143*
— Stupeur dissociative F44.2, *139*
— Syndrome de Ganser F44.80, *143*
— Trouble dissociatif mixte F44.7, *143*
— Trouble moteur dissociatif F44.4, *142*

Dorsalgie psychogène F45.4, *150*

Douloureux (Syndrome somatoforme persistant) F45.4, *150*

Dysfonctionnement

— orgasmique F52.3, *172*
— sexuel non dû à un trouble ou à une maladie organique F52.-, *171*
— neurovégétatif somatoforme F45.3, *148*

Dyslalie de développement F80.0, *211*

Dyslexie de développement F81.0, *220*

Dysmorphie corporelle (Peur d'une) F45.2, *147*

Dysmorphophobie

— délirante F22.8, *89*
— non délirante F45.2, *147*

Dyspareunie non organique F52.6, *173*

Dyspepsie psychogène F45.31, *149*

Dysphasie de développement

— type expressif F80.1, *212*
— type réceptif F80.2, *213*

Dysphonie psychogène F44.4, *142*

Dyspraxie de développement F82, *224*

Dyssociale (Personnalité) F60.2, *183*

Dyssomnie F51.-, *162*

Dysthymie F34.1, *115*

Dysurie psychogène F45.34, *150*

Échec de la réponse génitale F52.2, *172*

Éjaculation précoce F52.4, *172*

Émotionnel (Trouble débutant spécifiquement dans l'enfance) F93.-, *243*

— Angoisse de séparation de l'enfance F93.0, *243*
— Anxiété sociale de l'enfance F93.2, *245*
— Rivalité dans la fratrie F93.3, *246*
— Trouble anxieux phobique de l'enfance F93.1, *245*

Encéphalite subaiguë à VIH F02.4 , *50*

Encéphalopathie

— subaiguë à VIH F02.4, *50*
— post-contusionnelle F07.2, *61*

Encoprésie non organique F98.1, *254*

Énurésie non organique F98.0, *254*

Envahissants (Troubles du développement) F84.-, *224*

— Autisme atypique F84.1, *226*
— Autisme infantile F84.0, *225*
— Hyperactivité associée à un retard mental et à des mouvements stéréotypés F84.4, *229*
— Syndrome d'Asperger F84.5, *229*
— Syndrome de Rett F84.2, *227*
— Trouble désintégratif F84.3, *228*

Érection (Trouble de l'érection) F52.2, *172*

Évitante (Personnalité) F60.6, *185*

Évitement de l'enfance et de l'adolescence F93.2, *246*

Exhibitionnisme F65.2, *196*

Explosif intermittent (Trouble) F63.8, *192*

Expressif (Trouble de l'acquisition du langage) F80.1, *211*

Fatigue de combat F43.0, *132*

Facteurs psychologiques et comportementaux
— Associés à des maladies ou à des troubles classés ailleurs F54, *174*
— Influençant une affection physique F54, *175*

Fétichisme F65.0, *195*

Fétichiste (Transvestisme) F65.1, *195*

Feux (Tendance pathologique à allumer des) F63.1, *190*

Folie à deux F24, *94*

Frigidité F52.0, *171*

Frontal (Syndrome) F07.0, *60*

Frotteurisme F65.8, *197*

Fugue dissociative F44.1, *138*

Ganser (Syndrome de) F44.80, *143*

Génitale (Échec de la réponse) F52.2, *172*

Gerstmann (Syndrome de) F81.2, *222*

Gilles de la Tourette (Syndrome de) F95.2, *233*

Habitudes et impulsions (Trouble des)
— Jeu pathologique F63.0, *190*
— Tendance pathologique à allumer des feux F63.1, *190*
— Tendance pathologique à commettre des vols F63.2, *191*
— Trichotillomanie F63.3, *192*

Hallucinatoire
— État hallucinatoire organique F06.0, *55*
— Psychose hallucinatoire chronique F28, *97*

Hallucinogènes (Troubles liés à l'utilisation d') F16.-, *64*

Hébéphrénie F20.1, *82*

Heller (Syndrome de) F84.3, *229*

Histrionique (Personnalité) F60.4, *184*

Hocquet psychogène F45.31, *149*

Hospitalisme chez l'enfant F43.2, *134*

Humeur
— Troubles de l'humeur F30-F39, *98-117*
— Troubles de l'humeur organiques F06.3, *57*

Huntington (Chorée ou maladie de) F02.2, *48*

Hyperemesis gravidarum psychogène F50.5, *162*

Hyperactivité associée à un retard mental et à des mouvements stéréotypés F84.4, *229*

Hyperanxiété de l'enfance F93.8, *247*

Hyperkinétique (Trouble) F90.-, *234*
— Perturbation de l'activité et de l'attention F90.0, *236*
— Trouble hyperkinétique et trouble des conduites F90.1, *237*

Hyperorexia nervosa F50.2, *160*

Hyperphagie
— Associée à d'autres perturbations psychologiques F50.4, *161*
— Psychogène F50.4, *161*

Hypersomnie non organique F51.1, *165*

Hyperventilation psychogène F45.33, *150*

Hypnotiques (Troubles liés à l'utilisation d') F13.-, *64*

Hypocondrie F45.2, *146*

Hypomanie F30.0, *101*

Hystérie F44, *137*
— D'angoisse F41.8, *127*
— De conversion F44, *137*

Identité sexuelle (Trouble de l') F64.-, *192*
— Transsexualisme F64.0, *192*

— Transvestisme bivalent F64.1, *193*
— Trouble de l'identité sexuelle de l'enfance F64.2, *193*

Idiotie F73, *206*

Imbécillité F71, *205*

Impuissance psychogène F52.2, *172*

Impulsive (Personnalité) F60.30, *184*

Impulsions. Voir Troubles des habitudes et des impulsions

Incapacité

— D'apprentissage SAI F81.9, *222*
— Concernant l'acquisition des connaissances F81.9, *222*

Incontinence non organique F98.0, *254*

Indifférenciée (Schizophrénie) F20.3, *83*

Induit (Trouble délirant) F24, *93*

Infarctus multiples (Démence par) F01.1, *46*

Inhibition de l'orgasme F52.3, *172*

Insomnie non organique F51.0, *163*

Institutionnel (Syndrome) F94.2, *251*

Intoxication aiguë F1x.0, *67*

Itinérant (Patient) F68.1, *200*

Ivresse aiguë chez l'alcoolique F10.0, *67*

Jalousie

— Alcoolique F10.5, *72*
— Dans la fratrie F93.3, *246*
— Trouble délirant F22, *87*

Jeu

— Compulsif F63.0, *190*
— Pathologique F63.0, *190*

Kanner (Syndrome de) F84.0, *226*

Kleptomanie F63.2, *191*

Koro F48.8, *153*

Korsakoff (Syndrome de)

— Alcoolique F10.6, *73*
— Non alcoolique F04, *52*

Labile (Personnalité émotionnellement) F60.3, *183*

Lallation F80.0, *211*

Landau-Kleffner (Syndrome de) F80.3, *214*

Langage précipité F98.6, *258*

Langage (Trouble du développement du) F80.-, *209*

— Acquisition de l'articulation F80.0, *210*
— Acquisition du langage de type expressif F80.1, *211*
— Acquisition du langage de type réceptif F80.2, *213*
— Aphasie acquise avec épilepsie F80.3, *214*

Latah F48.8, *154*

Latente (Schizophrénie) F21, *87*

Lecture (Trouble du développement de la) F81.0, *218*

Limbique (Psycho-syndrome épileptique du système) F07.0, *60*

Limite (Personnalité) F60.31, *184*

Lobotomisés (Syndrome des) F07.0, *60*

Majoration de symptômes physiques pour des raisons psychologiques F68.0, *199*

Maladie de

— Alzheimer F00.-, *44*
— Creutzfeldt-Jakob F02.1, *48*
— Huntington F02.2, *48*
— Parkinson F02.3, *49*
— Pick F02.0, *47*

Maniaco-dépressif. Voir Trouble bipolaire

Maniaque
— Épisode F30.-, *101*
— Trouble maniaque organique F06.30, *57*

Masochisme F65.5, *197*

Masturbation excessive F98.8, *258*

Maturation sexuelle (Trouble de la) F66.0, *198*

Mauvais voyage (dû à des hallucinogènes) F1x.0, *67*

Mélancolie F32.2, *109*

Mental (Retard) Voir retard mental

Mérycisme de l'enfance F98.2, *256*

Moteur (Trouble du développement) F82.-, *222*

Mouvements stéréotypés F98.4, *257*

Multiple (Personnalité) F44.81, *143*

Munchhausen (Syndrome de) F68.1, *200*

Mutisme
— Électif F94.0, *247*
— Sélectif F94.0, *248*

Narcissique (Personnalité) F60.8, *186*

Nécrophilie F65.8, *197*

Neurasthénie F48.0, *151*

Névrose
— Anankastique F42, *128*
— Angoisse, d' F41.-, *124*
— Cardiaque F45.30, *149*
— Caractère, de F60.9, *186*
— Compensation, de F68.0, *199*
— Dépressive F34.1, *115*
— Gastrique F45.31, *149*
— Hypocondriaque F45.2, *147*
— Obsessionnelle F42.-, *127*
— Obsessionnelle-compulsive F42.-, *127*
— Phobique F40.-, *120*
— Professionnelle F48.8, *154*
— Psychasthénique F48.8, *154*
— Sociale F40.1, *123*
— Traumatique F43, *130*

Névrotiques (Troubles) F40-D48, *120*

Nicotine. Voir Tabac

Nocive (Utilisation nocive pour la santé) F1x.1, *68*

Nocturnes (Terreurs) F51.4, *169*

Non spécifié (Trouble mental) F99, *258*

Nosophobie F45.2, *147*

Nymphomanie F52.7, *173*

Nycthéméral (Inversion psychogène du rythme) F51.2, *167*

Obsessionnel (Trouble obsessionnel-compulsif) F42.-, *127*

Oligophrénie. Voir Retard mental

Onéirophrénie F23.2, *92*

Opiacés (Troubles liés à l'utilisation d') F11.-, *64*

Oppositionnel avec provocation (Trouble) F91.3, *240*

Organique
— Fatigue F06.6, *58*
— Labilité émotionnelle F06.6, *58*
— Trouble affectif F06.3, *57*
— Trouble anxieux F06.4, *58*
— Trouble bipolaire F06.31, *57*
— Trouble catatonique F06.1, *55*
— Trouble d'allure schizophrénique F06.2, *56*
— Trouble de l'humeur F06.3, *57*
— Trouble de la personnalité F07.0, *59*
— Trouble délirant F06.2, *56*
— Trouble dépressif F06.32, *57*
— Trouble dissociatif F06.5, *58*
— Trouble maniaque F06.30, *57*
— Trouble mental F00-F09, *42, 62*

Orgasme (Inhibition de) F52.3, *172*

Orgasmique (Dysfonctionnement) F52.3, *172*

Orientation sexuelle ego-dystonique F66.1 , *198*

Orthographe (Trouble spécifique de l') F81.1, *220*

Panique

— Attaque de F41.0, *125*
— Trouble F41.0, *124*
— Trouble panique avec agoraphobie F40.01, *122*

Paralysie

— Hystérique F44.4, *142*
— Psychogène F44.4, *142*

Paranoïa F22.0, *88*

— Alcoolique F1x.5, *72*
— Quérulente F22.8, *89*

Paranoïde (Schizophrénie) F20.0, *81*

Paranoïaque

— État F22.0, *88*
— État d'involution F22.8, *89*
— Personnalité F60.0
— Psychose F22.0, *88*
— Trouble induit F24, *94*

Paraphilie F65, *195*

Paraphrénie tardive F22.0, *88*

Parasomnies F51.-, *162*

Parkinson (Démence de la maladie de) F02.3, *49*

Parkinsonisme (Syndrome démence-parkinsonisme de l'île de Guam) F02.8, *50*

Parole (Troubles de la)

— Bégaiement F98.5, *257*
— Bredouillement F98.6, *258*
— Langage précipité F98.6, *258*

Parole (Troubles du développement de la parole et du langage)

— Acquisition de l'articulation F80.0, *210*
— Acquisition du langage de type expressif F80.1, *211*
— Acquisition du langage de type réceptif F81.2, *213*
— Aphasie acquise avec épilepsie. Voir Syndrome de Landau-Kleffner

Passive-agressive (Personnalité) F60.8, *186*

Pédophilie F65.4, *196*

Persécution. Voir Troubles délirants persistants F22, *87*

Persistant(s)

— Troubles délirants F22.-, *87*
— Syndrome douloureux somatoforme F45.4, *150*

Personnalité (Modifications de la)

— après un deuil F62.8, *189*
— après une expérience de catastrophe F62.0, *187*
— après une maladie psychiatrique F62.1, *188*
— liées à un syndrome algique chronique F62.8, *189*
— gênantes F61.1, *186*
— non attribuables à une lésion ou à une maladie cérébrale F62.-, *187*

Personnalité (Trouble de la)

— A conduite d'échec F60.7, *186*
— Affective F34.0, *115*
— Agressive F60.30, *184*
— Amorale F60.2, *183*
— Anankastique F60.5, *184*
— Antisociale F60.2, *183*
— Anxieuse F60.6, *185*
— Asociale F60.2, *183*
— Asthénique F60.7, *186*
— Borderline F60.31, *184*
— Compulsive F60.5, *185*
— Dépendante F60.7, *185*
— Dépressive F34.1, *115*

— Dyssociale F60.2, *183*
— Émotionnellement labile F60.3, *183*
— Évitante F60.6, *185*
— Excentrique F60.8, *186*
— Explosive F60.30, *184*
— Fanatique F60.0, *182*
— Haltlos F60.8, *186*
— Histrionique F60.4, *184*
— Hystérique F60.4, *184*
— Immature F60.8, *186*
— Inadéquate F60.7, *186*
— Mixte F61.0, *186*
— Multiple F44.81, *143*
— Narcissique F60.8, *186*
— Obsessionnelle F60.5, *185*
— Obsessionnelle-compulsive F60.5, *185*
— Organique F07, *59*
— Paranoïaque expansive F60.0, *182*
— Paranoïaque F60.0, *182*
— Passive F69.7, *186*
— Passive-agressive F60.80, *186*
— Pathologique F60-F62, *181-189*
— Psycho-infantile F60.4, *184*
— Psycho-névrotique F60.8, *186*
— Psychopathique F60.2, *183*
— Quérulente F60.0, *182*
— Schizoïde F60.1, *182*
— Schizotypique F21, *87*
— Sensitive F60.0, *182*
— Sociopathique F60.2, *183*

Perturbation

— Activité et attention F90.0, *236*
— Conduites F43.24, *135*
— Émotions F43.23, *135*
— Émotions et conduites F43.25, *135*

Phobie F40.-, *120*

— Animaux F40.2, *123*
— Examens F40.2, *123*
— Simple F40.2, *123*
— Sociale F40.1, *122*
— Spécifique (isolée) F40.2, *123*

Phobique

— Trouble anxieux F40.-, *120*
— Trouble anxieux de l'enfance F93.1, *245*

Phonologique (Trouble du développement) F80.0, *211*

Pica

— Non organique de l'adulte F50.8, *162*
— Première et deuxième enfance F98.3, *256*

Pick (Maladie de) F02.0, *47*

Plaisir sexuel (Absence de) F52.11, *172*

Pollakiurie psychogène F45.34, *150*

Polyhospitalisé (Patient) F68.1, *200*

Possession (État de) F44.3, *140*

Post-commotionnel (Syndrome) F07.2, *61*

Post-contusionnel

— Encéphalopathie F07.2, *61*
— Syndrome F07.2, *61*

Post-encéphalitique (Syndrome) F07.1, *60*

Post-leucotomie (État) F07.0, *60*

Post-schizophrénique (Dépression) F20.4, *84*

Post-traumatique

— État de stress F43.1, *132*
— Syndrome cérébral non psychotique F07.2, *61*

Précoce (Éjaculation) F52.4, *172*

Présénile (Démence) F00.0, *44*

Pseudo-névrotique (Schizophrénie) F21, *87*

Psychalgie F45.4, *150*

Psychasthénie F48.8, *154*

Psycho-actives (Substances)

— Alcool F10.-, *64*
— Caféine F15.-, *64*

— Cannabis F12.-, *64*
— Cocaïne F14.-, *64*
— Hallucinogènes F16.-, *64*
— Hypnotiques F13.-, *64*
— Opiacés F11.-, *64*
— Sédatifs F13.-, *64*
— Solvants volatils F18.-, *64*
— Stimulants F15.-, *64*
— Substances psycho-actives multiples F19.-, *64*
— Tabac F17.-, *64*

Psycho-actives (Troubles mentaux et troubles du comportement liés à l'utilisation de substances psycho-actives)

— Intoxication aiguë F1x.0, *67*
— Syndrome amnésique F1x.6, *72*
— Syndrome de dépendance F1x.2, *68*
— Syndrome de sevrage avec delirium F1x.4, *71*
— Syndrome de sevrage F1x.3, *70*
— Trouble psychotique F1x.5, *71*
— Trouble résiduel F1x.7, *73*
— Trouble psychotique de survenue tardive F1x.7, *73*
— Utilisation nocive pour la santé F1x.1, *68*

Psychopathie

— autistique F84.5, *230*
— de privation affective F94.2, *251*

Psychopathique (Personnalité) F60.2, *183*

Psychose

— alcoolique F10.5, *72*
— d'allure schizophrénique au cours d'une épilepsie F06.2, *57*
— cycloïde F23.0, *91*
— dépressive psychogène F32.3, *110*
— dépressive réactionnelle F32.3, *110*
— désintégrative de l'enfance F84.3, *228*
— épileptique F06.8, *59*
— hallucinatoire chronique F28, *97*
— hystérique F44.8, *143*
— infantile F84.0, *225*
— infantile atypique F84.1, *226*
— de Korsakov non alcoolique F04, *52*
— de Korsakov induite par l'alcool ou d'autres substances psycho-actives F1x.6, *73*
— mixte, schizophrénique et affective F25.2, *97*
— paranoïaque F22.0, *88*
— paranoïaque psychogène F23.3, *93*
— puerpérale F53.1, *174*
— schizo-affective F25, *96*
— schizophréniforme brève F23.2, *32*
— symbiotique F24, *94*
— symbiotique de l'enfance F84.3, *229*

Psychosomatique (Trouble)

— indifférencié F45.1, *146*
— multiple F45.0, *145*

Psycho-syndrome organique F07.9, *62*

Psychotique (Trouble)

— Lié à l'utilisation de substances psycho-actives F1x.5, *71*
— De survenue tardive F1x.7, *73*
— Organique F06.-, *54*

Psychotique (Trouble aigu et transitoire)

— D'allure schizophrénique F23.2, *92*
— Essentiellement délirant F23.3, *93*
— Polymorphe avec symptômes schizophréniques F23.1, *92*
— Polymorphe sans symptômes schizophréniques F23.0, *91*

Puerpéralité (Troubles mentaux et troubles du comportement associés à la)

— Légers F53.0, *174*
— Sévères F53.1, *174*

Pyromanie F63.1, *190*

Réaction

— Aiguë à un facteur de stress F43.0, *131*
— Aiguë de crise F43.0, *132*
— Anxieuse F41.1, *126*
— De deuil F43.2, *134*
— Dépressive brève F43.20, *135*
— Dépressive prolongée F43.21, *135*
— Mixte, anxieuse et dépressive F43.22, *135*

— Hyperkinétique de l'enfance ou de l'adolescence F90.9, *237*
— Paranoïaque F23.3, *93*
— Schizophrénique F23.2, *92*

Réceptif (Trouble du langage de type) F80.2, *213*

Récurrent (Trouble dépressif) F33.-, *110*

Résiduelle (Schizophrénie) F20.5, *85*

Restzustand schizophrénique F20.5, *85*

Retard mental

— Léger F70, *203*
— Moyen F71, *204*
— Grave F72, *205*
— Profond F73, *205*
— Avec caractéristiques autistiques F84.1, *227*

Retard spécifique

— De lecture F81.0, *220*
— De l'orthographe F81.1, *220*

Rett (Syndrome de) F84.2, *227*

Rêves d'angoisse F51.5, *170*

Rivalité

— Avec les camarades F93.8, *247*
— Dans la fratrie F93.3, *246*

Ruminations obsédantes F42.0, *129*

Sadisme sexuel F65.5, *197*

Sadomasochisme F65.5, *197*

Saisonnier (Trouble dépressif) F33.-, *111*

Satyriasis F52.7, *173*

Schizo-affectif (Trouble) F25.-, *94*

— Type dépressif F25.1, *96*
— Type maniaque F25.0, *95*
— Type mixte F25.2, *97*

Schizoïde

— Personnalité F60.1, *182*
— Trouble de l'enfance F84.5, *230*

Schizotypique (Personnalité) F21, *87*

Schizophrénie F20.-, *78*

— Aiguë indifférenciée F23.2, *92*
— Atypique F20.3, *84*
— Borderline F21, *87*
— Catatonique F20.2, *82*
— Cénesthopathique F20.8, *86*
— Chronique indifférenciée F20.5, *85*
— Cyclique F25.2, *97*
— Désorganisée F20.1, *82*
— Hébéphrénique F20.1, *82*
— Indifférenciée F20.3, *83*
— Latente F21, *87*
— Paranoïde F20.0, *81*
— Paraphrénique F20.0, *82*
— Pré-psychotique F21, *87*
— Prodromique F21, 87
— Pseudo-névrotique F21, 87
— Pseudo-psychopathique F21, 87
— Résiduelle F20.5, 85
— Simple F20.6, 85
— Simplex F20.6, 86

Schizophrénique

— Catalepsie F20.2, *83*
— Catatonie F20.2, *83*
— Flexibilité cireuse F20.2, *83*
— Réaction latente F21, *87*
— Restzustand F20.5, *85*
— Trouble psychotique aigu d'allure schizophrénique F23.2, *93*
— Trouble organique d'allure schizophrénique F06.2, *56*

Schizophréniforme (Trouble) F23.2, *93*

Scolaires (Trouble des acquisitions) F81.-, *215*

Sédatifs (Troubles liés à l'utilisation de) F13.-, *64*

Sélectif (Mutisme) F94.0, *247*

Sénile (Démence) F00.1, *44*

Séparation (Angoisse de l'enfance) F93.0, *243*

Sevrage (Syndrome de)

— Avec delirium F1x.4, *71*
— Sans delirium F1x.3, *70*

Sexuel (Trouble)

— Absence de plaisir F52.11, *172*
— Absence ou perte de désir F52.0, *171*
— Activité excessive F52.7, *173*
— Aversion F52.10, *172*

Sexuelle

— Orientation égo-dystonique F66.1, *198*
— Problème relationnel lié à l'orientation F66.2, *198*
— Trouble de l'identité F64.-, *192*
— Trouble de l'identité de l'enfance F64.2, *193*
— Trouble de la maturation F66.0, *198*
— Trouble de la préférence F65.-, *195*

SIDA (Syndrome démentiel du) F02.4, *50*

Simple

— Phobie F40.2, *123*
— Schizophrénie F20.6, *85*

Simulation de symptômes ou d'incapacités F68.1, *199*

Social(e)

— Anxiété de l'enfance F93.2, *245*
— Phobie F40.1, *122*
— Trouble du fonctionnement débutant spécifiquement dans l'enfance et à l'adolescence F94.-, *247*

Socialisé (Trouble des conduites)

— Type mal socialisé F91.1, *239*
— Type socialisé F91.2, *240*

Solvants volatils (Troubles liés à l'utilisation de) F18.-, *64*

Somatisation F45.0, *145*

Somatoforme

— Dysfonctionnement neurovégétatif F45.3, *148*
— Syndrome douloureux persistant F45.4, *150*
— Trouble F45.-, *144*
— Trouble indifférencié F45.1, *146*

Sommeil

— Dyssomnies F51.-, *162*
— Parasomnies F51.-, *162*
— Trouble non organique F51.-, *162*
— Trouble du rythme veille-sommeil F51.2, *166*

Somnambulisme F51.3, *167*

Spasme du pylore psychogène F45.31, *149*

Stéréotypés (Mouvements) F98.4, *257*

Stimulants (Troubles liés à l'utilisation de) F15.-, *64*

Stress

— État post-traumatique F43.1, *132*
— Réaction aiguë F43.0, *132*

Stupeur

— Catatonique F20.2, *83*
— Dépressive F32.3, *110*
— Dissociative F44.2, *139*
— Maniaque F30.2, *103*

Substances psycho-actives. Voir Psycho-actives (Substances)

Surdité

— Psychogène F44.6, *143*
— Verbale F80.2, *213*

Symptômes

— Majoration pour des raisons psychologiques F68.0, *199*
— Production intentionnelle ou simulation F68.1, *199*

Syncope psychogène F48.8, *154*

Syndrome (de)

— Amnésique lié à l'utilisation de substances psycho-actives F1x.6, *72*
— Asperger F84.5, *229*

— Asthénique F48.0, *152*
— Cérébral post-traumatique F07.2, *261*
— Comportemental non spécifié associé à des perturbations physiologiques ou à des facteurs physiques F59, *176*
— Da Costa F45.30, *149*
— Dépendance F1x.2, *68*
— Dépersonnalisation-déréalisation F48.1, *152*
— Dhat F48.8, *154*
— Épileptique du système limbique F07.0, *60*
— Frontal F07.0, *60*
— Ganser F44.80, *143*
— Gerstmann F81.2, *222*
— Gilles de la Tourette F95.2, *253*
— Heller F84.3, *229*
— Hyperkinétique. Voir Trouble hyperkinétique)
— Institutionnel F94.2, *251*
— Kanner F84.0, *226*
— Korsakoff alcoolique F10.6, *73*
— Korsakoff non alcoolique F04, *52*
— Landau-Kleffner F80.1, *212*
— Lobotomisés F07.0, *60*
— Munchhausen F68.1, *200*
— Patient polyhospitalisé F68.1, *200*
— Post-commotionnel F07.2, *61*
— Post-contusionnel F07.2, *61*
— Post-encéphalitique F07.1, *60*
— Post-leucotomique F07.0, *60*
— Rett F84.2, *227*
— Sevrage sans delirium F1x.3, *70*
— Sevrage avec delirium F1x.4, *71*

Tabac (Troubles liés à l'utilisation de) F17.-, *64*

Terreurs nocturnes F51.4, *169*

Tics F95, *251*

— Associant tics vocaux et tics moteurs F95.2, *253*
— Moteur ou vocal chronique F95.1, *252*
— Transitoires F95.0, *252*

Tourette (Syndrome de Gilles de la Tourette) F95.2, *253*

Toux psychogène F45.33, *150*

Toxicomanie. Voir Syndrome de dépendance

Transe (État de) F44.3, *140*

Transsexualisme F64.0, *192*

Transvestisme

— Bivalent F64.1, *193*
— Fétichiste F65.1, *195*

Trichotillomanie F63.3, *192*

Utilisation nocive pour la santé F1x.1, *68*

Vaginisme non organique F52.5, *173*

Vasculaire (Démence) F01.-, *45*

Veille-sommeil (Trouble du rythme) F51.2, *166*

VIH

— Démence de la maladie due au VIH F02.4, *49*
— Encéphalite à VIH F02.4, *50*
— Encéphalopathie à VIH F02.4, *50*

Vol

— En groupe (trouble des conduites) F91.2, *240*
— Pathologique F63.2, *191*

Vomissements

— Associés à des perturbations psychologiques F50.5, *162*
— Psychogènes F50.5, *162*

Voyeurisme F65.3, *196*

Wernicke (aphasie de développement de type) F80.2, *213*

Zézaiement F80.8, *214*

Elsevier Masson S.A.S
65, rue Camille-Desmoulins
92442 Issy-les-Moulineaux Cedex
Dépôt Légal: novembre 1992

Retirage: mars 2024

Imprimé en Espagne par Rodona